食品安全培训教材

流通环节食品安全监管基础知识

江苏省工商行政管理局
南京工业大学　编著

U0254269

主　编：杨　勇

副主编：熊晓辉　田　丰

参　编：俞春霞　王宇飞　孙建国　许　曼　高新峰
　　　　高　清　王之熙　邵鹤鸣　杜　庆　丁玉亭
　　　　陆忠良　秦　华　张守伦　张　曦　陈　政
　　　　陈荣进　邓国平　王万新　耿彩云　吕述村
　　　　黄敏东　周恩东　张　强　米金诚　顾新东
　　　　陆剑峰　倪海荣　华道伟　张　军　张六奇
　　　　王　祥　卜　健　丁晓春　高　勇　陆　锃
　　　　陆　钧　王冀宁　张治宇　熊　强　陆利霞
　　　　陈晓晔　孙　芸　游京晶　姚丽丽　林丽军
　　　　王　浩　权良媛　黄丹枫　吴志强

东南大学出版社
·南京·

图书在版编目（CIP）数据

流通环节食品安全监管基础知识 / 江苏省工商行
政管理局,南京工业大学编著.—南京:东南大学出版
社,2012. 2(2012.6 重印)
 ISBN 978-7-5641-2999-6

Ⅰ.①流… Ⅱ.①江…②南… Ⅲ.①食品卫生—
食品监测—教材 Ⅳ.①R155.5

中国版本图书馆(CIP)数据核字(2011)第 184194 号

流通环节食品安全监管基础知识

出版发行：东南大学出版社
社　　址：南京市四牌楼 2 号　　邮编:210096
出 版 人：江建中
责任编辑：史建农
网　　址：http://www.seupress.com
电子邮箱：press@seupress.com
经　　销：全国各地新华书店
印　　刷：南京雄州印刷有限公司
开　　本：700mm×1000mm 1/16
印　　张：16
字　　数：314 千字
版　　次：2012 年 2 月第 1 版
印　　次：2012 年 6 月第 2 次印刷
书　　号：ISBN 978-7-5641-2999-6
定　　价：29.00 元

前　言

　　食品安全是人民群众最关心、最直接、最现实的利益问题,是党中央、国务院高度重视的重大民生工程,关系社会的和谐稳定和经济的科学发展。流通环节是食品生产经营的一个重要环节,诚信、守法、规范经营是维护流通环节的食品安全的基础;依法、科学地监管是流通环节食品安全政策法规执行的保障。

　　为贯彻落实国务院食安办《食品安全宣传教育工作纲要(2011—2015 年)》的精神,提升食品安全监管人员业务能力和依法行政的水平,江苏省工商行政管理局会同南京工业大学组织编写了《流通环节食品安全监管基础知识》的培训教材。教材以食品安全相关基础知识为支撑,紧扣食品安全相关法律法规,力求简洁实用。

　　全书共分为九章。第一、二章为食品安全基础知识,主要介绍食品组成及污染控制、食品安全基础知识及食品质量体系;第三章为流通环节食品安全监管的法律体制,主要介绍食品安全的监管体制、工商部门的监管职责、监管程序及工商执法人员的法律责任;后六章分别就食品市场主体准入、食品经营的监督管理、食品检验及食品质量监测、食品召回及退市管理、食品安全信息发布及投诉受理、食品安全应急处置等内容进行了较为详尽的介绍。

　　本书编写过程中,江苏省工商行政管理局食品处组织了相关监管人员对本书初稿进行了较为深入的研讨,并提出了诚恳的修改意见。此外,教材编写也得到了省局其他处室、南京工业大学相关部门、东南大学出版社的大力支持,在此一并致谢。由于时间仓促,书中不尽如人意之处,恳请读者批评指正。

编　者

2012 年 1 月

目　　录

第一章　食品组成及污染控制

食品是人类维持生存及开展社会活动最基本的物质之一,食品质量安全事关人们的日常生活与生命健康,保障食品质量安全既是食品生产经营企业不可推卸的责任,同时也是法律赋予政府相关行政部门的监管职责。就流通环节食品安全而言,无论是对经营主体市场主体准入还是经营过程的食品质量的管理和控制以及食品召回、食品安全事件的处理等都离不开对食品基本特性及食品安全知识的掌握和了解。只有具备一定的食品及食品安全知识,才能有效地控制所经营食品的质量,合理地进行食品的贮藏及运输,更好地与消费者进行沟通并处理好相关食品质量的投诉,并依据食品基本特性更好地规范食品的经营。总之,必要的食品及食品安全知识是依法经营的前提和保障。

第一节　食品及食品基本组成

一、食品及分类

(一) 食品定义

《中华人民共和国食品安全法》(简称《食品安全法》)第九十九条对食品的定义为:各种供人食用或者饮用的成品和原料以及按照传统既是食品又是药品的物品,但是不包括以治疗为目的的物品。

《食品工业基本术语》(GB 15091—95)(下为同一版本)对食品的定义:可供人类食用或饮用的物质,包括加工食品、半成品和未加工食品,不包括烟草或只作药品用的物质。

(二) 食品的分类

食品工业发展迅速,其品种多,范围广,很难对其作出精确而概括全面的分类。就食品的分类我国尚无统一的分类规定。目前常用下述几种分类:

(1) 按照营养特点分类:①谷类及薯类(米、面、土豆、红薯等);②动物性食品(肉、鸡、鱼、鸭、蛋、乳及其制品等);③豆类及其制品(黄豆、豆腐、豆制品等);④蔬菜水果类(包括植物的根、茎、叶、果实等);⑤纯热能食物(色拉油、淀粉、食用糖等)。

(2) 按保藏方法分类:①罐头食品;②脱水干制食品;③冷冻食品;④冷冻脱水食品;⑤腌渍食品;⑥烟熏食品;⑦发酵食品等。

(3) 按照原料种类分类:①果蔬制品;②肉禽制品;③水产制品;④蛋乳制品;⑤粮食制品等。

(4) 按加工方法分类:①焙烤制品;②膨化食品;③油炸食品等。

(5) 按照食用人群分类:①婴幼儿食品;②老年食品;③孕妇、哺乳期妇女以及恢复产后生理功能等特点食品;④适用于特殊人群需要的特殊营养食品,如运动员、宇航员、特殊条件下作业人员食品。

(6) 按照国家质检总局制定的《食品质量安全市场准入制度》规定:食品分为28大类525种。28类食品包括粮食加工品、食用油、油脂及制品、调味品、肉制品、乳制品、饮料、方便食品、饼干、罐头、冷冻饮品、速冻食品、薯类和膨化食品、糖果制品、茶叶、酒类、蔬菜制品、水果制品、炒货食品及坚果制品、蛋制品、可可及焙烤咖啡产品、食糖、水产制品、淀粉及淀粉制品、糕点、豆制品、蜂制品、特殊膳食食品及其他食品。

(7) 按照卫生部制定的《食品添加剂使用卫生标准》(GB 2760—2011)(下为同一版本)规定:食品分为16大类,包括:(01)乳及乳制品,(02)脂肪、油和乳化脂肪制品,(03)冷冻饮品,(04)水果、蔬菜(包括块根类)、豆类、食用菌、藻类、坚果以及籽类等,(05)可可制品、巧克力和巧克力制品(包括代可可脂巧克力及制品)以及糖果,(06)粮食和粮食制品,包括大米、面粉、杂粮、块根植物、豆类和玉米提取的淀粉等,(07)焙烤食品,(08)肉及肉制品,(09)水产及其制品(包括鱼类、甲壳类、贝类、软体类、棘皮类等水产及其加工制品等),(10)蛋及蛋制品,(11)甜味料,包括蜂蜜,(12)调味品,(13)特殊膳食用食品,(14)饮料类,(15)酒类,(16)其他类。

(8) 根据食品是否加工制造及其流通特点,流通环节食品由初级农产品、经加工制造的食品和特殊食品三部分构成,共分为33大类541种。其中,初级农产品包括种植业产品、水产品、畜产品等未经加工的食品,共3类12种食品;经加工制造的食品分为28类525种食品,包括小麦粉、大米、食用植物油、酱油、食醋、肉制品、乳制品、饮料、调味品(糖、味精)、方便面、饼干、罐头、冷冻饮品、速冻米面食品、膨化食品、糖果制品、茶叶、葡萄酒及果酒、啤酒、黄酒、酱腌菜、蜜饯、炒货食品、蛋制品、可可制品、焙炒咖啡、水产加工品、淀粉及淀粉制品;特殊食品包括自制食品和清真食品 2 类 4 种食品。

二、食品营养成分的基本组成

食品主要来源于动、植物等生物资源。食品中除水外有三种主要成分:碳水化合物及其衍生物、蛋白质及其衍生物、脂肪及其衍生物。此外,还有矿物质及一系列微量有机物质,包括维生素、酶、乳化剂、有机酸、氧化剂、抗氧化剂、色素及风味物质等。另外水也是食物中不可缺少的重要成分。上述各种成分的不同组合,构成了不同食品特有的结构、质地、风味、色泽及营养价值。

(一) 碳水化合物

糖类物质俗称碳水化合物,是多羟基醛及多羟基酮类物质的总称。由于此类物质中含有 C、H、O 三种元素,且三种元素的比例一般都与 $C_x(H_2O)_y$ 通式相符,故以碳水化合物相称。食品中最重要的几种碳水化合物有:糖类、糊精、淀粉、纤维素、半纤维素、果胶及其他植物胶等。最简单的碳水化合物就是一种六碳糖——葡萄糖。葡萄糖及其他的六碳单糖有如下的环状结构:

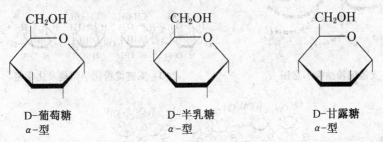

D-葡萄糖　　　　D-半乳糖　　　　D-甘露糖
α-型　　　　　　α-型　　　　　　α-型

这些单糖均含有 6 个碳原子、12 个氢原子和 6 个氧原子$[C_6(H_2O)_6]$。它们的区别在于氧原子和氢原子在环上的位置不同,这些原子的不同排布方式,导致了这些糖有不同的溶解性、甜度、微生物发酵速度及其他一些品质。

2 分子葡萄糖脱去 1 分子水后可连接形成 1 分子双糖,例如麦芽糖:

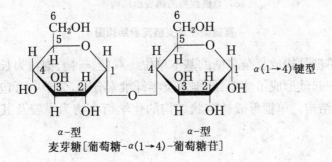

麦芽糖[葡萄糖-α(1→4)-葡萄糖苷]

蔗糖(即甘蔗糖或甜菜糖)由葡萄糖和果糖(一种5环结构)构成。麦芽糖由2分子葡萄糖构成;乳糖由葡萄糖和半乳糖构成。这些双糖在溶解度、甜度、发酵敏感度及其他性质等方面均有所不同。

许多葡萄糖分子连接成聚合物就形成了多糖。直链淀粉就是一种以α-1,4糖苷键连接的α-葡萄糖残基组成的多糖,也是植物淀粉的重要成分。多个葡萄糖分子以β-1,4糖苷键相连接形成的与直链淀粉略有不同的长链结构,常被称为纤维素(如下图所示)。

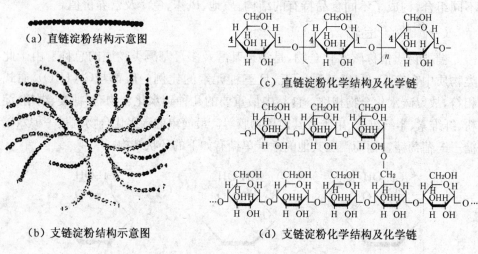

(a)直链淀粉结构示意图

(c)直链淀粉化学结构及化学链

(b)支链淀粉结构示意图

(d)支链淀粉化学结构及化学链

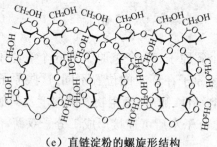

(e)直链淀粉的螺旋形结构

直链淀粉及支链淀粉结构图

因此,单糖是构成复杂多糖的基本单位。双糖、三糖、糊精为长链中的一部分,聚合在一起就形成了淀粉、纤维素及半纤维素分子,分子中可包含几百甚至更多的单糖结构。单糖形成长链状结构的化学衍生物为果胶及其他植物胶类物质。

双糖、糊精、淀粉、纤维素、半纤维素、果胶及其他植物胶均由单糖或单糖的衍生物构成。因此,可分解成为单糖。直链淀粉和支链淀粉分解后,产生各种长度的糊精、麦芽糖和葡萄糖。这种分解或消化可以用酸或特殊酶的生物催化作用完成,微生物、发芽的谷物、动物,包括人类体内都有许多这样的酶类。

糖类的化学反应基团是环上的羟基(—OH),当糖类的环状结构打开时半缩醛羟基就变成了酮基。

含有醛基或酮基的糖被称为还原糖,所有的单糖都是还原糖。当两个或更多的单糖通过醛基或酮基连成长链后,还原性消失,形成非还原糖。双糖中的麦芽糖是还原糖,而双糖中的蔗糖是非还原。还原糖极易与食品中的其他成分,如蛋白质中的氨基发生反应,其产物会影响食品的颜色、风味及其他性质。多糖中的反应基团可结合成交联结构,在这种状况下长链可排列在一起构成纤维、薄膜和立体的网状胶,这也正是由淀粉为原料生产可食薄膜作为包装材料的理论基础。

1. 糖的一般性质

葡萄糖、果糖、麦芽糖、蔗糖及乳糖等糖类在某种程度上说,都具有如下特征:

(1) 作为甜味剂使用。

(2) 易溶于水形成糖浆。

(3) 当溶液中的水分蒸发后形成结晶(例如从甘蔗汁中制取蔗糖的方法)。

(4) 提供能量。

(5) 易于被微生物发酵。

(6) 高浓度时可阻止微生物的生长,因此可被用作保藏剂。

(8) 加热时颜色变黑或产生焦糖化反应。

(9) 某些糖可与蛋白质结合产生褐色,称为褐变反应。

(10) 使感官得到除甜味以外的性质。

2. 淀粉的一般特性

淀粉在食品中起着重要作用,主要缘于它来源于植物,并具有如下性质:

(1) 无甜味。

(2) 不易溶于冷水。

(3) 在热水中呈糊状或胶状。

(4) 在植物体中作为能量储存形式。从营养的角度而言可提供能量。

(5) 在植物种子或块茎中以淀粉粒的形式存在。

当淀粉颗粒的悬浮液被加热后,淀粉颗粒在水中膨胀,很快被糊化,导致悬浮液黏度增加,最终形成糊状物,再经冷却后形成胶状物。由于糊化物黏度较高,因此常用于食品增稠,而淀粉胶可在糖或酸性物质作用下产生变性,常用于布丁生产。糊状和胶状物在冷冻或老化过程中都可变为不溶性结构,这将导致食品结构的变化。淀粉分子部分分解产生糊精,其分子链的长度介于淀粉和双糖之间,性质也介于这两类化合物之间。

近些年来,人们研究出了许多用物理或化学的手段使天然淀粉改性的方法,这就大大增加了淀粉作为食品成分的应用范围,尤其是用于食品结构的控制以及食品加工过程中在较低的加热条件下产生所需要的黏度。这一技术国外已应用于生产不需加热的即食布丁等产品。

淀粉的改性技术主要包括:利用物理、化学或酶的手段使淀粉分子中的葡萄糖长链断裂、氧化,使天然淀粉的性质得到改变。例如,淀粉可通过改性而降低黏度;使用交联剂,可使淀粉分子在热水中的膨胀性下降;交联剂与淀粉分子中的羟基反应,在长链淀粉分子之间架桥形成化学键;交联化学键的强度较高,增强了淀粉颗粒结构的强度,并使淀粉黏度下降。这种黏度下降的现象与淀粉在酸性、加热或高温罐藏时产生的黏度下降类似。此外,淀粉分子中的羟基还可进一步与各种试剂反应,生成酯类、醚类、缩醛类及其他类型的衍生物。这类反应的主要作用是,使淀粉在冷冻和保藏过程中不易出现老化。淀粉颗粒还可经过预糊化处理,得到能在冷水中溶解膨胀的产物,淀粉的这一属性常被应用于各种即食方便食品的生产。

3. 纤维素和半纤维素的一般性质

纤维素和半纤维素是植物组织中的一种结构性多糖,也是植物中碳水化合物的主要存在形式之一,是组成植物细胞壁的主要成分,分布十分广泛,在细胞壁的机械物理性质方面起着重要作用。

纤维素和半纤维素也较难分解,不溶于冷水及热水中,也不能被人体消化,因而不产生能量。然而,纤维素是重要的膳食纤维,长的纤维素链结合成束状,形成了宏观的纤维。当蔬菜在被冷冻时,这种结构又会被冻结的冰晶体破坏,食品中的纤维构成了人体必要的膳食粗纤维。此外,咖啡豆的坚硬部分及坚果壳中都含有纤维素和半纤维素成分。这些硬壳在一些酶和微生物的作用下可最终分解为葡萄糖。例如,废纸及植物中的纤维素在酶的作用下可转变为葡萄糖,再添加氮元素,经酵母菌或其他微生物作用后,可作为动物饲料或作为人体所需要的蛋白质资源。

4. 果胶和其他植物胶的一般性质

果胶和其他植物胶作为糖的衍生物,在植物中的含量低于其他种类的碳水化合物,通常具有如下特性:

(1)与淀粉和纤维素相同,是由重复结构的长链构成,但其重复结构不是单糖而是 D-吡喃半乳糖醛酸。

(2)在水果、蔬菜中果胶通常似胶状,存在于植物细胞壁间,起着使植物细胞连结在一起的作用。

(3)果胶溶于水,易溶于热水。

(4)果胶的胶体溶液使番茄酱产生一定的黏度,并使橘子汁中的细小果肉颗粒稳定,阻止沉淀产生。

(5)果胶在溶液中形成凝胶,生产果冻时向凝胶中再加入糖和酸即可。

植物中的其他胶类物质包括阿拉伯树胶、刺梧桐树胶及黄芪胶等。海藻中产生的胶类物质有琼脂、卡拉胶和褐藻胶等。果胶及其他植物胶除了天然存在于某些食品中外,还常常作为增稠剂和稳定剂用于食品生产过程之中。

(二)蛋白质

蛋白质是由许多单个的氨基酸结合在一起形成的长链。氨基酸则由碳、氢、氧、氮等元素构成,某些氨基酸还含有硫、铁等其他元素。

蛋白质是所有生命的物质基础。在动物体内,蛋白质有助于形成软骨、皮肤、指甲、头发及肌肉等支撑和保护组织。蛋白质还是构成酶、抗体、多种激素、体液(血液、乳液、蛋白液)的主要成分。

典型的氨基酸有如下的分子式:

$$CH_3-CH-CH_2-CH-COOH \qquad CH_3-CH-CH-COOH$$
$$\qquad\ \ |\qquad\qquad\quad |\qquad\qquad\qquad\qquad\quad |\quad\ |$$
$$\qquad\ \ CH_3\qquad\qquad NH_2\qquad\qquad\qquad\qquad CH_3\ NH_2$$

亮氨酸 　　　　　　　　　　　缬氨酸

$$NH_2-CH_2-CH_2-CH_2-CH_2-CH-COOH$$
$$\qquad\qquad\qquad\qquad\qquad\qquad\qquad\quad |$$
$$\qquad\qquad\qquad\qquad\qquad\qquad\qquad NH_2$$

赖氨酸

$$CH_3-CH_2-CH-CH-COOH$$
$$\qquad\qquad\quad |\quad\ |$$
$$\qquad\qquad\ CH_3\ NH_2$$

异亮氨酸

氨基酸中的氨基($-NH_2$)和羧基($-COOH$)是连在同一个碳原子上的。氨基和羧基均具有化学活泼性,可与酸、碱及许多试剂发生反应。由于氨基具有碱性,羧基具有酸性,因此,一个氨基酸中的氨基很容易与另一个氨基酸中的羧基脱去 1 分子水后结合在一起,形成肽键。其化学结构如下:

$$H_2N-\overset{\overset{\displaystyle R_1}{|}}{C}H-COOH + H_2N-\overset{\overset{\displaystyle R_2}{|}}{C}H-COOH \longrightarrow H_2N-\overset{\overset{\displaystyle R_1}{|}}{C}H-\overset{\overset{\displaystyle O}{\|}}{C}-\overset{\underset{\displaystyle H}{|}}{N}-\overset{\overset{\displaystyle R_2}{|}}{C}H-COOH + H_2O$$

这种情况下,两个氨基酸反应,形成一个二肽,肽键位于二肽的中间。分子末端剩余的自由氨基和羧基均可以按上述方式分别与其他氨基酸反应,形成多肽。多肽以及不同氨基酸长链上的各种反应基团,可与多种食品组分产生一系列的化学反应。人体的组织、血红蛋白、激素和酶类,均由 20 种主要氨基酸和少量次要氨基酸构成。其中有 8 种氨基酸由于人体不能自身合成足够的数量以维持正常的生长和健康的需要,必须从食物中补充,因而被称为必需氨基酸。其余的氨基酸虽然也是生长和健康所必需的,但人体可通过其他氨基酸和含氮化合物在体内合成,因此被称为非必需氨基酸。8 种必需氨基酸如表 1-1 所示。

表 1-1　人体必需氨基酸

中文名称	英文名称	缩写符号	中文名称	英文名称	缩写符号
赖氨酸	Lysine	Lys	苯丙氨酸	Phenylalanine	Phe
蛋氨酸	Methionine	Met	苏氨酸	Threonine	Thr
亮氨酸	Leucine	Leu	色氨酸	Tryptophan	Try
异亮氨酸	Isoleucine	Ile	缬氨酸	Valine	Val

除了上述 8 种氨基酸以外,对生长发育时期的儿童而言,组氨酸也是必不可少的。

尽管氨基酸的种类有限,但蛋白质的种类却非常丰富,这主要是源于不同种类氨基酸的结合、氨基酸在链状分子中的不同排列顺序及不同的氨基酸链的长度。此外,蛋白质还因其直形、螺旋形或折叠形的空间分子构象不同,即使是线性分子完全相同的蛋白质,其性质也可能不尽相同。正是蛋白质的各种不同结构,导致了鸡肉、牛肉及凝乳在风味和组织结构上大相径庭。

当蛋白质有秩序的分子排列和空间构象被破坏时,蛋白质即发生变性。蛋白质在加热、化学因素作用、过度搅拌及酸、碱作用下就会发生变性。当蛋白质被加热后,就从液态转变成为固态,此时即发生了不可逆变性。

事实上,食品蛋白质的这类变化是很容易看到的。当肉类被加热烹调时,链状蛋白质收缩;牛奶在酸及加热条件下凝结,蛋白质变性,形成干酪凝块。如果加热或酸过量,变性的凝乳及收缩的肉类,就变成坚韧而有弹性的状态。

蛋白质溶液还可以形成薄膜,因此搅拌蛋白质可以至泡沫状,这种薄膜可以包裹空气。但过度搅拌会导致蛋白质变性,使薄膜破裂,泡沫因此而消失。

与碳水化合物类似,蛋白质长链在酸、碱或酶的作用下,长链可被打断,形成各种不同大小及不同性质的中间体。蛋白质降解的产物按分子大小及复杂程度递减的顺序排列依次为:蛋白质、朊、胨、多肽、氨基酸、氨及氮元素。此外,高呈味化合物,例如硫醇、甲基吲垛、丁二胺和硫化氢,都会在腐败过程中产生。

在食品加工和各种处理过程中,蛋白质人为的或是不可避免的各种变化,是食品科学领域中最引人注目的范畴;今天,在许多食品的生产、制造过程中,人们对动物蛋白、植物蛋白及微生物蛋白都应用了提取、修饰及重组技术。蛋白质除了具有营养价值以外,其特殊的功能,诸如分散性、溶解性、吸湿性、黏性、吸附性、弹性、乳化性等作用,发泡性及泡沫稳定性,蛋白质纤维的生成等也都被有选择地应用于食品加工中。

(三) 脂类

脂类物质存在于一切动植物中,它们在化学成分和分子结构上与碳水化合物和蛋白质有很大区别,即不是由多个分子重复单元构成,不形成分子长链,对动植物细胞不具有支撑作用,脂类具有滑腻且不溶于水的特性。

脂类是动植物体代谢所需能量的储存形式和运输形式,其热能为相同干重的蛋白质或碳水化合物的 2.25 倍,因此用蛋白质或碳水化合物取代脂肪,可有效地降低食品的热能。一般在室温下为固态的称为脂,在室温下为液态的称为油,有时也将两者统称为油脂。天然食品的脂肪中,常含有其他成分,如脂肪中常含有维生素 A、D、E、K;动物脂肪中常含有胆固醇等固醇类物质;植物脂肪中常含有麦角甾醇;由于分子中含有磷酸,当然还含有天然类脂乳化剂的代表产物——磷脂。

典型的脂肪分子由甘油和三个脂肪酸构成。甘油分子含有三个羟基,脂肪酸分子含有一个羧基。因此,一个甘油分子可与两个脂肪酸分子缩合,失去三个水分子后,形成一个甘油三酯分子。

天然油脂中有20余种不同的脂肪酸可与甘油相连接,不同脂肪酸的区别主要在于碳链的长短不同、饱和度不同以及双键的数目及位置不同。例如,甲酸、乙酸、丙酸是最短的三种脂肪酸;硬脂酸则是一种常见的长链脂肪酸。天然油脂主要是以三酰基甘油形式存在的,即:

$$H_2C—\overset{\overset{\displaystyle O}{\|}}{C}—O—(CH_2)_{10}—CH_3$$

$$HC—\overset{\overset{\displaystyle O}{\|}}{C}—O—(CH_2)_{16}—CH_3$$

$$H_2C—\overset{\overset{\displaystyle O}{\|}}{C}—O—(CH_2)_7—CH=CH—(CH_2)_7—CH_3$$

在此实例中,与甘油反应的脂肪酸自上至下分别是月桂酸、硬脂酸和油酸,其碳链中分别含有12、18、18个碳原子。硬脂酸和油酸虽然含有相同的碳原子数,但碳链中含氢原子数不同。硬脂酸就氢原子而言是饱和的,而油酸中含有一个双键,比硬脂酸少两个氢原子,称为不饱和脂肪酸。此外,亚油酸也是含有18个碳原子的不饱和脂肪酸,分子中含有两个双键,比硬脂酸少四个氢原子,它具有营养功能,人体不能自身合成,是必需脂肪酸。不饱和脂肪酸的不饱和度还会影响脂类的物理性质,例如熔化温度等。总而言之,饱和脂肪酸以母体饱和烃来命名,不饱和脂肪酸则以母体不饱和烃来命名,且不饱和脂肪酸一般还应标明双键位置。常见的脂肪酸如表1-2所示。

表1-2 常见的脂肪酸

系统命名	俗 名	缩写符号
丁酸	酪酸	4:0
己酸	低羊脂酸	6:0
辛酸	亚羊脂酸	8:0
癸酸	羊脂酸	10:0
十二酸	月桂酸	12:0
十四酸	肉豆蔻酸	14:0
十六酸	软脂酸	16:0
9-十六碳烯酸	棕榈油酸	16:1

系统命名	俗　名	缩写符号
十八酸	硬脂酸	18：0
9-十八碳烯酸	油酸	18：1
9、12-十八碳二烯酸	亚油酸	18：2
9、12、15-十八碳三烯酸	亚麻酸	18：3
二十酸	花生酸	20：0
5、8、11、14-二十碳四烯酸	花生四烯酸	20：4
13-二十二碳烯酸	芥酸	22：1
4、7、10、13、16、19-二十二碳六烯酸	DHA	22：6

甘油可与脂肪酸结合生成甘油一酯(一酰基甘油)、甘油二酯(二酰基甘油)和甘油三酯(三酰基甘油),它们分别是由一个甘油分子与一个、两个、三个脂肪酸反应而生成的。动、植物脂肪和油的主要组成是三酰基甘油酯,约占总量的95%以上。甘油一酯和甘油二酯具有特殊的乳化特性。

天然油脂并非由一种分子结构组成,多数是由简单甘油三酯与混合甘油三酯所组成的复杂的混合物。近代化学已经能够说明各种油脂的特性,并将这些油脂混入各种原料中,用于各种食品的生产。

油脂的化学变化会产生各种不同的功能、营养价值和保质特性。不同油脂的熔点不同就是一种功能变化的典型范例。长链的脂肪酸一般形成的油脂较硬,而短链的脂肪酸则形成较软的油脂;不饱和脂肪酸也形成较软的油脂。油是一种在室温下呈液态的脂肪,将氢加入高度不饱和脂肪酸使之饱和,称为氢化过程,这也是将液态脂肪转变为固态脂肪的基本方法。

1. 油脂的部分特性

油脂在食品加工中的一些重要特性如下:

(1) 油脂被加热后,逐渐变软。因此,油脂没有明确的熔点。由于油脂常常被加热至远超水的沸点以上,所以往往能使食品表面呈现褐色。

(2) 油脂继续被加热,则首先开始发烟,然后达到闪点,继而开始燃烧。出现这些现象的温度依次被称为烟点、闪点和燃点。这些参数对商业油炸操作十分重要。

(3) 当油脂与氧气反应或在酶的作用下释放出脂肪酸时,油脂即产生酸败现象。

（4）油脂中存在水和空气时,可形成乳浊液。在牛奶或稀奶油中,脂肪球悬浮于大量的水中;在黄油中,小水滴则悬浮于大量的脂肪中。空气可被包裹在加糖奶油浆或搅拌黄油中,类似于油脂中的乳浊液。

（5）油脂是食物中的润滑剂,也就是说,添加黄油后,可使面包吞咽更加容易。

（6）油脂具有起酥作用,当油脂与蛋白质和淀粉交织在一起时,可使它们更易于撕开和不能伸展,脂肪按此方式使肉和焙烤食品嫩化。

（7）油脂可形成食品的风味特征,摄入少量油脂即可产生饱腹感或减少饥饿感。

2. 油脂在食品保藏、加工中的营养问题

脂类在食品加工、保藏过程中的变化对其营养价值的影响已日益受到人们的重视,这些变化可能有脂肪的水解、氧化、分解、聚合或其他的降解作用。它们不仅可以导致脂肪的理化性质变化,而且也可使其生物学性质改变。在某些情况下呈现一定的毒性和致癌作用。与此同时,受试者可出现生长迟缓、体重减轻以及有关的营养缺乏症状或疾病,甚至死亡。

（1）酸败:酸败是描述食品体系中脂肪不稳定和败坏的常用术语,主要有以下两种性质截然不同的作用机制。

① 水解酸败。水解酸败是脂肪在有水存在下,在加热、酸、碱及酯水解酶的作用下发生水解反应,生成游离脂肪酸。脂肪（甘油三酯）的水解产物有单酰甘油酯、二酰甘油酯和脂肪酸。完全水解时则产生甘油和脂肪酸。水解本身对食品脂肪的营养价值无明显影响,重要的是所产生的游离脂肪酸可产生不良气味,以致影响食品的感官质量。例如原料乳中,因乳脂含有丁酸、己酸、辛酸和癸酸,水解后由它们产生的气味和滋味可使此乳变得在感官上难以接受,甚至不宜食用。一些干酪的不良风味,如肥皂样或刺鼻气味等也是水解酸败的结果。

② 氧化酸败。油脂氧化酸败是油脂及油基食品败坏的主要原因之一。油脂在食品加工和储藏期间,因空气中的氧气、光照、微生物、酶等的作用,产生令人不愉快的气味、苦涩味和一些有毒性的化合物,这些统称为氧化酸败。氧化通常以自动氧化的方式进行,油脂自动氧化是活化的含烯底物（如不饱和油脂）与基态氧发生的游离基反应,包括链引发、链传递、链终止三个阶段。一旦反应开始,就一直要到氧气耗尽,或自由基与自由基结合产生稳定的化合物为止。即使添加抗氧化剂也不能防止氧化,只能延缓反应、降低反应速度。

脂肪酸在自动氧化时可形成氢过氧化物（ROOH）。氢过氧化物是油脂氧化的第一个中间产物,本身并无异味,因此,有些油脂可能在感官上尚未觉察到酸败的特征,但已有过高的过氧化值,可以判断这种油脂已经开始酸败了。

脂肪氧化的分解产物,除了上述的醛和酸等之外,还发现有醇、酮、酯、内酯,以及芳香族与脂肪族化合物等。上述分解产物具有明显的不良风味,甚至含量极低时脂类都不可口。

在氧化了的油脂中也可检测到许多不挥发性化合物。例如醛甘油酯、不饱和醛甘油酯、酮甘油酯、含羟基和羰基的化合物、共轭二烯酮和环氧化合物。也发现有由 C—C 键和醚过氧基形成的二聚体和多聚体,这些物质具有妨碍营养素消化、吸收等的作用。

（2）脂类在高温时的氧化作用

脂类在高温时的氧化作用与常温时不同。高温时不仅氧化反应速度增加,而且可以发生完全不同的反应。常温时脂肪氧化可因碳键断裂,产生许多短链的挥发性和不挥发性物质。高温氧化（＞200℃）时,脂类则可含有大量的反式和共轭双键体系（包括反式脂肪酸及共轭脂肪酸）,以及环状化合物、二聚体和多聚体等。在此期间所形成的不同产物的相对比例及其性质则取决于温度与氧的浓度。

脂类热氧化聚合是指油脂在空气中加热至高温时即能引起氧化聚合,油炸食品所用的油逐渐变稠,即属于此类聚合反应。关于热氧化聚合体形成,一般认为是碳—碳结合所生成的聚合体,如从油炸温度下（200℃左右）加热的油脂中可分离出甘油酯二聚物的有毒成分,这种物质在体内被吸收后,与酶结合,使酶失去活性,引起生理异常现象。

热氧化作用也降低胆固醇含量,可能转变成挥发性或多聚产物。

（3）脂类在油炸时的物理化学变化

在有空气存在和大于 100℃ 条件下的油炸过程中,食品与油接触不同的时间,与其他标准食品加工或处理方法相比,油炸引起的化学变化更大,并产生下列各类化合物:挥发性物质,诸如饱和与不饱和的醛类、酮类、内酯类以及酯类化合物;中等挥发性的非聚合的极性化合物（如羟基酸和环氧酸）;二聚物和多聚酸以及二聚和多聚甘油酯,这些化合物是由自由基的热和氧化结合产生的,聚合作用造成了油炸用油的黏度显著提高;游离脂肪酸,这些化合物是在加热与水存在的条件下由甘油三酯水解生成的。

上述反应是在油炸过程中观察得到的油的各种物理化学变化的原因。这些变化包括了黏度和游离脂肪酸的增加、颜色变暗、碘值下降、表面张力减小、折射率改变以及形成泡沫的倾向增加。

(四) 食品中的其它成分

蛋白质、碳水化合物和脂肪在食品中含量相对较高,因此常被认为是食品中的主要成分,但是还有其他一些低含量物质在食品中也起着重要作用,如维生素、矿物质元素、有机酸、酶、色素等。此外,水虽不能算作是营养物质,但水含量对食品的品质及贮藏特性均有重大影响,同时也是生命活动不可或缺的物质。

1. 维生素

维生素(Vitamin)是机体维持其正常生活所必需的一类营养素。此类营养素在机体内不能合成或合成量不足,故必须靠食物供给。维生素的种类很多,化学结构各异,不是构成各种组织的主要原料,更不是体内能量的来源,它们是参与调节物质代谢过程不可少的一些小分子有机化合物,机体对其需要量甚微。已知许多维生素参与组成辅酶,在物质代谢中起重要作用。

机体缺乏其所需维生素时,物质代谢产生障碍,就会出现相应的维生素缺乏症。

维生素种类繁多,化学结构差异很大,通常按溶解特性将其分为脂溶性维生素和水溶性维生素两大类。根据分布情况,水溶性维生素又包括 B 族维生素和维生素 C 两类。

(1) 脂溶性维生素

为非极性疏水的异戊二烯衍生物,可溶于脂类或脂肪溶剂,而不溶于水,故总称脂溶性维生素。包括维生素 A(又名抗干眼病维生素或视黄醇)、维生素 D(又名抗佝偻病维生素或钙化醇)、维生素 E(又名生育酚)及维生素 K(又名食凝血维生素)。均在食物中多与脂类共同存在,因此它们在肠道吸收时与脂类的吸收有密切关系。在血液中,脂溶性维生素与脂蛋白或特殊的结合蛋白结合运输;其排泄主要是通过胆汁由粪便排出,当胆道阻塞、胆汁酸盐缺乏或长期腹泻造成脂类吸收不良时,脂溶性维生素的吸收也大为减少,甚至会引起缺乏症;当摄入量超过机体需要量时,可在体内,尤其是在肝内储存;若长期摄入过量,则可出现中毒反应。

(2) 水溶性维生素

水溶性维生素包括 B 族维生素和维生素 C。它们不同于脂溶性维生素,在化学结构上彼此之间差别较大,除维生素 B_{12} 外,它们均可以在植物中合成;在体内无一定储存,一旦体液超过其肾阈值时即从尿中排出,因此必须经常由膳食供应,也很少有中毒现象发生。其中 B 族维生素包括维生素 B_1(又名抗脚气病维生素或硫胺素)、维生素 B_2(又名核黄素)、维生素 PP(又名抗癞皮病维生素,即尼克酸和尼克酰胺或烟酸和烟酰胺)、维生素 B_6(又名抗皮炎维生素,即吡哆醇、吡哆醛和吡哆哆胺)、泛酸(又名遍多酸)、生物素、叶酸、维生素 B_{12}(又名抗恶性贫血维生素或钴胺素)。此外,维生素 C(又名抗坏血酸)也是水溶性维生素中的一种。

（3）食品加工贮藏对维生素的影响

维生素不稳定,容易发生分解、降解反应,导致食品加工、贮藏过程中含量降低。食品在加工和贮藏中,维生素 A 对光、氧和氧化剂敏感,高温和金属离子可加速其分解,在碱性和冷冻环境中较稳定,贮藏中的损失主要取决于脱水的方法和避光情况。维生素 D 十分稳定,消毒、煮沸及高压灭菌对其活性无影响;冷冻贮存对牛乳和黄油中维生素 D 的影响不大。维生素 D 的损失主要与光照和氧化有关。其光照分解机制可能是直接光化学反应或由光引发的脂肪自动氧化间接涉及反应。维生素 D 易发生氧化主要是因为分子中含有不饱和键。食品在加工贮藏中常常会造成维生素 E 的大量损失。例如,谷物机械加工去胚时,维生素 E 大约损失 80%;油脂精炼也会导致维生素 E 的损失;脱水可使鸡肉和牛肉中维生素 E 损失 36%～45%;肉和蔬菜罐头制作中维生素 E 损失 41%～65%;油炸马铃薯在 23℃下贮存一个月维生素 E 损失 71%,贮存两个月损失 77%。此外,氧、氧化剂和碱对维生素 E 也有破坏作用,某些金属离子如 Fe^{2+} 等可促进维生素 E 的氧化。

维生素 C 是最不稳定的维生素,对氧化非常敏感。光、Cu^{2+} 和 Fe^{2+} 等加速其氧化;pH、氧浓度和水分活度等也影响其稳定性。此外,含有 Fe 和 Cu 的酶,如抗坏血酸氧化酶、多酚氧化酶、过氧化物酶和细胞色素氧化酶对维生素 C 也有破坏作用。水果受到机械损伤、成熟或腐烂时,由于其细胞组织被破坏,导致酶促反应的发生,使维生素 C 降解。某些金属离子螯合物对维生素 C 有稳定作用;亚硫酸盐对维生素 C 具有保护作用。维生素 B_1 是 B 族维生素中最不稳定的一种。在中性或碱性条件下易降解;对热和光不敏感;酸性条件下较稳定。食品中其他组分也会影响硫胺素的降解。食品在加工和贮藏中硫胺素也有不同程度的损失。例如,面包焙烤破坏 20% 的硫胺素;牛奶巴氏消毒损失 3%～20%;高温消毒损失 30%～50%;喷雾干燥损失 10%;滚筒干燥损失 20%～30%。

2. 矿物质

矿物质(Minerals)是指食品中各种无机化合物,大多数相当于食品灰化后剩余的成分,故又称粗灰分。矿物质在食品中的含量较少,但具有重要的营养生理功能,有些对人体具有一定的毒性。因此,研究食品中矿物质的目的在于提供建立合理膳食结构的依据,保证适量有益的矿物质,减少有毒矿物质,维持生命体系处于最佳平衡状态。

食品中矿物质含量的变化主要取决于环境因素。植物可以从土壤中获得矿物质并储存于根、茎和叶中;动物通过摄食饲料而获得。

食物中的矿物质可以离子状态、可溶性盐和不溶性盐的形式存在;有些矿物质在食品中往往以螯合物或复合物的形式存在。

食品中矿物质按其对人体健康的影响可分为必需元素(Essential Element)、非必需元素(No Essential Element)和有毒元素(Toxic Element)三类。必需元素是指这类元素存在于机体的健康组织中,对机体自身的稳定具有重要作用,当缺之或不足时,机体出现各种功能异常现象。例如,缺铁导致贫血、缺硒出现白肌病、缺碘易患甲状腺肿等。但必需元素摄入过多会对人体造成危害,引起中毒。非必需元素又称辅助营养元素。有毒元素通常指重金属元素,如汞、铅、镉等。

食品中的矿物质若按在体内含量的多少可分为常量元素(Macro−Element)和微量元素(Micro−Element)两类。常量元素是指其在人体内含量在0.01%以上的元素,如钙、磷等;含量在 0.01%以下的称为微量元素,如铁、碘、硒、锌、锰、铬等。无论是常量元素还是微量元素,在适当的范围内对维持人体正常的代谢与健康具有十分重要的作用。

3. 膳食纤维

膳食纤维(Dietary Fibre)是指不被人体消化吸收的多糖类碳水化合物和木质素,并且通常将膳食中那些不被消化吸收的、含量较少的成分,如糖蛋白、角质、蜡和多酚酯等,也包括在膳食纤维范围内。膳食纤维的化学组成包括三大部分:纤维状碳水化合物——纤维素;基料碳水化合物——果胶、果胶类化合物和半纤维素等;填充类化合物——木质素。

(1) 从具体组成成分上,膳食纤维包括阿拉伯半乳聚糖、阿拉伯聚糖、半乳聚糖、半乳聚糖醛酸、阿拉伯木聚糖、木糖葡聚糖、糖蛋白、纤维素和木质素等。其中部分成分能够溶解于水中,称为水溶性膳食纤维,其余的称为不溶性膳食纤维。各种不同来源的膳食纤维制品,其化学成分的组成与含量各不相同。

（2）膳食纤维的物化特性主要是：①很高的持水力；②对阳离子有结合和交换能力；③对有机化合物有吸附螯合作用；④具有类似填充剂的容积；⑤可改善肠道系统中的微生物群组成。

（3）膳食纤维的生理功能：①预防结肠癌与便秘；②降低血清胆固醇，预防由冠状动脉硬化引起的心脏病；③改善末梢神经对胰岛素的感受性，调节糖尿病病人的血糖水平；④改变食物消化过程，增加饱腹感；⑤预防肥胖症、胆结石和减少乳腺癌的发生率等。

国内外已开发的膳食纤维共六大类约 30 余种，包括：①谷物纤维；②豆类种子与种皮纤维；③水果蔬菜纤维；④其他天然合成纤维；⑤微生物纤维；⑥合成、半合成纤维。

4. 水分

（1）基本特性

没有水，就没有生命。水是构成生物体的基础物质。人体内的水约占体重的 60%～70%，水是人体必需的最重要的营养成分之一。人体中所需要的水分主要通过饮食获得。除了饮用水作为人体补充水分的主要来源外，其次就是其他食物中的水分。

水分在食品中存在状态分为两类：自由水（游离水）和结合水。自由水是指不与其他物质作用的水。其特点有：①具有流动性；②可作为溶剂；③会因加热而蒸发流失；④可被微生物生长繁殖利用；⑤会结冰。结合水包括束缚水和结晶水。束缚水是指与食品中脂肪、蛋白质、碳水化合物等以氢键的形式结合在一起的水。束缚水不具有游离水的特性，故难以去除。其特点是：①不易结冰（冰点为$-40℃$）；②不能作为溶质的溶剂。结晶水则以配价键形式与其他物质相互之间结合得很牢固，难以用普通方法去除。

在烘干食品时，自由水就容易汽化，而结合水就难以汽化。冷冻食品时，自由水冻结，而结合水在$-30℃$仍然不冻结。结合水和食品的构成成分结合，自由水促使导致食品腐败变质的微生物繁殖和酶发挥作用，并加速非酶褐变或脂肪氧化等化学劣变。

（2）水分活度（A_w）

水分活度是指食品的水蒸气分压 P 与在同一温度纯水的水蒸气压 P_0 之比。水分活度反映了食品与水的亲和能力程度，表示了食品中所含的水分作为微生物生长的可用价值。食品的水分活度的高低不能按其水分含量衡量。如，金黄色葡萄球菌生长要求的最低水分活度为 0.86，而相当于这个水分活度的水分含量则随不同的食品而异,如干肉为23%,乳粉为16%,肉汁为63%,所以按水分含量多少难以判断食品的保存性,只有测定和控制水分活度才对食品保藏性具有实际意义。控制水分活度的方法包括干燥、密封、提高渗透压(提高糖、盐浓度)等。

(3) 水分与食品的稳定性

微生物生长与食品的水分活度有着密切的关系,各类微生物生长都需要一定的水分,即只有食品的水分活度大于临界值时,特定的微生物才能生长。一般来说,细菌 $A_w>0.9$,酵母 $A_w>0.87$,霉菌 $A_w>0.8$。

水分活度值在 0.85 以上的食品属于高水分食品(如新鲜的食品),需要冷藏或采取其他措施来控制各类微生物的生长。水分活度值在 $0.60\sim0.85$ 的食品为中等水分食品(如糖蜜、果酱、酱油等),这些食品不需要冷藏控制致病菌,主要由酵母菌和霉菌引起变质。水分活度值在 0.6 以下的食品为低水分食品(如饼干、奶粉、干面条等),这些食品中微生物难以繁殖,这些食品一般有较长的保质期,无需冷藏。但打开包装后由于吸潮,水分活度值增加可满足微生物的生长需求而导致食品变质。

5. 色素

食品的色泽是食品的重要品质之一,人们往往根据所看到的食品的外观和颜色,产生对某种食品的喜好并判断该食品的品质,食品的色泽主要来源于如下几个方面:

(1)食品天然色素

食用天然色素主要指动物肌肉中的红色素及植物中的叶绿素、类胡萝卜素、黄酮类色素及其他酚类色素,这些天然色素一般对光、热、pH、氧气等因素较为敏感,因此在食品加工和贮藏过程中常会产生变色或褪色现象。此外,糖类在加热时脱水缩合产生褐色——又称为焦糖色素,糖与蛋白质反应也生成褐色物质(美拉德反应)。常见天然色素及其特性如表 1-3 所示。

表 1-3 常见天然色素及其性质

色素名称	颜色	来源	溶解性	稳定性
血红素	红色	动物肌肉、血液	水溶性	光照、温度、相对湿度、水分活度、pH 都会影响色泽的稳定性,抗氧化剂(V_C、V_B、BHA、PG 等)有利于色泽保留
叶绿素	绿色	绿色植物	溶于有机溶剂	光照、高温、酸性条件下不稳定,碱性条件下稳定
类胡萝卜素	黄色、红色	海藻、动物、植物	溶于有机溶剂	易被氧化

色素名称	颜色	来源	溶解性	稳定性
花色苷类	红色、紫色、橙色、蓝色	植物	水溶性	pH、湿度、光照、氧气浓度都会影响其稳定性
类黄酮类	黄色	植物	水溶性	较稳定
单宁	黄～淡棕色	植物	水溶性	较稳定
甜菜色素类	红色、黄色	植物	水溶性	氧气、光照条件下易褪色

（2）人工合成色素　这类色素主要指用人工化学合成方法制得的一类有机色素，分为偶氮类和非偶氮类两种。目前允许使用的合成色素基本上都是水溶性的，但在某些情况下，生产中也使用各种色素的色淀，即水溶性色素沉淀在允许使用的不溶性基质上（例如氧化铝）所制备的特殊着色剂。在我国允许使用的食用合成色素有：苋菜红、胭脂红、赤藓红、诱惑红、新红、柠檬黄、日落黄、靛蓝、亮蓝及它们各自的铝色淀。此外，人工合成的、化学结构与天然物质完全相同的 β-胡萝卜素；天然色素叶绿素经化学处理后得到的叶绿素衍生物——叶绿素铜钠；以及由矿物质材料经加工处理而制成的二氧化铁等，在我国均允许使用。

由于食用天然色素多来源于天然可食资源，人们一般认为其安全性较高，但使用过程中往往存在含量低、稳定性差及色价较低的问题；相比较而言，人工合成色素具有较好的稳定性和较高的色价，因此生产中所需的用量较少，使用成本也较低，但使用中仍需严格控制，杜绝滥用和盲目使用，其用量应符合相应的国家标准。

6. 天然有毒物质

植物在其自身的繁衍过程中，还产生了一些非营养性化学物质，这些物质不参与植物体的生化反应，但对植物机体的保护及再生具有积极作用。据分析，这些次级代谢产物或者可以吸引昆虫帮助授粉，或者可以起到抵御食肉动物的侵蚀作用。这类物质往往是有毒性的。例如，某些蘑菇中含有特殊的具有毒性作用的碱性含氮物质或生物碱，当这些物质的浓度达到一定水平时就会产生明显的生理影响。许多天然食品中都含有这些物质，当这些物质的摄入浓度达到一定水平后，即会对人体产生有害作用。在我们日常的饮食中，若这些物质的含量在低浓度的范畴内，则不会对人体产生不良危害。

许多有害物质并不是食品本身所固有的，而是在加工过程中产生的污染、微生物产生的毒素以及添加剂的使用超过安全范围等，这些都会导致有害物质混入食品。植物食品原料及微生物中所含毒性物质分别如表1-4所示。

表1-4 植物食品中的毒性物质

有毒物质	化学性质	来　源
蛋白酶抑制剂	蛋白质	豆类、薯类、谷类
植物抗毒素	简单呋喃类 苯甲酰呋喃 炔属呋喃 异黄酮类	甘薯 芹菜 蚕豆 豌豆
血球凝集素	蛋白质	豆类
皂苷	糖苷类	大豆、甜菜、菠菜、芦笋
芥子苷	硫化糖苷类	卷心菜、油菜籽
氰	生氰的葡萄糖苷	豆类、木薯、水果核
棉酚色素	棉酚	棉籽
蚕豆病	嘧啶-β-葡萄糖苷	蚕豆
黄樟素	烯丙基取代苯	黄樟
α-鹅膏菌素	双环辛肽化合物	蘑菇
双稠吡咯啶生物碱	二氢吡咯	菊科和紫草科
苏铁苷	甲基氧化偶氯甲醇	苏铁的叶子、球果、种子

表1-5 一些微生物中所含的毒素

毒　素	来　源	对食品的影响
棒曲霉毒素	棒曲霉、荨麻霉	苹果、谷类、小麦
曲霉毒素	黄曲霉	花生、油料种子
黄曲霉毒素	寄生曲霉	谷物豆类
柄曲霉素	杂色曲霉	谷粒
赭曲霉素	赭曲霉、纯绿毒霉	谷粒
青霉毒素	岛青霉	大米、谷物
镰刀霉毒素	赤霉	玉米、小麦、大麦
肉毒杆菌毒素	肉毒杆菌	肉制品
肠毒素	金黄色葡萄球菌	烤鸭、奶油夹心焙烤制品

对食品中有毒成分的了解,可促使人们采取一系列措施,避免摄入某些有害物质而对健康产生危害。适当的食品加工措施,也可除去大多数有毒物质。例如,通过加热方式可除去豆类中所含的酶抑制剂和血球凝集素、鸡蛋中的抗生物素蛋白及鱼类中的硫胺素酶等;水中浸泡及发酵作用也能去除部分能够产生氰类物质的组分;去除鱼类的皮肤、性腺及其他一些部位也可除掉毒素集中的组织。当然,人类在长期的进化过程中,在机体中也逐步产生一些解毒的生理机能,可以将潜在的低浓度的毒害作用降低,并掌握了一些从食品原料中去除有毒物质的手段。此外,除日常食品原料中所含的有毒物质以外,人们应当更加重视微生物污染及工业化生产过程加入食品中的某些有害物质,尤其是一些物质在正常含量状况下对人体是无害的,但当其含量超过某一水平时,即会对人体产生危害,这尤其应该引起人们的注意。

三、食品质量要素

(一) 食品的感官要素

食品的感官质量是根据人的感觉器官对食品的各种质量特征的"感觉",如味觉、嗅觉、视觉、听觉等,并用语言、文字、符号或数据进行记录,再运用概率统计原理进行统计分析,从而得出结论,对食品的色、香、味、形、质地、口感等各项指标作出评价。凡是作为食品原料、半成品或成品的食物,其品质优劣与真伪评价,都适用于感官鉴别。而且食品的感官鉴别,既适用于专业技术人员在室内进行技术鉴定,也适合广大消费者在市场上选购食品时应用。

食品质量的优劣最直接地表现在它的感官性状上,通过感官指标来鉴别食品的优劣和真伪,不仅简便易行,而且灵敏度高,直观而实用,与使用各种理化、微生物仪器进行分析相比,有很多优点,因而它也是食品的生产、销售、管理人员必须掌握的一门技能。广大消费者从维护自身权益角度讲,掌握这种方法也是十分必要的。

《食品安全法》对食品的感官质量有明确的要求。在食品的产品标准中均说明了每一种食品应有的感官质量。

1. 食品质量感官鉴别的基本方法

食品质量感官鉴别的基本方法,其实质就是依靠视觉、嗅觉、味觉、触觉和听觉等来鉴定食品的外观形态、色泽、气味、滋味和硬度(稠度)。不论对何种食品进行感官质量评价,上述方法总是不可缺少的,而且常是在理化和微生物检验方法之前进行。

2. 注意问题

视觉鉴别：食品的外观形态和色泽对于评价食品的新鲜程度，食品是否有不良改变以及蔬菜、水果的成熟度等有着重要意义。视觉鉴别应在白昼的散射光线下进行，以免灯光阴暗发生错觉。鉴别时应注意整体外观、大小、形态、块形的完整程度、清洁程度、表面有无光泽、颜色的深浅色调等。在鉴别液态食品时，要将其注入无色的玻璃器皿中，透过光线来观察，也可将瓶子颠倒，观察其中有无夹杂物下沉或絮状物悬浮。

嗅觉鉴别：食品的气味是一些具有挥发性的物质形成的，所以在进行嗅觉鉴别时常需稍稍加热，但最好是在 15～25℃ 的常温下进行，因为食品中的气味挥发性物质常随温度的高低而增减。在鉴别食品时，液态食品可滴在清洁的手掌上摩擦，以增加气味的挥发；识别畜肉等大块食品时，可将一把尖刀稍微加热刺入深部，拔出后立即嗅闻气味。食品气味鉴别的顺序应当是先识别气味淡的，后鉴别气味浓的，以免影响嗅觉的灵敏度。在鉴别前禁止吸烟。

味觉鉴别：感官鉴别中的味觉对于辨别食品品质的优劣是非常重要的一环。味觉器官不但能品尝到食品的滋味如何，而且对于食品中极轻微的变化也能敏感地察觉。味觉器官的敏感性与食品的温度有关，在进行食品的滋味鉴别时，最好使食品处在 20～45℃，以免温度的变化会增强或降低对味觉器官的刺激。几种不同味道的食品在进行感官评价时，应当按照刺激性由弱到强的顺序，最后鉴别味道强烈的食品。在进行大量样品鉴别时，中间必须休息，每鉴别一种食品之后必须用温水漱口。

触觉鉴别：凭借触觉来鉴别食品的膨、松、软、硬、弹性（稠度），以评价食品品质的优劣，也是常用的感官鉴别方法之一。例如，根据鱼体肌肉的硬度和弹性，常常可以判断鱼是否新鲜，评价动物油脂的品质时，常须鉴别其稠度等。在感官测定食品硬度（稠度）时，要求温度应在 15～20℃，因为温度的升降会影响到食品状态的改变。

（二）食品的质构要素

食品科技研究委员会（IFT）规定："食品的质构是指眼睛、口中的黏膜及肌肉所感觉到的食品的性质，包括粗细、滑爽、颗粒感等。"ISO（国际标准化组织）规定的食品质构是指用"力学的、触觉的、可能的话还包括视觉的、听觉的方法能够感知的食品流变学特性的综合感觉"。食品的质构是与食品的组织结构及状态有关的物理性质。食品质构是食品的物理性质通过感觉而得到的感知。

食品质构的特点：①质构是由食品的成分和组织结构决定的物理性质；②质构属于机械的和流变学的物理性质；③质构不是单一性质，而是属于多因素决定的复合性质；④质构主要由食品与口腔、手等人体部位的接触而感觉的；⑤质构与气味、风味等性质无关。

食品质构包括机械特性(硬度、凝聚性、黏性、弹性、粘附性、酥脆性、咀嚼性等)、几何特性(粒子的大小、形状和集合状态等)、其他特性(水分含量、脂肪含量等)。

食品质构的检测方法主要有感官检验和仪器测定两种方法。食品质构的仪器测定方法分为基础力学测定法、半经验测定法和模拟测定法。基础力学测定仪器，即测定具有明确力学定义的参数的仪器，如黏度计、基础流变仪等。该法测出的值具有明确的物理学单位，如黏度、弹性率、强度等。基础力学测定法有许多优点，如定义明确、数据互换性强、便于对影响这一性质的因素进行分析等。其缺点是很难表现对食品质构的综合力学性质，例如，面团的软硬度、肉的嫩度等，很难用某一种单纯的力学性质来表达。因此，食品质构的仪器测定多属于半经验或模拟测定。它与基础力学测定方法所不同的是，变形并非保持在线性变化的微小范围内，而是非线性的较大变形或破坏性测定。虽然用这些仪器所测得的数据，不如用基础力学测定法所测得的数据具有普遍性，但是实践证明，用上述仪器测定的特征量能很好地表现出相应食品的质构。所以这类仪器已被广泛应用于食品工业中。目前，它们的种类越来越多，测量的精度也越来越高。

(三) 食品的安全要素

安全要素是食品最基本也是最重要的质量要素之一，不含对人体有害物质，或有害物的残留量应符合相关标准要求。影响食品安全的因素有生物因素、化学因素和物理因素。

(1) 生物危害：是指因微生物(包括其代谢产物)及其他有害生物对食品及其原料污染而引起的相关危害，其中以微生物污染最为主要。食品中的生物性危害按生物的种类，主要分为以下几大类：①细菌性危害：包括引起食物中毒的细菌及其毒素造成的危害；②病毒性危害：包括甲型肝炎病毒、诺瓦克病毒等病毒引起的危害；③寄生虫危害：包括原生动物(如鞭毛虫等)和绦虫(如牛猪、绦虫和某些吸虫、线虫等)造成的危害；④真菌性(霉菌、酵母)危害：包括真菌及其毒素和有毒蘑菇造成的危害。一般将某些霉菌、藻类产生的有害毒素列入化学危害的范畴。

（2）化学危害：指食品及其原料中因存在或污染有害化学物质，食用后引起急性或蓄积性伤害的危害情形。此类有害化学物包括天然毒素类（天然存在的化学物质）、食品添加剂和其他污染物（如农药残留、兽药残留、有害金属等）。

各种有毒化学物质进入食品并使其具有毒性，主要是由于食品在生产、加工、贮存和运输过程中受到这些化学物质的严重污染。根据食品中化学危害的来源，可以将其分为三类：①天然存在的化学物质；②有意添加的化学物质；③外来污染带来的化学物质。化学物质对人体的危害可能产生的后果有：急性中毒、慢性中毒、过敏、影响身体发育、影响生育、致癌、致畸、致死等。

（3）物理危害：指食用含有异物或受放射性物质污染的食品而引起人体伤害的情形。异物包括玻璃、金属碎片、石块、油漆碎片等。当一个消费者误食了外来的异物，可能引起窒息、伤害或产生其他有害健康的问题。物理危害是最常见的消费者投诉的问题，因为伤害立即发生或吃后不久发生，并且伤害的来源是较容易确认的。

食品的潜在危害主要来源于食品在生产加工、运输、储存及销售等过程中所接触的表面、环境的污染，意外事故造成的污染，某些不法经营者为牟取暴利而有意造成的污染等。食品的潜在危害因素对人体的健康所造成的不良影响是多方面的，除了导致急性、慢性中毒外，其致癌、致畸、致突变等远期影响更为严重。

（四）食品的风味要素

食品风味是指摄入口腔的食品，刺激人的各种感觉受体，使人产生的短时的、综合的生理感觉。由于食品风味是一种主观感觉，所以对风味的理解和评价往往会带有强烈的个人、地区或民族的特殊倾向性和习惯性。嗅觉俗称气味，是各种挥发成分对鼻腔神经细胞产生的刺激作用，通常有香、腥、臭之分，嗅感千差万别，其中香又可描述为果香、花香、焦香、树脂香、药香、肉香等若干种。味觉俗称滋味，是食物在人的口腔内对味觉器官产生的刺激作用。味的分类相对简单，有酸、甜、苦、咸四种基本味，另外还有涩、辛辣、热和清凉味等。

1. 风味物质的特点

风味物质是指能够改善口感，赋予食品特征风味的化合物，具有以下特点：

（1）食品风味物质是由多种不同类别的化合物组成，通常根据味感与嗅感特点分类，如酸味物质、香味物质等。但是同类风味物质不一定有相同的结构特点，酸味物质具有相同的结构特点，但香味物质结构差异很大。

（2）除少数几种味感物质作用浓度较高以外，大多数风味物质作用浓度都很低。很多嗅感物质的作用浓度在 ppm、ppb、ppt（10^{-6}、10^{-9}、10^{-12}）数量级。虽然浓度很小，但对人的食欲产生极大的作用。

（3）很多能产生嗅觉的物质易挥发、易热解、易与其他物质发生作用，因而在食品加工中，工艺过程很微小的差别，也可能导致食品风味发生很大的变化。食品储藏期的长短对食品风味也有极显著的影响。

（4）食品的风味是由多种风味物质组合而成，如目前已分离鉴定茶叶中的香气成分达 500 多种，咖啡中的风味物质有 600 多种，白酒中的风味物质也有 300 多种。一般食品中风味物质越多，食品的风味就越好。

2. 风味化合物形成途径

食品风味的好坏取决于三个关键环节。第一是食品原料的生产阶段，对动植物而言，合理的生理、生态条件，合适的成熟度是产生良好风味的基础。第二是原料和产品的贮藏阶段，由于酶和微生物的作用，会使部分风味物质损失，甚至会导致腐败而使食品不能食用。第三是食品的加工阶段，合理的加工工艺能使食品形成良好的风味。其中前两条对食品风味的影响主要是酶催化的反应，第三条主要是非酶的反应。

（五）食品的营养要素

食品的营养要素即指食品的营养价值。营养价值指在特定食品中的营养素及其质和量的关系。含有较多营养素且含量较高的食品，营养价值较高。食品营养价值的评定要点：①食品所含热能和营养素的量，对蛋白质还包括必需氨基酸的含量及其相互间的比值，对脂类还应考虑饱和与多不饱和脂肪酸的比例。②食品中各种营养素的人体消化率，主要是蛋白质、脂类和钙、铁、锌等无机盐和微量元素的消化率。③食品所含各种营养素在人体内的生物利用率，是指蛋白质、必需氨基酸、钙、铁、锌等营养素被消化吸收后，能在人体内被利用的程度。④食品的色、香、味、形，即感官状态，可通过条件反射影响人的食欲及消化液分泌的质与量，从而明显影响人体对该食物的消化能力。

第二节　食品变质及其控制

一、食品变质的主要原因

食品的腐败变质是指食品受到各种内外因素的影响，造成其原有的化学性质或物理性质发生变化,降低或失去其营养价值和商品价值的过程。

食品变质的原因主要来源于以下几个方面:微生物污染、食品中自身存在的酶发生生化作用、失去或获得水分、虫鼠等的侵袭、氧、光照、机械损伤等。其中由微生物污染所引起的食品腐败变质是最为普遍的。食品富含营养,微生物可以利用其中的营养素大量生长繁殖,发生一系列的化学反应,食品成分分解并进一步产生一系列小分子化学物质,从而引起食品的腐败变质。

微生物引起食品腐败变质的类型包括:①细菌引起的腐败变质。细菌作用于食品中的糖类、蛋白质、脂肪。②霉菌引起的食品霉变现象。霉菌作用于食品中的碳水化合物、蛋白质。③食品发酵现象。食品中糖类的发酵,包括酒精发酵、乙酸发酵、乳酸发酵、丁酸(酪酸)发酵等。而食品中自身存在的酶,如蛋白酶、淀粉酶等,也可以使食品中的蛋白质、淀粉等分解,发生一系列化学变化进而引起食品的腐败变质。

食品腐败变质的过程实质上就是食品中碳水化合物、蛋白质、脂肪在污染微生物的作用下分别发生变化、产生有害物质的过程。食品腐败变质的现象较为普遍,如罐头的平盖酸败和胖听,糕点的霉变和酸败,果蔬制品的霉变和变质,乳的腐败与变质,鲜肉表面发黏、变色、霉斑、产生异味等。

二、食品保藏原理及其贮藏技术

(一) 食品保藏原理

食品贮藏是针对可能引起食品变质的各种因素而对食品采取的一定处理手段,从而达到一定时间内保存食品、避免其变质的目的。从本质上看,食品保藏技术采用的基本原理包括:①维持食品最低生命活动的保藏方法;②抑制变质因素的活动来达到保藏目的的方法;③通过发酵来保藏食品;④利用无菌原理来保藏食品。

(二) 食品贮藏技术

用于食品贮藏的技术包括:物理贮藏技术(低温贮藏、真空贮藏、气调贮藏、高压贮藏、辐射贮藏、电子束贮藏、紫外线和红外线贮藏等)、化学贮藏技术(添加抗氧化剂、防腐剂、杀菌剂等)、生物贮藏技术(发酵贮藏、生物抗菌剂、酶制剂等)以及复合贮藏技术等。

(三) 各类食品的贮藏方法

由于各种食品的营养素组成、微生物含量及种类、酶种类、水分、酸度等差异较大,因此根据食品贮藏原理及技术,各类食品的储藏方法及条件不同。

1. 新鲜食物的贮藏

新鲜食品包括植物性食品(粮食、水果、蔬菜等)、动物性食品(肉类、蛋、乳品、水产品等)和蕈菌(各类食用菌)等。新鲜食物由于含有大量的水分,容易被微生物污染(尤其是营养丰富的食品),以及丰富、活力高的酶类,因此极其容易发生变质。

对新鲜食品主要采用低温(冷藏、冷冻)、气调(充气、密闭)及干燥的方法进行保藏。同时注意防止虫害、鼠害等。对于新鲜的果蔬多进行气调结合低温贮藏、辐射贮藏、减压贮藏、化学贮藏等;对于粮食多采用干燥、低温、密闭等方法进行贮藏;对于动物性食品以低温贮藏为主,也可结合化学贮藏;对食用菌多采用低温、干燥、密闭的方法贮藏。

2. 油脂类食品的贮藏

油脂类食品包括油脂及含油脂较高的食品(大豆、花生、坚果、油炸食品、奶油等)。油脂在贮藏期间的主要变化是在温度、水分、光线、氧气、杂质等作用下发生酸败变质。酸败变质的油脂,游离脂肪酸增加、透明度减少、颜色变深、有哈喇味甚至臭味,食用品质大为降低。所以,油脂类食品安全贮藏的关键是防止酸败变质。

贮藏方法包括降低水分、杂质;容器密闭;低温;贮藏场所无日光直接照射、干燥、清洁。也可以在包装中加入除氧剂或抗氧化剂,减缓酸败变质。

3. 糖制(盐制)加工食品的贮藏

糖制加工食品包括蜜饯、果酱、巧克力、甜炼乳等。盐制食品采用提高食盐浓度保藏食品,包括腊肉、火腿、咸鱼、腌菜、酱菜等。

对于蜜饯、果酱多以新鲜的果蔬为原料进行加工,在加工过程中多采用低温、加热等方法进行贮藏;对于成品由于水分活度值降低,渗透压增高,不利于微生物繁殖,因此多采用添加防腐剂的化学保藏法。

巧克力成品极易发生起霜现象,贮藏中注意保藏的温度及湿度。一般情况下品温与环境温度相差 7~8℃就可能生成糖霜,相对湿度 50% 以上极易吸潮而起霜。因此,巧克力的储藏应注意温度及湿度的控制。

甜炼乳在贮藏期间极易发生乳糖结晶、变稠现象,因此采用密闭、恒温恒湿法,温度必须恒定,不得高于 15℃,空气湿度不应高于 85%。

盐制肉制品长期贮藏应注意脂肪的酸败、吸湿而导致腐败,因此需要密闭、干燥贮藏。盐制蔬菜注意在较低含盐量时极易腐败,保存时间短,多采用密闭、低温、化学贮藏法等。

4. 焙烤食品的贮藏

焙烤食品主要包括面包、蛋糕、糕点、饼干等。面包、蛋糕食品水分含量高（35％～45％），如果冷却、包装和贮藏的方式不妥当，极易再次被空气中的霉菌污染而发霉变质。面包类制品在贮藏过程中还会发生老化作用、瓤心发黏等。饼干、糕点等水分含量较低的焙烤产品，在贮藏期间会吸潮而降低制品的松脆度，产品中的油脂成分遇氧气会缓慢地氧化而产生酸败气味。面包、蛋糕属于短期保藏食品，保藏期2～3天，多采用低温贮藏，但面包在冷藏温度下极易发生老化现象。糕点、饼干贮藏室内温度不高于20℃，湿度保持在65％左右；注意防虫和防鼠，仓库内不得存放有异味、过干或过湿的物品。贮藏的仓库要求干燥、清洁、通风良好、门窗齐全。

（四）监管重点

（1）新鲜食品贮存不当，极易导致变质，且贮藏期较短（干燥贮藏除外）。新鲜食品的变质常伴随微生物的大量繁殖及其毒素的产生，从而导致相应指标超标。

（2）油脂类食品极易导致油脂的酸败，体现在酸值增加、过氧化物值增加、气味哈喇、颜色加深等，导致相应指标不合格。

（3）由于对健康的追求，糖/盐制品降低了含糖/盐量，因此多通过添加防腐剂的方法进行贮藏，注意防腐剂的违法使用。

（4）焙烤食品要注意霉变、面包的老化、微生物超标以及糕点、饼干的油脂酸败而导致酸值、过氧化物值超标。

三、食品运输要求

《流通环节食品安全监督管理办法》（国家工商总局令第43号）第十七条规定："食品经营者贮存、运输和装卸食品的容器、工具和设备应当安全、无害，保持清洁，防止食品污染，并符合保证食品安全所需的温度等特殊要求，不得将食品与有毒、有害物品一同运输。"

（一）技术规范

（1）运输车：应保持清洁和定期消毒。运输车厢的内仓，包括地面、墙面和顶，应使用抗腐蚀、防潮、易清洁消毒的材料。车厢内无不良气味、异味。如对温度有要求的商品应确定商品的温度，并选择符合要求的运输工具，记录送货车辆温度。

（2）独立包装的杂货类食品：应该具备符合安全卫生和运输要求的独立外包装，装车后应有严格全面的覆盖，避免风吹雨淋和阳光直晒；运输过程中不得与其他对食品安全和卫生有影响的货物混载。有条件的单位推荐使用箱式车辆运输。

（3）直接食用的熟食产品：必须采用定型包装或符合卫生要求的专用密闭容器包装，并采用专用车辆运输，严禁与其他商品、人员混载。推荐使用专用冷藏车运输。

（4）冷藏、冷冻食品：必须用专用冷藏、冷冻运输工具，应当有必要的保温设备，并在整个运输过程中保持安全的冷藏、冷冻温度。有条件的单位推荐使用温度跟踪器进行记录，特别是对于长途运输的食品，保证食品在运输全过程处于合适的温度范围。

整个运输过程应科学合理。食品在运输过程中，冷藏车应全程开机制冷，冷藏温度应在-2~5℃，冷冻温度应低于-18℃，以防变质。不得将有冷藏、冷冻要求的食品在无冷藏、冷冻的条件下运输。

（二）相关标准

有关食品运输的标准：冷藏食品物流包装、标志、运输和贮藏（GB/T 24616—2009），易腐食品控温运输技术要求（GB/T 22918—2008），白酒检验规则和标志、包装、运输、贮存（GB/T 10346—2006），一般货物运输包装通用技术条件（GB/T 9174—2008），鲜、冻肉运输条件（GB/T 20799—2006），花椰菜冷藏和冷藏运输指南（GB/T 20372—2006），良好农业规范第 11 部分：畜禽公路运输控制点与符合性规范（GB/T 20014.11—2005），香蕉包装、储存与运输技术规程（NY/T 1395—2007），铁路食品运输承运站场及车辆卫生标准（TB/T3008—2002）。

第三节　食品添加剂及非食品添加物

一、食品添加剂

（一）食品添加剂的定义

食品添加剂是指为改善食品品质和色、香、味以及为防腐、保鲜和加工工艺的需要而加入食品中的人工合成或者天然物质。营养强化剂、食品用香料、胶基糖果中基础剂物质、食品工业用加工助剂也属食品添加剂。

（二）食品添加剂的种类

（1）按来源分类：有天然食品添加剂和人工化学合成品两大类。天然食品添加剂又分为由动植物提取制得和利用生物技术方法由发酵或酶法制得两种；人工合成法又可分为一般化学合成品与人工合成天然等同物，如天然等同香料、天然等同色素等。

（2）按生产方法分类：化学合成、生物合成（酶法和发酵法）、天然提取物三大类。

（3）根据食品添加剂的功能分类：在《食品添加剂使用卫生标准》中将食品添加剂分为 23 大类，包括酸度调节剂、抗结剂、消泡剂、抗氧化剂、漂白剂、膨松剂、胶基糖果中基础剂物质、着色剂、护色剂、乳化剂、酶制剂、增味剂、面粉处理剂、被膜剂、水分保持剂、营养强化剂、防腐剂、稳定剂和凝固剂、甜味剂、增稠剂、食品用香料、食品工业用加工助剂、其他。

23 大类食品添加剂共有 2 300 多种，包括食用香料 1 800 多种、食品添加剂 400 多种、食品加工助剂 100 多种。食品添加剂对于食品工业及其发展具有核心作用。但由于食品添加剂的安全因素，食品添加剂的使用需要严格控制，按照我国公布的《食品添加剂使用卫生标准》进行使用。需要注意食品添加剂的使用范围（即允许使用的食品种类）、添加量或残留量，否则都是违法使用食品添加剂。

（三）食品添加剂的使用原则

1. 食品添加剂使用时应符合的基本要求

（1）不应对人体产生任何健康危害。

（2）不应掩盖食品腐败变质。

（3）不应掩盖食品本身或加工过程中的质量缺陷或以掺杂、掺假、伪造为目的而使用食品添加剂。

（4）不应降低食品本身的营养价值。

（5）在达到预期目的前提下尽可能降低在食品中的使用量。

2. 可使用食品添加剂的情况

（1）保持或提高食品本身的营养价值。

（2）作为某些特殊膳食用食品的必要配料或成分。

（3）提高食品的质量和稳定性，改进其感官特性。

（4）便于食品的生产、加工、包装、运输或者储藏。

3. 带入原则

在下列情况下食品添加剂可以通过食品配料（含食品添加剂）带入食品中：

（1）根据《食品添加剂使用卫生标准》，食品配料中允许使用该食品添加剂。

（2）食品配料中该添加剂的用量不应超过允许的最大使用量。

（3）应在正常生产工艺条件下使用这些配料，并且食品中该添加剂的含量不应超过由配料带入的水平。

（4）由配料带入食品中的该添加剂的含量应明显低于直接将其添加到该食品中通常所需要的水平。

（四）食品添加剂使用范围及用量查询

《食品添加剂使用卫生标准》对食品添加剂的使用范围及用量都进行了严格的规定，如何在规定的范围内正确使用食品添加剂可以通过查询 GB 2760 来完成。其中：

1. 附录 A 规定了食品添加剂的使用范围及用量

（1）表 A.1 规定了食品添加剂的允许使用品种、使用范围以及最大使用量或残留量。

（2）表 A.1 列出的同一功能的食品添加剂（相同色泽着色剂、防腐剂、抗氧化剂）在混合使用时，各自用量占其最大使用量的比例之和不应超过 1。

例如：酱油中苯甲酸钠、山梨酸钾、乳酸链球菌素单独使用时允许的最大用量分别为 1.0 g/kg、1.0 g/kg、0.2 g/kg；如果混合使用时的用量分别为 0.4 g/kg、0.4 g/kg、0.2 g/kg，则苯甲酸钠、山梨酸钾、乳酸链球菌素用量占其最大使用量的比例为 0.4/1.0、0.4/1.0、0.2/0.2，三者比例之和为 1.8，说明其用量已超出规定用量的 1.8 倍。

（3）表 A.2 规定了可在各类食品中按生产需要适量使用的食品添加剂。

（4）表 A.3 规定了表 A.2 所列之外的食品类别，这些食品类别使用添加剂时应符合表 A.1 的规定。同时，这些食品类别不得使用表 A.1 规定的其上级食品类别中允许使用的食品添加剂。

（5）上述各表中的"功能"栏为该添加剂的主要功能，供使用时参考。

2. 已知某类食品，查询其允许的添加剂使用量

（1）查询方法

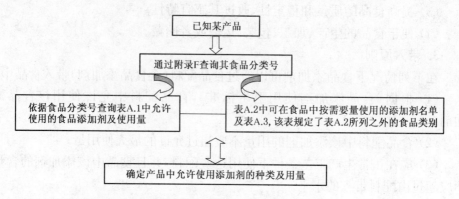

(2) 营养强化剂等食品添加剂使用的查询

① 营养强化剂的使用应符合《营养强化剂卫生标准》(GB 14880—2009)的相关规定。

② 用于生产食品用香精的食品用香料的使用应符合附录 B 的规定。

食品用香料包括天然香料和合成香料两种,允许使用的食品用大然香料名单见表 B. 2;允许使用的食品用合成香料名单见表 B. 3。

食品用香料、香精在各类食品中按生产需要适量使用,表 B. 1 中所列食品没有加香的必要,不得添加食品用香料、香精,法律、法规或国家食品安全标准另有明确规定者除外。除表 B. 1 所列食品外,其他食品是否可以加香应按相关食品产品标准规定执行。

③ 食品工业用加工助剂的使用应符合附录 C 的规定。

加工助剂是指保证食品加工能顺利进行的各种物质,与食品本身无关。如助滤、澄清、吸附、脱模、脱色、脱皮、提取溶剂、发酵用营养物质等。加工助剂应在食品生产加工过程中使用,使用时应具有工艺必要性,在达到预期目的前提下应尽可能降低使用量;加工助剂一般应在制成最终成品之前除去,无法完全除去的,应尽可能降低其残留量,其残留量不应对健康产生危害,不应在最终食品中发挥功能作用。

表 C. 1 以加工助剂名称汉语拼音排序规定了可在各类食品加工过程中使用,残留量不需限定的加工助剂名单(不含酶制剂);表 C. 2 以加工助剂名称汉语拼音排序规定了需要规定功能和使用范围的加工助剂名单(不含酶制剂);表 C. 3 以酶制剂名称汉语拼音排序规定了食品加工中允许使用的酶,各种酶的来源和供体应符合表中的规定。

④ 胶基糖果中基础剂物质及其配料的使用应符合附录 D 的规定。

（五）食品添加剂的监管重点

根据《食品安全法》及其实施条例,食品添加剂分部门进行监管,卫生部负责食品添加剂的安全性评价和制定食品安全国家标准;质检总局负责食品添加剂生产和食品生产企业使用食品添加剂监管;工商部门负责依法加强流通环节食品添加剂质量监管;食品药品监管局负责餐饮服务环节使用食品添加剂监管;农业部门负责农产品生产环节监管工作;商务部门负责生猪屠宰监管工作;工信部门负责食品添加剂行业管理,制定产业政策和指导生产企业诚信体系建设。各部门监管职责明确。

（1）重点监管食品添加剂源头。对食品添加剂经营者批发配送环节,对食品添加剂的采购、流转、供应等环节进行监管。一旦出现问题食品添加剂,可以立即查明进货渠道和市场流向。

（2）突出标签、包装标志情况检查。包括食品添加剂产品的标签及食品的标签、包装。按照《食品安全法》规定食品添加剂产品必须在标签上载明"食品添加剂"字样,食品添加剂的标签、说明书应当清楚、明显、容易辨识,必须如实载明相关内容。食品标签上如实注明所使用的食品添加剂名称。

（3）注重食品添加剂的滥用监管。要加大对已公布的 48 种违法添加非食用物质和 22 种易滥用食品添加剂品种的检测和监测。防止非法添加物在食品上的非法应用和确保食品添加剂的合理应用,防止超范围、超量使用,并处于可控的状态。

（4）注意食品添加剂混合。《食品添加剂使用卫生标准》中关于附录 A 中规定:同一功能添加剂(相同色泽着色剂、防腐剂、抗氧化剂)混合使用时,各自用量占其最大使用量的比例之和不应超过 1。

二、非食品添加物

（一）非食品添加物的定义

非食品添加物指食品生产经营者在食品中违法使用的食品添加剂以外的任何化学物质和其他可能危害人体健康的物质,以及在农产品种植、养殖、加工、收购、运输中使用的违禁药物或其他可能危害人体健康的物质。包括可能在食品中"违法添加的非食用物质"、"易滥用食品添加剂"和"禁止在饲料、动物饮用水和畜禽水产养殖过程中使用的药物和物质"。

（二）非食品添加物的种类

截至 2011 年 6 月 1 日,卫生部、农业部等部门根据风险监测和监督检查中发现的问题,公布了 152 种食品和饲料中非法添加名单,包括 48 种可能在食品中"违法添加的非食用物质"、22 种"易滥用食品添加剂"和 82 种"禁止在饲料、动物饮用水和畜禽水产养殖过程中使用的药物和物质"的名单。

48 种可能在食品中违法添加的非食用物质及其可能添加的食品品种见表 1-6。

表 1-6 食品中可能违法添加的非食用物质名单及其可能添加的食品种类

序号	名　　称	可能添加的食品品种
1	吊白块	腐竹、粉丝、面粉、竹笋
2	苏丹红	辣椒粉、含辣椒类的食品（辣椒酱、辣味调味品）
3	王金黄、块黄	腐皮
4	蛋白精、三聚氰胺	乳及乳制品
5	硼酸与硼砂	腐竹、肉丸、凉粉、凉皮、面条、饺子皮
6	硫氰酸钠	乳及乳制品
7	玫瑰红 B	调味品
8	美术绿	茶叶
9	碱性嫩黄	豆制品
10	工业用甲醛	海参、鱿鱼等干水产品,血豆腐
11	工业用火碱	海参、鱿鱼等干水产品,生鲜乳
12	一氧化碳	金枪鱼、三文鱼
13	硫化钠	味精
14	工业硫磺	白砂糖、辣椒、蜜饯、银耳、龙眼、胡萝卜、姜等
15	工业染料	小米、玉米粉、熟肉制品等
16	罂粟壳	火锅底料及小吃类
17	革皮水解物	乳与乳制品含乳饮料
18	溴酸钾	小麦粉
19	β-内酰胺酶（金玉兰酶制剂）	乳与乳制品
20	富马酸二甲酯	糕点

序号	名 称	可能添加的食品品种
21	废弃食用油脂	食用油脂
22	工业用矿物油	陈化大米
23	工业明胶	冰淇淋、肉皮冻等
24	工业酒精	勾兑假酒
25	敌敌畏	火腿、鱼干、咸鱼等制品
26	毛发水	酱油等
27	工业用乙酸	勾兑食醋
28	肾上腺素受体激动剂类药物（盐酸克伦特罗、莱克多巴胺等）	猪肉、牛羊肉及肝脏等
29	硝基呋喃类药物	猪肉、禽肉、动物性水产品
30	玉米赤霉醇	牛羊肉及肝脏、牛奶
31	抗生素残渣	猪肉
32	镇静剂	猪肉
33	荧光增白物质	双孢蘑菇、金针菇、白灵菇、面粉
34	工业氯化镁	木耳
35	磷化铝	木耳
36	馅料原料漂白剂	焙烤食品
37	酸性橙Ⅱ	黄鱼、鲍汁、腌卤肉制品、红壳瓜子、辣椒面和豆瓣酱
38	氯霉素	生食水产品、肉制品、猪肠衣、蜂蜜
39	喹诺酮类	麻辣烫类食品
40	水玻璃	面制品
41	孔雀石绿	鱼类
42	乌洛托品	腐竹、米线等
43	五氯酚钠	河蟹
44	喹乙醇	水产养殖饲料
45	碱性黄	大黄鱼
46	磺胺二甲嘧啶	叉烧肉类

序号	名 称	可能添加的食品品种
47	敌百虫	腌制食品
48	邻苯二甲酸酯类物质*	乳化剂类食品添加剂、使用乳化剂的其他类食品添加剂或食品等

注：* 邻苯二甲酸酯类物质，主要包括：邻苯二甲酸二(2-乙基)己酯(DEHP)、邻苯二甲酸二异壬酯(DINP)、邻苯二甲酸二苯酯、邻苯二甲酸二甲酯(DMP)、邻苯二甲酸二乙酯(DEP)、邻苯二甲酸二丁酯(DBP)、邻苯二甲酸二戊酯(DPP)、邻苯二甲酸二己酯(DHXP)、邻苯二甲酸二壬酯(DNP)、邻苯二甲酸二异丁酯(DIBP)、邻苯二甲酸二环己酯(DCHP)、邻苯二甲酸二正辛酯(DNOP)、邻苯二甲酸丁基苄基酯(BBP)、邻苯二甲酸二(2-甲氧基)乙酯(DMEP)、邻苯二甲酸二(2-乙氧基)乙酯(DEEP)、邻苯二甲酸二(2-丁氧基)乙酯(DBEP)、邻苯二甲酸二(4-甲基-2-戊基)酯(BMPP)等。

22 种易滥用食品添加剂及其食品见表 1-7。

表 1-7　食品中可能滥用的食品添加剂品种名单

序号	食品品种	可能易滥用的添加剂品种
1	渍菜(泡菜等)、葡萄酒	着色剂(胭脂红、柠檬黄、诱惑红、日落黄)等
2	水果冻、蛋白冻类	着色剂、防腐剂、酸度调节剂(己二酸等)
3	腌菜	着色剂、防腐剂、甜味剂(糖精钠、甜蜜素等)
4	面点、月饼	乳化剂(蔗糖脂肪酸酯等、乙酰化单甘脂肪酸酯等)、防腐剂、着色剂、甜味剂
5	面条、饺子皮	面粉处理剂
6	糕点	膨松剂(硫酸铝钾、硫酸铝铵等)、水分保持剂磷酸盐类(磷酸钙、焦磷酸二氢二钠等)、增稠剂(黄原胶、黄蜀葵胶等)、甜味剂(糖精钠、甜蜜素等)
7	馒头	漂白剂(硫磺)
8	油条	膨松剂(硫酸铝钾、硫酸铝铵)
9	肉制品和卤制熟食、腌肉料和嫩肉粉类产品	护色剂(硝酸盐、亚硝酸盐)
10	小麦粉	二氧化钛、硫酸铝钾
11	小麦粉	滑石粉
12	臭豆腐	硫酸亚铁
13	乳制品(除干酪外)	山梨酸
14	乳制品(除干酪外)	纳他霉素

序号	食品品种	可能易滥用的添加剂品种
15	蔬菜干制品	硫酸铜
16	"酒类"（配制酒除外）	甜蜜素
17	"酒类"	安塞蜜
18	面制品和膨化食品	硫酸铝钾、硫酸铝铵
19	鲜瘦肉	胭脂红
20	大黄鱼、小黄鱼	柠檬黄
21	陈粮、米粉等	焦亚硫酸钠
22	烤鱼片、冷冻虾、烤虾、鱼干、鱿鱼丝、蟹肉、鱼糜等	亚硫酸钠

注:滥用食品添加剂的行为包括超量使用或超范围使用食品添加剂的行为。

第二章 食品安全及食品质量体系

第一节 食品安全基本概念

联合国粮农组织(FAO)对食品质量的定义为：指影响对于消费者而言的产品价值的正面特质(例如营养价值、来源、色泽、风味、质构和生产/加工方法)以及不存在负面特质(例如腐烂、污物污染、变色以及变味)。根据我国《食品工业基本术语》规定,食品质量(Food Quality)是指食品满足规定或潜在要求的特征和特性总和,反映食品品质的优劣。食品质量,是一个"度"的概念,不是"质"的概念,是指食品的优劣程度,既包括高品质食品,也包括低档次食品。但无论食品品质的高低,均必须符合食品安全的相关要求。

一、食品卫生

世界卫生组织(WHO)在 1996 年《确保食品安全与质量：加强国家食品安全控制体系指南》中对食品卫生的概念作了比较明晰的阐述：在食品的培育、生产、制造直至被人摄食为止的各个阶段中,为保证其安全性、有益性和完好性而采取的全部措施。《食品工业基本术语》的定义是：食品卫生(Food Hygiene),是为防止食品在生产、收获、加工、运输、贮藏、销售等各个环节被有害物质包括物理、化学、生物等方面污染,使食品有益于人体健康、质地良好所采取的各项措施。

二、食品安全

联合国粮农组织 FAO 对食品安全的定义：是确保当其按照预期用途准备和食用时不会对消费者造成伤害。根据世界卫生组织的定义,食品安全是"食物中有毒、有害物质对人体健康影响的公共卫生问题"。我国《食品安全法》中定义：食品安全(Food Safety)指食品无毒、无害,符合应当有的营养要求,对人体健康不造成任何急性、亚急性或者慢性危害。食品安全是指食品及食品相关产品不存在对人体健康造成现实的或潜在的侵害的一种状态,也指为确保此种状态所采取的各种管理方法和措施。

关于食品安全与食品质量的区别,世界卫生组织在 1996 年《确保食品安全与质量:加强国家食品安全控制体系指南》中作了比较明晰的阐述:"食品安全与食品质量在词义上有时存在混淆。食品安全指的是所有对人体健康造成急性或慢性损害的危险都不存在,是一个绝对概念。食品质量则是包括所有影响产品对于消费者价值的其他特征,这既包括负面的价值,例如腐败、污染、变色、发臭;也包括正面的特征,例如色、香、味、质地以及加工方法。"

食品安全是食品卫生的目的,食品卫生是实现食品安全的措施和手段。也就是说,在适于人类消费的目的上食品安全比食品卫生高一个层次。在公共管理方面,食品安全还与食品卫生存在更多的差异。在食品安全公共管理中,食品安全是一个强调从农田到餐桌的全过程预防和控制、强调综合性预防和控制的观念,而食品卫生则是主要强调食品加工操作环节或餐饮环节特征,主要以结果检测为衡量标尺的概念。

三、食品毒理学

食品毒理学(Food Toxicology)是研究食品中可能存在的、威胁人类健康的有害因素及其预防措施,以提高食品的卫生质量、保护食用者饮食安全。《食品工业基本术语》的定义:食物安全毒理学评价(Toxicological Evaluation for Food Safety)是通过动物实验及对人体的观察,阐明某一食物中可能含有的某种化合物的毒性及其对人体的潜在危害,以便对人类食用这一食物的安全性作出评价,并为制定预防性措施和制定卫生标准提供理论依据。研究食品中可能存在或混入的化学物质(如食用色素、香精、合成甜味剂等的添加剂、农药、化肥、天然毒素、污染物、微生物毒素等)的毒性作用、毒理作用,为其安全性评价、制定日许量(每日容许摄入量,ADI)、最大残留限量等有关的食品卫生标准及预防措施提供科学依据。

四、食品风险评估

WTO 的卫生与植物卫生措施应用协定(SPS)中规定,在"确定各国适当的卫生和植物卫生措施的保护水平"时,应以危险性评估的结果为主要依据(SPS协定第 5 条),因此危险性评估的重要性日益突出。危害(Hazard)是指食品中或食品本身对健康有不良作用的生物性、化学性或物理性因素,其中包括有意加入或无意污染或自然界中天然存在的。危险性是指由食品危害产生不良作用的可能性及其强度。危险性分析(Risk Analysis)包括危险性评估、危险性管理和有关危险性的信息交流。危险性评估(Risk Assessment)是指对人体接触食源性危害而产生的对健康已知或潜在的不良作用进行科学评价。步骤包括危害鉴定、危害特征的描述、暴露评估(尤其是摄入量评估)、危险性特征的描述等。评估的结果包括定量的危险性(以数量表示的危险性)、定性的危险性和存在的不确定性。危险性管理(Risk Management)是指权衡接受、减少或降低危险性,并选择和实施适当政策的过程。

危险性评估是对科学技术信息及其不确定性信息进行组织和系统研究的一种方法,解决有关健康危害的危险性的具体问题。危险性评估要求对相关资料做评价,并选择适当的模型对资料作出判断;同时明确认识其中的不确定性,并在具体情况下利用现有资料推导出科学、合理的结论,适用于所有人群。

危险性评估在食品安全领域中应用的主要方面是制定食品安全标准(包括生产规范和指南)。无论是食品法典(CAC)标准或是国家标准的制定都必须基于危险性评估的结果。其次,危险性评估的应用还涉及进出口食品的监督检验,按照食品中危害的类别全面地分配各项食品安全管理工作的资源,评价食品安全政策、法规和标准出台后的效果等方面。另外,危害分析与关键控制点(HACCP)实施过程中体现着危险性分析的基本思路,可以称为危险性分析理论方法在现实卫生管理中的具体应用。因此,可以认为危险性评估的应用涉及食品安全的各方面,无论是科学研究,还是监督管理。

我国食品安全法规定我国的食品安全风险评估由卫生部负责,并成立食品安全风险评估专家委员会开展评估。

(一) 食品中化学物的危险性评估

化学物的危险性评估主要针对有意加入的化学物、无意污染物和天然存在的毒素,包括食品添加剂、农药残留及其他农业用化学品、兽药残留、不同来源的化学污染物以及天然毒素等。

危害鉴定是对某种已知的或潜在的影响健康的化学性危害的鉴定,其目的在于确定人体摄入某种化学物质对健康产生不良作用的可能性及程度,是对暴露人群发生不良作用的可能性的定性评价。进行危害识别的方法是综合分析各种可以获得的资料,如流行病学调查研究、动物毒理学研究、体外试验以及定量的结构-活性关系研究等。流行病学研究直接观察了危害因素对人体健康的影响,减少了由动物研究结果外推到人的不确定性。动物实验是危险性评估中绝大多数毒理学资料的来源,如长期(慢性)动物实验数据可以提供观察肿瘤、生殖/发育毒性、神经毒性、免疫毒性等毒理学终点的资料,短期(急性)毒理学实验数据可以判定化学物质的毒性强度。通过动物实验研究,可以得到化学物质的最大未观察到有害作用剂量(NOAEL)、毒作用机制、剂量-效应关系以及毒物代谢动力学等研究资料。体外试验资料可以对化学物质的毒作用机制进行补充,可以提高对药物代谢动力学/药效学的认识。应用这些资料时,要注意考虑化学物质及其代谢产物生物利用率等信息。结构-活性关系的研究可以通过了解化学物质的结构及特殊官能团来预测该物质潜在的毒性作用和/或其代谢产物,对于深入认识化学物质对人类健康的危害是有价值的。

危害特征的描述是对化学性危害的健康损害作用进行的定性或定量评价。大多数化学物质对人体产生不良作用时均存在一个阈值,即从动物实验的剂量-反应关系中获得的未观察到效应剂量(NOEL 或 NOAEL)。以这种理论为基础,将 NOEL/NOAEL 除以恰当的安全系数就得到人群的安全阈值水平,即每日允许摄入量(ADI)。

暴露评估是对可能摄入人体的化学危害的程度进行定性或定量评估。暴露评估分外暴露评估和内暴露评估。外暴露评估即估计人类通过各种途径接触某种化学性危害的量,需要有可靠的食品中该化学物质的含量以及含有该化学物质的食品消费量资料。化学物质含量的数据需要通过敏感可靠的分析方法对有代表性的食物样品进行分析获得。农兽药的最大残留限量(MRLs)和食品添加剂的最大使用量一般根据其在食品中的使用情况制定。如果某种添加剂在食品中的含量保持恒定,那么最大使用量即相当于其在该种食品中的暴露量,如果食品中化学物质的量在食品加工、贮存、动物机体代谢过程中可能发生变化,那么在设定限值时必须考虑这种变化。膳食中食品添加剂、农药和兽药的暴露量必须低于相应的 ADI 值。内暴露评估是对某种化学性危害进入人体的有效剂量或与人体发生相互作用的有效剂量进行评估,一般通过对人体组织和体液中生物学标志物(Bio-Marker)的直接监测来评估进入机体的化学物质的量。对于任何化学物质的内暴露评估均应同时研究膳食暴露剂量与相应生物学标志物之间的剂量-反应关系,提高内暴露评估结果应用于化学物质限量的效率。

危险性特征的描述是综合危害的识别、危害特征的描述和暴露量评估的结果,对一个特定人群发生的不良作用的概率及其严重性进行包括不确定性因素在内的定性或定量的估计。如果某种化学物质存在阈值,则其对人群的危险性可以用膳食暴露量与 ADI 值(或 PTWI、PMTDI)比较的百分数作为危险性特征的描述。如果所评价化学物质的暴露量比 ADI(或 PTWI、PMTDI 值)值小,则其对人体健康产生不良作用的可能性极小,甚至为零。如果所评价的某种化学物质没有阈值,则其危险性特征需要根据膳食暴露量和危害强度来计算,即根据危害强度和膳食暴露量来估计在该暴露水平下,计算不良作用的增加程度是否是可以接受的,如果是可以接受的,则说明膳食中该种化学物质的水平对人类健康可能不会造成危险,反之说明可能会影响人类健康。

（二）食品中的生物性因素的危险性评估

生物性因素的危险性评估主要针对致病性细菌、霉菌、病毒、寄生虫、藻类及其毒素。生物性危害主要通过产生的毒素或宿主进食具有感染性的活病原体而影响人体健康。

危害鉴定是对食品中微生物的危害确定与食品相关的微生物或微生物毒素。与传统的化学性危害的确定不同,微生物危险性评估中的危害通常在评估之前是已知的病原。

危害特征的描述是指由此危害引起的不良健康作用的定性和/或定量评价。人群暴露于某种食源性致病菌的反应与许多因素有关,如致病菌菌株的毒力、摄入的菌量、宿主的健康和免疫状态。不同的食源性致病菌的致病模式不同,即使是同一种菌,在不同条件下的致病模式也不同。一般情况下,食品中含菌量越多,人群患病的比例越大,发病的潜伏期越短,但通常不呈线性关系。儿童、老人和机体免疫力低下者对食源性感染有高危险性,直接影响食源性疾病的发病率和疾病的严重程度。流行病学调查、患者的详细资料、消费同样食品而未发病者的资料、食品消费量等信息将有助于进行危险性评估。

暴露评估是通过食品或其他相关来源摄入病原菌或微生物毒素的定性和/或定量评估。病原菌生态学特征、食品的最初污染情况、食品的加工、流通、储存方法、交叉污染途径等是暴露评估的重要影响因素。社会经济和文化背景、民族习俗、季节和地区的差异、消费者的饮食习惯和行为都可能影响消费模式。

危险性特征的描述是指依据危害确定、危害特征描述和暴露评估的结果,考虑到不确定性,确定人群发生已知或潜在健康副作用的发生概率的定性和/或定量估计,应用模拟模型技术,通过敏感性分析等技术提高微生物定量危险性评估的精确性。

因为食品中致病菌水平是动态变化着的，从食品的生产到消费过程中有许许多多因素影响微生物数量的变化，合并了在食品到达消费者手中前的各种影响因素的危险性评估模型可以提供最多关于食品安全危险性管理的信息，帮助评估者找到从生产到消费过程中影响危险性的主要因素和能更有效地控制危险性的环节。这种方法还被许多学者称为从农场到餐桌（farm-to-fork）评估、过程（process）危险性模型或生产/病原菌途径分析。

五、食品安全风险监测

（一）食品安全风险监测的含义

食品安全风险监测，是通过系统和持续地收集食源性疾病、食品污染以及食品中有害因素的监测数据及相关信息，并进行综合分析和及时通报的活动。

保障食品安全是国际社会面临的共同挑战和责任。各国政府和相关国际组织在解决食品安全问题、减少食源性疾病、强化食品安全体系方面不断探索，积累了许多经验，食品安全管理水平不断提高，特别是在风险评估、风险管理和风险交流构成的风险分析理论与实践上得到广泛认同和应用。我国于2009年6月正式实施食品安全法，卫生部负责制定、公布食品安全的国家标准。目前已会同有关部门成立了国家食品安全风险评估专家委员会、食品安全国家标准审评委员会，并发布实施了相关的管理规定。同时，全国食品安全风险监测体系也正在建立。

2010年2月11日由卫生部、工业和信息化部、工商总局、质检总局及国家食品药品监管局五部门联合发布了《食品安全风险监测管理规定（试行）》（卫监督发〔2010〕17号），对于即将覆盖全国各省、自治区、直辖市的国家食品安全风险监测网络的相关实施细节提出明确要求，对食品安全风险监测第一次进行了法律界定与约束。今后，对婴幼儿、孕产妇、老年人和病人造成健康影响的产品，将优先接受国家食品安全风险监测。

食品安全风险监测应包括食品、食品添加剂和食品相关产品。从2010年开始，卫生部会同国务院有关部门于每年9月底以前制定并印发下年度国家食品安全风险监测计划。

（二）食品安全风险监测的流程

食品安全风险监测的工作流程主要包括5个步骤：收集、分析和研判食品安全风险信息；制定风险监测计划；采样和检验；上报、汇总和分析数据；发布、通报和后处理监测结果。其中监测计划的制定是整个风险监测工作的核心,其他活动均是围绕此活动而开展的。再者,监测数据与信息来源于食源性疾病、食品污染以及食品中有害因素。最后,食品安全风险监测具有系统性和持续性,而不是零散和间断的活动。

第二节 食品质量保障体系

当前在许多国家推广应用和在国际上取得广泛认可的食品质量管理体系涉及多个质量认证。质量认证是随着现代工业的发展作为一种外部质量保证的手段逐步发展起来的。实行现代质量认证活动最早的国家是英国,该国在1903 年就开始使用第一个证明符合英国国家标准的质量标志——风筝标志,并于 1922 年按英国商标法注册,至今在国际上仍享有较高的信誉。

目前,质量认证活动已经成为一种世界性的趋势,遍布所有工业发达国家和多数发展中国家,是国际贸易中不可回避的形式,其既可促进国际贸易的发展,也可能成为国际贸易的技术壁垒。

在我国,食品质量安全认证的类型多样,既有相同一致的内容,即对产品的安全性进行权威认证,又有各自不同的特点。根据其对企业的不同要求,主要可以分为食品质量安全市场准入审查(QS 认证)、绿色食品认证、有机食品认证、无公害食品认证、保健食品认证、ISO 9000 质量管理体系认证、危害分析与关键控制点(HACCP)认证及良好操作规范(GMP)认证等。

一、GMP 认证

(一)基本介绍

"GMP"是英文 Good Manufacturing Practice 的缩写,中文的意思是"良好作业规范",或是"优良制造标准",是一种特别注重在生产过程中实施对产品质量与卫生安全的自主性管理制度。它是一套适用于制药、食品等行业的强制性标准,要求企业从原料、人员、设施设备、生产过程、包装运输、质量控制等方面按国家有关法规达到卫生质量要求,形成一套可操作的作业规范,帮助企业改善企业卫生环境,及时发现生产过程中存在的问题,加以改善。

食品良好操作规范的概念来自于药品的良好操作规范。美国食品药品管理局(FDA)认识到,必须通过立法加强药品的安全生产,并于 1963 年颁布了

《药品的良好操作规范》,1964 年在美国实施。1969 年美国以联邦法规的形式公布食品的 GMP 基本法《食品制造、加工、包装、储运的现行良好操作规范》(简称 CGMP),该规范分为 5 章,内容包括定义、人员、厂房及地面、卫生操作、卫生设施与控制、设备与用具、加工与控制、仓库与运销等。

（二）基本内容

食品的种类很多,情况很复杂,各类食品企业应根据实际情况分别执行各自食品的良好操作规范,或参照执行相近食品的良好操作规范。在执行政府和行业的良好操作规范时,企业应根据实际情况,进一步细化、具体化、数量化,使之更具有可操作性和可考核性。食品 GMP 的内容应包括:

（1）食品原材料采购、运输和贮藏的良好操作规范。

（2）食品工厂设计和设施的良好操作规范。

（3）食品生产用水的良好操作规范。

（4）食品工厂的组织和制度。

（5）食品生产过程的良好操作规范。

（6）食品检验的良好操作规范。

（7）食品生产经营人员个人卫生的良好操作规范。

（三）GMP 认证

食品良好操作规范是一种自主性的质量保证制度,为了提高消费者对食品良好操作规范的认知和信赖,一些国家和地区开展了食品良好操作规范的自愿认证工作。我国对保健食品实施了强制的 GMP 认证。我国台湾地区自 1989 年起开展 GMP 认证工作,已有饮料、冷饮、面粉、糖果、茶叶、面条、食用油、罐装食品、水产制品、肉制品等近 30 种食品进行了 GMP 认证。

食品 GMP 认证工作程序包括申请、资料审查、现场评审、产品检验、签约、授证、追踪考核等步骤。

食品企业应递交申请书。申请书包括产品类别、名称、成分规格、包装形式、质量、性能,并附公司注册登记影印件、工厂厂房配置图、机械设备配置图、技术人员学历证书和培训证书等。同时,食品企业还应提供质量管理标准书、制造作业标准书、卫生管理标准书、顾客投诉处理办法和成品回收制度等技术文件。

质量管理标准书的内容包括质量管理机构的组成和职责、原材料的规格和质量验收标准、过程质量管理标准和控制图、成品规格及出厂抽样标准、检验控制点和检验方法、异常处理办法、食品添加剂管理办法、员工教育训练计划和实施记录、食品良好操作规范考核制度和记录、仪器校验管理办法等。

制造作业标准书的内容包括产品加工流程图、作业标准、机械操作及维护制度、配方材料标准、仓储标准和管理办法、运输标准和管理办法等。

卫生管理标准书的内容包括环境卫生管理标准、人员卫生管理标准、厂房设施卫生管理标准、机械设备卫生管理标准、清洁和消毒用品管理标准。

二、HACCP 认证

(一) 基本介绍

危险分析与关键控制点(Hazard Analiysis Critical Control Point, HAC-CP)是一个以预防食品安全为基础的食品安全生产、质量控制的保证体系。食品法典委员会(CAC)对 HACCP 的定义是：一个确定、评估和控制那些重要的食品安全危害的系统。它由食品的危害分析(Hazard Analiysis, HA)和关键控制点(Critical Control Point，CCP)两部分组成。首先运用食品工艺学、食品微生物学、质量管理和危险性评价等有关原理和方法，对食品原料、加工以至最终食用产品等过程实际存在和潜在性的危害进行分析判定，找出与最终产品质量有影响的关键控制环节，然后针对每一关键控制点采取相应预防、控制以及纠正措施，使食品的危险性减少到最低限度，达到最终产品有较高安全性的目的。

HACCP 体系是一种建立在良好操作规范(GMP)和卫生标准操作规程(SSOP)基础之上的控制危害的预防性体系，比 GMP 前进了一步，包括了从原材料到餐桌整个过程的危害控制。另外，与其他的质量管理体系相比，HACCP可以将主要精力放在影响食品安全的关键加工点上，而不是在每一个环节都投入很多精力，这样在实施中更为有效。目前，HACCP 被国际权威机构认可为控制食源性疾病、确保食品安全最有效的方法，被世界上越来越多的国家所采用。

(二) HACCP 的基本原理

HACCP 体系是鉴别特定的危害并规定控制危害措施的体系，对质量的控制不是在最终检验，而是在生产过程各环节。从 HACCP 名称可以明确看出，主要包括 HA(危害分析)和 CCP(关键控制点)。HACCP 体系经过实际应用与完善，已被 FAO/WHO 食品法典委员会(CAC)所确认，由以下七个基本原理组成。

1. 危害分析

危害是指引起食品不安全的各种因素。显著危害是指对消费者产生不可接受的健康风险的因素。危害分析是确定与食品生产各阶段(从原料生产到消费)有关的潜在危害性及其程度,并制定具体有效的控制措施。危害分析是建立 HACCP 的基础。

2. 确定关键控制点

关键控制点(Critical Control Point,CCP)是指能对一个或多个危害因素实施控制措施的点、步骤或工序,可能是食品生产加工过程中的某一操作方法或流程,也可能是食品生产加工的某一场所或设备。例如原料生产收获与选择、加工、产品配方、设备清洗、贮运、雇员与环境卫生等都可能是 CCP。通过危害分析确定的每一个危害,必然有一个或多个关键控制点来控制,使潜在的食品危害被预防、消除或减少到可以接受的水平。

3. 建立关键限值

(1) 关键限值　关键限值(Critical Limit,CL)是与一个 CCP 相联系的每个预防措施所必须满足的标准,是确保食品安全的界限。安全水平有数量的内涵,包括温度、时间、物理尺寸、湿度、水活度、pH、有效氯、细菌总数等。每个 CCP 必须有一个或多个 CL 值用于显著危害,一旦操作中偏离了 CL 值,可能导致产品的不安全,因此必须采取相应的纠正措施使之达到极限要求。

(2) 操作限值　操作限值(Operational Limit,OL)是操作人员用以降低偏离的风险的标准,是比 CL 更严格的限值。

4. 关键控制点的监控

监控是指实施一系列有计划的测量或观察措施,用以评估 CCP 是否处于控制之下,并为将来验证程序时的应用做好精确记录。监控计划包括监控对象、监控方法、监控频率、监控记录和负责人等内容。

5. 建立纠偏措施

当控制过程发现某一特定 CCP 正超出控制范围时应采取纠偏措施。在制定 HACCP 计划时,就要有预见性地制定纠偏措施,便于现场纠正偏离,以确保 CCP 处于控制之下。

6. 记录保持程序

建立有效的记录程序对 HACCP 体系加以记录。

7. 验证程序

验证是除监控方法外用来确定 HACCP 体系是否按计划运作或计划是否需要修改所使用的方法、程序或检测。验证程序的正确制定和执行是 HACCP 计划成功实施的基础,验证的目的是提高置信水平。

(三)HACCP(危害分析关键控制点)食品安全控制体系的认证标识

没有统一的标识,但通过认证的企业可以在其产品标签上注明:"本企业已通过 HACCP 食品安全管理体系认证"或者标注为"HACCP 食品安全管理体系认证企业"。

(四)HACCP 食品安全控制体系的认证的查询

中国认证认可信息网:http://www.cait.cn/HACCP/chaxun/

中国国家认证认可监督管理委员会网站:http://www.cnca.gov.cn

三、QS 认证

(一)基本介绍

1. 含义

根据国家质量监督检验检疫总局《关于使用企业食品生产许可证标志有关事项的公告》(国家质量监督检验检疫总局 2010 年第 34 号文),企业食品生产许可证标志以"企业食品生产许可"的拼音"Qiyeshipin Shengchanxuke"的缩写"QS"表示,并标注"生产许可"中文字样。

根据《食品生产加工企业质量安全监督管理办法》(国家质量监督检验检疫总局令第 52 号)的规定,从事食品生产加工的企业(含个体经营者),必须按照国家实行食品质量安全市场准入制度的要求,具备保证食品质量安全必备的生产条件(以下简称"必备条件"),按规定程序获取食品生产许可证,所生产加工的食品必须经检验合格并加印(贴)食品质量安全市场准入标志后,方可出厂销售。

从 2004 年 1 月 1 日起,我国首先在大米、食用植物油、小麦粉、酱油和醋五类食品行业中实行食品质量安全市场准入制度。目前,已对 28 类食品进行 QS 准入要求。

实行"QS"认证的 28 大类食品目录如下:1. 白酒:白酒。2. 小麦粉:通用小麦粉,专用小麦粉。3. 大米:大米。4. 食用植物油:半精炼,全精炼。5. 酱油:酿造酱油,配制酱油。6.食醋:酿造食醋,配制食醋。7.肉制品:腌腊肉制品,酱卤肉制品(肉丸、肉饼),熏烧烤肉制品,熏煮香肠火腿制品。8.乳制品:液体乳(巴氏杀菌乳、灭乳菌、酸牛乳)、乳粉(全脂乳粉、脱脂乳粉、全脂加糖乳粉、调味乳粉)、其他乳制品(炼乳、奶油、干酪)。9.饮料:瓶(桶)装饮用水(饮用天然矿泉水、饮用纯净水、饮用水)、碳酸饮料(碳酸饮料、充气运动饮料)、茶饮料、果(蔬)汁及果(蔬)汁饮料、含乳饮料及植物蛋白饮料、固体饮料。10.调味品:糖(白砂糖、绵白糖、赤砂糖、冰糖、方糖)、味精。11.方便面:油炸方便面、热风干方便面。12.饼干:酥性饼干、韧性饼干、发酵饼干、薄脆饼干、曲奇饼干、夹心饼干、威化饼干、蛋圆饼干、蛋卷、粘花饼干、水泡饼干。13.罐头:畜禽水产罐头、果蔬罐头、其他罐头。14.冷冻饮品:冰淇淋、雪糕、雪泥、冰棍、食用冰、甜味冰。15.速冻面米食品:生制品、熟制品。16.膨化食品:焙烤型、油炸型、直接挤压型、花色型。17.糖果:糖果、巧克力及巧克力制品。18.茶叶:绿茶、红茶、乌龙茶、黄茶、白茶、黑茶、花茶、袋泡茶、紧压茶。19.葡萄酒及果酒:葡萄酒、山葡萄酒、苹果酒、山楂酒。20.啤酒:熟啤酒、生啤酒、鲜啤酒、特种啤酒。21.黄酒:黄酒[其酒精含量大于等于8%(v/v)小于24%(v/v)]。22.酱腌菜:酱腌菜(指以新鲜蔬菜为主要原料,经淘洗、腌制、脱盐、切分、调味、分装、杀菌等工序,采用不同腌渍工艺制作而成的各种蔬菜制品)。23.蜜饯:蜜饯类、凉果类、果脯类、话梅类、果丹(饼)类、果糕类。24.炒货食品:烘炒类、油炸类。25.蛋制品:再制蛋类、干蛋类、冰蛋类。26.可可制品:可可液块、可可粉、可可脂。27.焙炒咖啡:炒咖啡豆、咖啡粉。28.水产加工:干制水产品、盐渍水产品、鱼糜制品(熟制鱼糜灌肠、冰鱼糜制品)。

食品生产企业,是指有固定的场所及相应的加工设备、工艺流程,加工制作销售食品的企业,不包括现做现卖、流动制作等形式的食品加工场点。

2. QS许可证申办程序

食品生产加工企业按照下列程序申请获得食品生产许可证:

(1)食品生产加工企业按照地域管辖和分级管理的原则,到所在地的市(地)级以上质量技术监督部门提出办理食品生产许可证的申请。

(2)企业填写申请书,准备相关材料,然后报所在地的质量技术监督部门。

(3)接到质量技术监督部门通知后,领取《食品生产许可证受理通知书》。

(4)接受审查组对企业必备条件和出厂检验能力的现场审查。

(5)符合发证条件的企业,即可领取食品生产许可证及其副本。

3. 许可证相关时间

(1) 证书:食品生产许可证的有效期一般不超过 5 年。不同食品其生产许可证的有效期限在相应的规范文件中规定。

(2) 换证:在食品生产许可证有效期满前 6 个月内,企业应向原受理食品生产许可证申请的质量技术监督部门提出换证申请。质量技术监督部门应当按规定的申请程序进行审查换证。

(3) 年审:对食品生产许可证实行年审制度。取得食品生产许可证的企业,应当在证书有效期内,每满 1 年前的 1 个月内向所在地的市(地)级以上质量技术监督部门提出年审申请。年审工作由受理年审申请的质量技术监督部门组织实施。年审合格的,质量技术监督部门应在企业生产许可证的副本上签署年审意见。

(4) 变更:食品生产加工企业在食品原材料、生产工艺、生产设备等生产条件发生重大变化,或者开发生产新种类食品的,应当在变化发生后的 3 个月内,向原受理食品生产许可证申请的质量技术监督部门提出食品生产许可证变更申请。受理变更申请时,质量技术监督部门应当审查企业是否仍然符合食品生产企业必备条件的要求。

企业名称发生变化时,应当在变更名称后 3 个月内向原受理食品生产许可证申请的质量技术监督部门提出食品生产许可证更名申请。

(二) 标志识别

获得 QS 许可的企业授予食品质量许可证书及许可证编号。许可证编号由 QS 与 12 位阿拉伯数字组成,可以在通过认证的食品标签上进行标注。

QS 认证的标识如图:

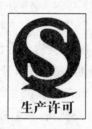

(三) QS 认证的查询

国家质检总局的网站:http://www.aqsiq.gov.cn/

国家食品质量安全网:http://www.nfqs.com.cn/

中国 QS 查询网：http：//www. qszt. net/
国家认证认可监督管理委员会网站：http：//www. cnca. gov. cn/
食品商务网：http：//db. 21food. cn/authqu/fosecmainfo_1. html

四、有机食品认证

（一）基本介绍

1. 含义

有机食品（Organic Food）指来自于有机生产体系，根据有机认证标准生产、加工，并经独立认证机构认证的农产品及其加工产品等。有机生产体系包括有机农业及有机加工等各环节。有机农业是指一种在生产过程中不使用人工合成的肥料、农药、生长调节剂和饲料添加剂的可持续发展的农业，强调加强自然生命的良性循环和生物多样性。

有机食品认证范围包括种植、养殖和加工的全过程。有机食品认证的一般程序包括：生产者向认证机构提出申请和提交符合有机生产加工的证明材料，认证机构对材料进行评审、现场检查后批准。

中国现在生产的有机食品大部分出口。希望从事有机食品生产、加工及认证的企业可以咨询辽宁出入境检验检疫局植检处（大连）、中国进出口质量认证中心环境认证部（北京）、国家环保总局有机食品发展中心（南京）或中国农业大学农业生产研究所（北京）。值得注意的是，目前国内还没有有机食品国家标准，出口产品多采用进口标准。国内制定了《有机产品标准》（GB/T 19630. 1～4—2005），包括生产、加工、标识语销售及管理体系等四部分。但国内已有有机食品的地方标准，如《有机食品茄子生产技术规程》（DB 21/T 1317—2004）、《有机食品青花菜生产技术规程》（DB 3201/T 123—2008）等。

有机食品的生产中可以使用食品添加剂，但需要符合《有机产品》（GB/T 19630. 2—2005）国家标准附录 A（有机食品加工中允许使用的非农业源配料及添加剂）对有机食品加工过程中可用的添加剂、加工助剂和其他配料的规定。

2. 有机食品的必备条件

（1）有机食品在生产和加工过程中必须严格遵循有机食品生产、采集、加工、包装、贮藏、运输标准，禁止使用化学合成的农药、化肥、激素、抗生素、食品添加剂等，禁止使用基因工程技术及该技术的产物及其衍生物。

（2）有机食品生产和加工过程中必须建立严格的质量管理体系、生产过程控制体系和追踪体系,因此一般需要有转换期。

(3) 有机食品必须通过合法的有机食品认证机构的认证。

3. 有机食品转换期

有机食品转换期是指从按照有机食品标准开始管理至生产单元和产品获得有机认证之间的时段。转换期的开始时间一般从提交认证申请之日算起。

一年生作物的转换期一般不少于 24 个月,多年生作物的转换期一般不少于 36 个月。新开荒的、长期撂荒的、长期按传统农业方式耕种的或有充分证据证明多年未使用禁用物质的农田,也应经过至少 12 个月的转换期。

转换期内必须完全按照有机农业的要求建立有效的管理体系。

4. 有机食品的认证范围

目前我国有机食品的认证范围包括:

(1) 未加工的农作物产品;畜禽以及未加工的畜禽产品。

(2) 用于人类消费的农作物、畜禽的加工产品。

(3) 饲料、配合饲料以及饲料原料。

(4) 水产养殖及其产品。

(5) 肥料和植物保护产品。

(6) 蜜蜂和蜂产品。

(7) 野生植物产品。

5. 有机食品认证程序

2005 年 4 月《有机产品认证管理办法》(国家质量监督检验检疫总局令第 67 号)实施,有机食品的认证也参考该办法进行认证。认证的程序包括:申请、预审并制定初步的检查计划、签订邮寄食品认证检查合同、审查、实地检查评估、编写检查报告、综合审查评估意见、认证决议。

(二) 有机食品标志识别

获得认证的产品可以标注有机产品的标志。有机食品标志认证一次有效许可期限为一年。一年期满后可申请"保持认证",通过检查、审核合格后方可继续使用有机食品标志。

在有机产品转换期内生产的产品或者以转换期内生产的产品为原料的加工产品,应当使用中国有机转换产品认证标志。该标志标有中文"中国有机转换产品"字样和相应英文(CONVERSION TO ORGANIC)。

有机食品的标识有多种,国内较公认的有机食品的标识及有机产品转换期标识如图：

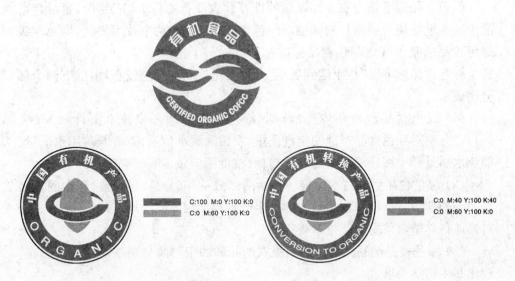

（三）有机食品认证的查询

中国有机产品网：http://www.yjcp.cn/

国家认证认可监督管理委员会网站：http://www.cnca.gov.cn/

中国食品农产品认证信息系统网站：http://food.cnca.cn/

食品商务网：http://db.21food.cn/authqu/agriprodauthinfo_1.html

五、绿色食品

（一）基本介绍

1. 含义

绿色食品在中国是对无污染的安全、优质、营养类食品的总称。是指按特定生产方式生产，并经国家有关的专门机构认定，准许使用绿色食品标志的无污染、无公害、安全、优质、营养型的食品。类似的食品在其他国家被称为有机食品、生态食品或自然食品。

绿色食品是指在无污染的条件下种植、养殖，施有机肥料，不用高毒性、高残留农药，在标准环境、生产技术、卫生标准下加工生产，经权威机构认定并使用专门标识的安全、优质、营养类食品的统称。1990 年 5 月，中国农业部正式规定了绿色食品的名称、标准及标志。

2. 绿色食品标准

绿色食品标准是由农业部发布的推荐性农业行业标准(NY/T),是绿色食品生产企业必须遵照执行的标准。绿色食品标准分为两个技术等级,即 AA 级绿色食品标准和 A 级绿色食品标准。

绿色食品标准以"从土地到餐桌"全程质量控制理念为核心,由以下四个部分构成:

(1) 绿色食品产地环境标准,即《绿色食品产地环境技术条件》(NY/T 391)。分别对绿色食品产地的空气质量、农田灌溉水质量、畜禽养殖用水质量、渔业水质量和土壤环境质量的各项指标、浓度限值做了明确规定。

(2) 绿色食品生产技术标准。包括两部分:一部分是对生产过程中的投入品如农药、肥料、饮料和食品添加剂等生产资料使用方面的规定;另一部分是针对具体种养殖对象的生产技术规程。

(3) 绿色食品产品标准。对初级农产品和加工产品分别制定相应的感官、理化和生物学要求。

(4) 绿色食品包装、贮藏运输标准。为确保绿色食品生产后在包装运输中不受污染,制定了相应的标准。

所要申报的企业,其产地环境、生产过程、产品质量、包装和运输等条件必须符合相应的绿色食品标准要求,并经过相应的机构检测,才能获得绿色食品标志使用权。这种完整的标准体系和认证过程真正体现了"全程质量控制"的理念。目前农业部颁布的绿色食品标准共计 90 项,其中通则类标准有 10 项,产品标准有 80 项。

绿色食品包括农业产品(01. 粮食作物　02. 油料作物　03. 糖料作物　04. 蔬菜　05. 食用菌及山菜　06. 杂类农产品),林产品(07. 果类　08. 林产饮料品　09. 林产调味品),畜产品(10. 人工饲养动物　11. 肉类　12. 人工饲养动物下水及副产品),渔业产品(13. 海水、淡水养殖动、植物苗(种)类　14. 海水动物产品　15. 海水植物产品　16. 淡水动物产品　17. 水生动物冷冻品),加工食品(18. 粮食加工品　19. 食用植物油及其制品　20. 肉加工品　21. 蛋制品　22. 水产加工品　23. 糖　24. 加工糖　25. 糖果　26. 蜜饯果脯　27. 糕点　28. 饼干　29. 方便主食品　30. 乳制品　31. 消毒液体奶　32. 酸奶　33. 乳饮料　34. 代乳品　35. 罐头　36. 调味品　37. 加工盐　38. 其他加工食品),饮料(39. 酒类　40. 非酒精饮料　41. 冷冻饮品　42. 茶叶　43. 咖啡　44. 可可　45. 其他饮料),饲料(46. 配合饲料　47. 混合饲料　48. 浓缩饲料　49. 蛋白质饲料 50.矿物质饲料 51.含钙磷饲料 52.预混合饲料 53.其他饲料)等七大类53种。

3. 绿色食品认证程序

依据《绿色食品标志管理办法》[中华人民共和国农业部〔1993〕农(绿)字第1号]进行申请。其申请程序为:

(1) 申请人填写《绿色食品标志使用申请书》一式两份(含附报材料),报所在省(自治区、直辖市、计划单列市,下同)绿色食品管理部门。

(2) 省绿色食品管理部门委托通过省级以上计量认证的环境保护监测机构,对该项产品或产品原料的产地进行环境评价。

(3) 省绿色食品管理部门对申请材料进行初审,并将初审合格的材料报中国绿色食品发展中心。

(4) 中国绿色食品发展中心会同权威的环境保护机构,对上述材料进行审核。合格的由中国绿色食品发展中心指定的食品监测机构对其申报产品进行抽样,并依据绿色食品质量和卫生标准进行检测;对不合格的,当年不再受理其申请。

(5) 中国绿色食品发展中心对质量和卫生检测合格的产品进行综合审查(含实地核查),并与符合条件的申请人签订"绿色食品标志使用协议";由农业部颁发绿色食品标志使用证书及编号;报国家工商行政管理局商标局备案,同时公告于众。对卫生检测不合格的产品,当年不再受理其申请。

(二) 标志识别

绿色食品标志是由中国绿色食品发展中心在国家工商行政管理局正式注册的产品质量证明商标,受到法律的保护。

获得绿色认证的食品给予标志的编号,编号由LB与7位阿拉伯数字组成。

绿色食品的标志如图:

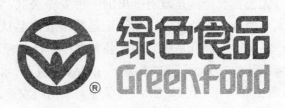

（三）绿色食品认证的查询

中国绿色食品网：http://www. greenfood. org. cn/

国家认证认可监督管理委员会网站：http://www. cnca. gov. cn/

食品商务网：http://db. 21food. cn/authqu/greenfood/greenfoodprodu_
1. html

六、无公害食品

（一）基本介绍

1. 含义

我国实施的《无公害农产品管理办法》（中华人民共和国农业部、中华人民共和国国家质量监督检验检疫总局令第 12 号）对无公害食品（农产品）的定义：指产地环境、生产过程和产品质量符合国家有关标准和规范的要求，经认证合格获得认证证书并允许使用无公害农产品标志的未经加工或者初加工的食用农产品。包括各省市的"安全食用农产品"、"放心菜"、"放心肉"、"无污染农产品"等。它是由政府推动，并实行产地认定或产品认证等工作模式。2001 年农业部启动了国家"无公害食品行动计划"，无公害食品实际上也是无公害农产品。

广义上的无公害农产品，涵盖了有机食品、生态食品、绿色食品等无污染的安全营养类食品。我国现在所称的无公害农产品已不是广义上的无公害农产品，而是专指产地环境，生产过程和最终产品符合无公害农产品标准和规范，经农业部农产品质量安全中心认定，许可使用无公害农产品特定标识的农产品。这类产品在生产过程中允许限量使用人工合成的安全的化学农药、兽药、渔药、肥料、饲料添加剂等农业投入品。其安全标准比绿色食品和有机食品宽，而比国家食品卫生标准严。无公害农产品，是产品进入市场必须遵循的最基本的食品安全标准，其标准属强制性认证标准。

无公害农产品是政府推出的一种安全公共品牌，目的是保障基本安全，满足大众消费。无公害农产品认证是我国农产品认证的主要形式之一。无公害农产品执行的标准是强制性无公害农产品行业标准，产品主要是老百姓日常生活离不开的"菜篮子"和"米袋子"产品，如蔬菜、水果、茶叶、猪牛羊肉、禽类、乳品、禽蛋和大米、小麦、玉米、大豆等大宗初级农产品。因此，无公害农产品认证实质上是为保障食用农产品生产和消费安全而实施的政府质量安全担保制度，属于公益性事业，实行政府推动的发展机制，认证不收费。检测机构的检测、无公害农产品标志按国家规定收取费用。

无公害农产品认证采取产地认定与产品认证相结合的模式。产地认定主要解决生产环节的质量安全控制问题;产品认证主要解决产品安全和市场准入问题。

无公害农产品(食品)生产基地或企业必须符合四条标准:①产品或产品原料产地必须符合无公害农产品(食品)的生态环境标准;②农作物种植、畜禽养殖及食品加工等必须符合无公害食品的生产操作规程;③产品必须符合无公害食品的质量和卫生标准;④产品的标签必须符合《无公害食品标志设计标准手册》中的规定。

2. 申报程序

(1) 申请产品认证的申请人,可将申请材料上报省农业厅无公害农产品认定认证承办处室和单位,由省农业厅无公害农产品认证推荐承办单位——省绿色食品管理办公室进行初审。申请材料合格的,推荐上报农业部农产品质量安全中心相关分中心;申请材料不合格的,书面通知申请人。

(2) 农业部农产品质量安全中心相关分中心对申请材料进行审核,申请材料不规范的,书面通知申请人在 15 个工作日内完成补充材料;申请材料符合要求但需要进行现场检查的,相关分中心应在 10 个工作日内组织有资质的检查员进行现场检查;现场检查不符合要求的,由相关分中心书面通知申请人。

(3) 申请材料(有的包括现场检查)符合要求的,由相关分中心通知申请人委托具有资质的检测机构对其申请认证产品进行抽样检测。

(4) 检测机构按照相应的标准进行检验,并出具产品检验报告,分送分中心和申请人。产品检验不合格的,由相关分中心书面通知申请人。

(5) 对材料审查、现场检查(需要的)和产品检验符合要求的,由各分中心报农业部农产品质量安全中心。中心负责组织专家进行全面评审,并作出认证结论。符合颁证条件的,由中心主任签发《无公害农产品认证证书》;不符合颁证条件的,由中心书面通知申请人。

(6) 中心定期将获得无公害农产品认证的产品目录同时报农业部和国家认监委备案,由农业部和国家认监委公告。

(7)《无公害农产品认证证书》有效期为 3 年,期满后需要继续使用的,证书持有人应当在有效期满前 90 日内按照本程序重新办理。

3. 无公害农产品、绿色食品和有机食品的区别

(1) 相同点

① 三者都是以食品的质量安全为基本目标,强调食品生产"从土地到餐

桌"的全程控制,都属于安全农产品范畴。

②三者都有明确的概念界定和产地环境标准、生产技术标准以及产品质量标准和包装、标签、运输贮藏标准。

③三者都必须经过权威机构认证并实行标志管理。

(2) 不同点

①发源背景不同。有机食品最早起源于欧美等西方发达国家,而后在世界范围内被广泛接受。绿色食品和无公害农产品是我国根据自己的国情和农业及食品加工业发展的实际提出并发展的。

②质量标准不同。三类食品在产地环境、农业投入品使用、产品质量以及加工、储运中掌握的标准、规则不同。三者食品质量等级按有机食品>绿色食品>无公害农产品排序,其中 AA 级绿色食品可以通过国际授权的认证机构认证,与有机食品转换。

③生产技术体系不同。有机食品及 AA 级绿色食品按有机农业生产体系生产,禁用一切化学合成物质及转基因技术;而 A 级绿色食品与无公害农产品按生态农业与现代农业结合的技术体系生产,允许限量使用限定的化学合成物质。

④生产基础不同。有机食品和 AA 级绿色食品的生产地或原料产地至少要求 3 年内未使用任何化学合成物质,或由常规生产向有机生产转换时,要求 2~3 年的转换期;而 A 级绿色食品及无公害农产品的产地环境当年检测合格即可转入生产,无转换期要求。

⑤认证机构不同。绿色食品认证机构只有一家,即中国绿色食品发展中心。无公害农产品认证分为产地认定和产品认证,产地认定由省级农业行政主管部门组织实施,产品认证由农业部农产品质量安全中心组织实施,获得无公害农产品产地认定证书的产品方可申请产品认证。国家对有机食品认证机构实行资格审查制度。从事有机食品认证工作的单位,向国家环境保护总局设立的有机食品认可委员会申请取得有机食品认证机构资格证书。

⑥标识不同。

(二) 标志识别

中华人民共和国农业部、国家认证认可监督管理委员会对全国无公害农产品实行统一标志申请、使用及监督管理。

全国统一无公害农产品标志如图:

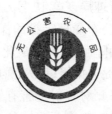

（三）无公害食品认证的查询

国家认证认可监督管理委员会网站：http://www.cnca.gov.cn/

中国食品农产品认证信息系统

食品商务网：http://db.21food.cn/authqu/pollufree/pollu_freeproduct_1.html

七、保健食品

（一）基本介绍

1. 含义

根据《保健食品管理办法》（卫生部令第 46 号）对保健食品的定义为：保健食品系指表明具有特定保健功能的食品。即适宜于特定人群食用，具有调节机体功能，不以治疗疾病为目的的食品。

近年来世界各国保健食品发展的增长速度都很快，保健（功能）食品在欧美各国被称为"健康食品"，在日本被称为"功能食品"。我国保健（功能）食品的兴起是在 20 世纪 80 年代末 90 年代初。作为食品的一个种类，保健食品具有一般食品的共性，既可以是普通食品的形态，也可以使用片剂、胶囊等特殊剂型。但保健食品的标签说明书可以标示保健功能，而普通食品的标签不得标示保健功能。

保健食品含有一定量的功效成分（生理活性物质），能调节人体的机能，具有特定的功能；而一般食品不强调特定功能。保健食品的功能必须通过实验进行确证。保健食品一般有特定的食用范围（特定人群），而一般食品无特定的食用范围。药品是治疗疾病的物质；保健（功能）食品的本质仍然是食品，虽有调节人体某种机能的作用，但它不是人类赖以治疗疾病的物质。

2. 保健食品的功能

我国自 1996 年 3 月卫生部颁布《保健食品管理办法》，对保健食品实行审批制度，至 2005 年 4 月国家食品药品监督管理局颁布《保健食品注册管理办法

(试行)》(国家食品药品监督管理局令第 19 号),期间对保健食品可申报的功能做过多次调整。到目前为止,公布受理审批的保健功能有 27 项,包括:1. 增强免疫力;2. 辅助降血脂;3. 辅助降血糖;4. 抗氧化;5. 辅助改善记忆;6. 缓解视疲劳;7. 清咽;8. 辅助降血压;9. 促进排铅;10. 改善睡眠;11. 促进泌乳;12. 缓解体力疲劳;13. 提高缺氧耐受力;14. 对辐射危害有辅助保护功能;15. 减肥;16. 改善生长发育;17. 增加骨密度;18. 改善营养性贫血;19. 对化学性肝损伤的辅助保护作用;20. 祛痤疮;21. 祛黄褐斑;22. 改善皮肤水分;23. 改善皮肤油分;24. 调节肠道菌群;25. 促进消化;26. 通便;27. 对胃黏膜损伤有辅助保护功能。

注册审批时,每种保健食品只允许申报其中的两项功能。任何一种保健食品在宣传其保健功能时,如有上述 27 种功能以外的或超出两种功能,就属于违法。

2011 年 8 月 1 日国家食品药品监督管理局对保健食品的功能进行调整,发布《保健食品功能范围调整方案(征求意见稿)》,拟将现有的 27 项功能取消 5 项,经过合并调整后保留 18 项,不增加新功能。根据该方案,改善生长发育、对辐射危害有辅助保护功能、改善皮肤水分、改善皮肤油分、辅助降血压 5 项功能拟被取消。

3. 保健食品的标签、说明书

标签应符合《预包装食品标签通则》(GB 7718—2011)(下为同一版本)及《预包装特殊膳食用食品标准通则》(GB 13432—2004)(下为同一版本)及《保健食品标识管理规定》(卫监发〔1996〕第 38 号)的内容。

根据保健食品管理办法规定,具有特定保健功能的食品,称为"保健食品",需经国家药品食品监督管理局审批,由卫生部批准,其批准文号为"卫食健字(　)第　号"。不得使用医疗用语或者易与药品相混淆的用语,禁止宣传疗效。广告上须附有明显统一的天蓝色保健食品标志,其中报刊印刷品广告中的保健食品标志,其直径不得小于 1 cm。印刷品广告必须以工商部门审批内容发布,不得擅自修改、增加广告内容,必须注明印刷品审批号。

保健食品标识和产品说明书必须标示的内容:保健食品名称、保健食品标志与保健食品批准文号、净含量及固形物含量、配料、功效成分、保健作用、适宜人群、食用方法、日期标示、贮藏方法、执行标准、保健食品生产企业名称与地址、特殊标识内容等。

4. 可用于保健食品的物品名单及保健品禁用物品名单

《关于进一步规范保健食品原料管理的通知》(卫生部令第 51 号)公布既是食品又是药品的 87 种,可用于保健食品的 114 种,不能用于保健食品的 59 种。

一个产品中使用的动植物物品(原料)不得超过14个。

(1) 既是食品又是药品的物品名单

丁香、八角茴香、刀豆、小茴香、小蓟、山药、山楂、马齿苋、乌梢蛇、乌梅、木瓜、火麻仁、代代花、玉竹、甘草、白芷、白果、白扁豆、白扁豆花、龙眼肉(桂圆)、决明子、百合、肉豆蔻、肉桂、余甘子、佛手、杏仁(甜、苦)、沙棘、牡蛎、芡实、花椒、赤小豆、阿胶、鸡内金、麦芽、昆布、枣(大枣、酸枣、黑枣)、罗汉果、郁李仁、金银花、青果、鱼腥草、姜(生姜、干姜)、枳椇子、枸杞子、栀子、砂仁、胖大海、茯苓、香橼、香薷、桃仁、桑叶、桑葚、橘红、桔梗、益智仁、荷叶、莱菔子、莲子、高良姜、淡竹叶、淡豆豉、菊花、菊苣、黄芥子、黄精、紫苏、紫苏籽、葛根、黑芝麻、黑胡椒、槐米、槐花、蒲公英、蜂蜜、榧子、酸枣仁、鲜白茅根、鲜芦根、蝮蛇、橘皮、薄荷、薏苡仁、薤白、覆盆子、藿香。

(2) 可用于保健食品的物品名单

人参、人参叶、人参果、三七、土茯苓、大蓟、女贞子、山茱萸、川牛膝、川贝母、川芎、马鹿胎、马鹿茸、马鹿骨、丹参、五加皮、五味子、升麻、天门冬、天麻、太子参、巴戟天、木香、木贼、牛蒡子、牛蒡根、车前子、车前草、北沙参、平贝母、玄参、生地黄、生何首乌、白芨、白术、白芍、白豆蔻、石决明、石斛(需提供可使用证明)、地骨皮、当归、竹茹、红花、红景天、西洋参、吴茱萸、怀牛膝、杜仲、杜仲叶、沙苑子、牡丹皮、芦荟、苍术、补骨脂、诃子、赤芍、远志、麦门冬、龟甲、佩兰、侧柏叶、制大黄、制何首乌、刺五加、刺玫果、泽兰、泽泻、玫瑰花、玫瑰茄、知母、罗布麻、苦丁茶、金荞麦、金樱子、青皮、厚朴、厚朴花、姜黄、枳壳、枳实、柏子仁、珍珠、绞股蓝、胡芦巴、茜草、荜茇、韭菜子、首乌藤、香附、骨碎补、党参、桑白皮、桑枝、浙贝母、益母草、积雪草、淫羊藿、菟丝子、野菊花、银杏叶、黄芪、湖北贝母、番泻叶、蛤蚧、越橘、槐实、蒲黄、蒺藜、蜂胶、酸角、墨旱莲、熟大黄、熟地黄、鳖甲。

(3) 保健食品禁用物品名单

八角莲、八里麻、千金子、土青木香、山莨菪、川乌、广防己、马桑叶、马钱子、六角莲、天仙子、巴豆、水银、长春花、甘遂、生天南星、生半夏、生白附子、生狼毒、白降丹、石蒜、关木通、农吉痢、夹竹桃、朱砂、米壳(罂粟壳)、红升丹、红豆杉、红茴香、红粉、羊角拗、羊踯躅、丽江山慈姑、京大戟、昆明山海棠、河豚、闹羊花、青娘虫、鱼藤、洋地黄、洋金花、牵牛子、砒石(白砒、红砒、砒霜)、草乌、香加皮(杠柳皮)、骆驼蓬、鬼臼、莽草、铁棒槌、铃兰、雪上一枝蒿、黄花夹竹桃、斑蝥、硫磺、雄黄、雷公藤、颠茄、藜芦、蟾酥。

5. 保健食品的注册审评程序

依据《保健食品注册管理办法（试行）》，国家食品药品监督管理局主管全国保健食品注册管理工作，负责对保健食品进行审批。各省、自治区、直辖市（食品）药品监督管理部门受国家食品药品监督管理局委托，负责对国产保健食品注册申请资料的受理和形式审查，对申请注册的保健食品试验和样品试制的现场进行核查，组织对样品进行检验。保健食品的注册申请包括产品注册申请、变更申请、技术转让产品注册申请。

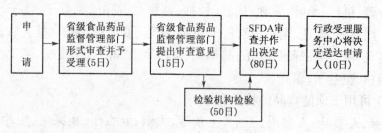

6. 保健食品常出现的问题

（1）非法添加违禁物品问题时有发生。主要为减肥、抗疲劳、促进生长发育、调节血糖、调节血脂类保健食品。

（2）保健食品不实宣传问题十分严重。

（3）非法生产经营和越权审批问题屡禁不止。

（4）原料（特别是中药原料）缺乏食用安全量的研究资料和质量标准，部分产品可能存在食用安全性隐患，缺少特异性的功效成分检测方法。

（二）保健食品的标志识别

保健食品的标识如图：

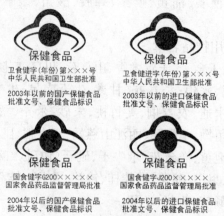

保健食品批准文号分为上下两行,2004 年之后上行为"国食健字(××××
×)第×××号",下行为"国家食品药品监督管理局批准"。2003 年之前上行
为"卫食健字(　)第　　号",下行为"中华人民共和国卫生部批准"。

(三) 保健食品的查询

国家食品药品监督管理局网站:http://www.sfda.gov.cn

国家食品药品监督管理局保健食品审评中心(国家中药品种保护审评委员
会办公室)网站:http://www.bjsp.gov.cn

2003 年前则需要查询卫生部网站:http://www.moh.gov.cn/

第三章 流通环节食品安全监管的法律体制

第一节 食品安全的监管体制

一、食品安全监管的主体

我国食品安全的立法历史进程为:1979年的《中华人民共和国食品卫生管理条例》、1982年的《中华人民共和国食品卫生法(试行)》、1988年的《中华人民共和国标准化法》(简称《标准化法》)、1993年的《中华人民共和国消费者权益保护法》(简称《消费者权益保护法》)、1995年的《中华人民共和国食品卫生法》(简称《食品卫生法》)、2000年的《中华人民共和国产品质量法》(简称《产品质量法》)、2006年的《中华人民共和国农产品质量安全法》(简称《农产品质量安全法》)、2009年的《食品安全法》。伴随着我国食品安全立法的不断完善,政府对食品安全监管的主体也经历了从单一的卫生行政部门的法律监管到多个监管主体并存的局面。目前,食品安全最核心的法律依据为全国人大常委会通过《食品安全法》以及国务院制定颁布的《中华人民共和国食品安全法实施条例》(国务院令第57号)(简称《食品安全法实施条例》)。前者为法律,后者为行政法规。其他相关法律包括:《中华人民共和国卫生检疫法》、《产品质量法》、《消费者权益保护法》、《中华人民共和国反不正当竞争法》、《中华人民共和国农业法》、《标准化法》、《中华人民共和国动物防疫法》、《中华人民共和国行政诉讼法》(简称《行政诉讼法》)、《中华人民共和国行政处罚法》(简称《行政处罚法》)、《中华人民共和国行政强制法》(简称《行政强制法》)、《中华人民共和国行政许可法》(简称《行政许可法》)等,此外还有大量配套的部门规章。

2009年6月1日实施的《食品安全法》明确规定我国食品安全的监管主体为国务院设立的食品安全委员会、卫生行政部门、质量监督部门、工商管理部门、农业行政部门、食品药品监督部门、商务部门、公安部门、海关部门、出入检验检疫局等部门,它们一起构成了我国完整的食品安全监管体系。

二、食品安全监管的分工

《食品安全法》第四条规定:"国务院设立食品安全委员会,其工作职责由国务院规定。国务院卫生行政部门承担食品安全综合协调职责,负责食品安全风险评估、食品安全标准制定、食品安全信息公布、食品检验机构的资质认定条件和检验规范的制定,组织查处食品安全重大事故。国务院质量监督、工商行政管理和国家食品药品监督管理部门依照本法和国务院规定的职责,分别对食品生产、食品流通、餐饮服务活动实施监督管理。"第五条规定:"县级以上地方人民政府统一负责、领导、组织、协调本行政区域的食品安全监督管理工作,建立健全食品安全全程监督管理的工作机制;统一领导、指挥食品安全突发事件应对工作;完善、落实食品安全监督管理责任制,对食品安全监督管理部门进行评议、考核。"以上两条款是我国食品安全监管分工的基本法律依据。

从《食品安全法》第四条和第五条的内容可以看出,我国《食品安全法》确立的食品安全监管分工为:以食品安全委员会作为权威协调机构,地方政府对本行政区域食品安全负总责,采取"分段执法为主、品种执法为辅"的方式,按照"一个环节由一个部门执法"的原则,实行"综合执法"与"具体执法"相结合的多部门共同执法的执法体制模式。

各个政府监管部门的具体职责为:

(1)国务院食品安全委员会负责食品安全形势的分析,研究部署、统筹指导食品安全工作,提出食品安全法律的重大政策措施,督促落实食品安全法律责任。

(2)卫生行政部门负责食品安全风险评估、食品安全标准制定、食品安全信息公布、食品检验机构的资质认定条件和检验规范的制定,组织查处食品安全重大事故。

(3)质量监督部门负责生产加工环节和食品进出口环节的法律监管。

(4)工商行政管理部门负责食品流通环节的监管。

(5)农业行政部门负责农产品质量安全的全程监管。

农业行政部门负责农产品质量安全的全程监管不等于就免除了工商机关对农产品的监管职责。目前的法律和地方性法规共为工商机关设置了五项监管权限,其中法律设置了两项,地方性法规设置了三项。

首先,《质量安全法》明确规定工商机关查处两类事项:

第一,农产品销售企业销售的农产品存在以下四种情况的:①农产品含有国家禁止使用的农药、兽药或者其他化学物质的;②农产品农药、兽药等化学物质残留或者含有重金属等有毒有害物质不符合农产品质量安全标准的;③农产品含有致病性寄生虫、微生物或者生物毒素不符合农产品质量安全标准的;④其他不符合农产品质量安全标准的①。

对第一类事项,工商机关的处理权限是:责令停止销售,追回已经销售的农产品,对违法销售的农产品进行无害化处理或者予以监督销毁;没收违法所得,并处两千元以上两万元以下罚款。

第二,农产品批发市场销售的农产品存在以下四种情况的:①农产品含有国家禁止使用的农药、兽药或者其他化学物质的;②农产品农药、兽药等化学物质残留或者含有重金属等有毒有害物质不符合农产品质量安全标准的;③农产品含有致病性寄生虫、微生物或者生物毒素不符合农产品质量安全标准的;④其他不符合农产品质量安全标准的。

对第二类事项,工商机关的处理权限是:责令停止销售,追回已经销售的农产品,对违法销售的农产品进行无害化处理或者予以监督销毁;没收违法所得,并处两千元以上两万元以下罚款。

其次,《江苏省农产品质量安全条例》第四十五条明确规定工商机关查处三类事项:

第一,农产品批发市场、农产品销售企业未按照规定查验农产品检验、检疫合格证明以及其他证明的,责令改正,并处以五千元以上两万元以下罚款。

第二,农产品批发市场、农产品销售企业发现存在农产品质量安全隐患,继续销售的,责令改正,并处以一万元以上五万元以下罚款;情节严重的,责令停业整顿;造成严重后果的,吊销营业执照。

第三,农产品批发经营者未建立农产品购销台账,责令改正,并处以两百元以上一千元以下罚款;伪造购销台账的,责令改正,并处以五百元以上两千元以下罚款。

(6)食品药品监督管理部门负责消费环节食品安全、保健食品和化妆品监管职责。

虽然《食品安全法》第四条和第五条对食品安全监管的分工作出了划分,但是这种职能划分还是相当宏观的,大量执法中的具体问题没有明确的答案。例

---

① 需要注意的是,《农产品质量安全法》第五十二条明确规定,农产品使用的保鲜剂、防腐剂、添加剂等材料不符合国家有关强制性的技术规范的情形不属于工商机关的管辖范围。

如:国务院食品安全委员会和卫生部的职权分工是否存在重叠?"流通环节"的确切含义为何?何谓"初级农产品"?生产和流通同时存在应如何处理?

　　明确职权分工是食品安全监管的基础,依法行政的基本要求之一就是"不得越权"。每个机关必须严格依照法定权限进行执法,否则会出现"吃力不讨好"的情况。2004年6月21日,中央电视台《生活》栏目曝光了四川泸县的生猪注水全过程事件,2004年7月8日,泸州市有关部门作出决定,以执法不力为由对泸县政府和县经贸局等相关职能部门的负责人进行了严肃处理。而同年9月,四川郫县人民法院认为生猪注水不属于《生猪屠宰管理条例》(国务院令525号)管理的范围,郫县经贸局没有行政处罚权,属于超越法定职权的具体行政行为为由,对郫县经贸局处罚注水肉的行为予以撤销。该案例反映出,同一个省同一级主管部门面对同一种违法行为,一个因为不打击注水肉被行政处分,一个因打击注水肉却被法院认定没有处罚权而被撤销行政行为。上述案例说明厘清职权职责是食品安全监管的前提所在,否则会造成"不管被摘乌纱帽,一管就会成被告"的尴尬局面。食品安全的复杂性,决定了食品安全监管是一个极其复杂的问题。而这也是正确履行工商机关食品安全监管职责必须厘清的问题。解决工商机关监管职责的边界问题,就目前而言尚有很大难度。流通领域本身是一个抽象且比较模糊的概念,有些需要立法者或者国务院部门这一层级的解释、规定来确定;有些需要地方政府来界定。监管职权的划分既需要"常法",也需要"变法"。这个"变法"就是食品监管职权的协调机制。

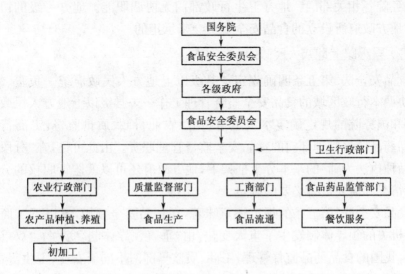

三、食品安全监管的协调

由于食品安全监管的复杂性,所以一定会出现大量的职权交叉、重合和职权缺位的情况,为了解决这些问题,就需要在基本的职权分工的基础上设置协调机关,在动态运行中理顺执法机制。我国食品监管的协调机构主要有三个:

(一)国务院食品安全委员会

《食品安全法》第四条明确规定:"国务院设立食品安全委员会,其工作职责由国务院规定。"2010年2月,国务院发布《国务院关于设立食品安全委员会的通知》,通知指出:"为贯彻落实食品安全法,设立国务院食品安全委员会,作为国务院食品安全工作高层次议事机构。"食品安全委员会的人员组成是:国务院三位副总理分别出任正、副主任,委员会委员也是由相关各部正、副部长充任。因此,委员会的级别将高于国务院其他部门。同时,我国还将成立三个专业性质的委员会,为国家食品安全委员会提供专业知识、技术、智力支持。它们分别是:食品安全科学技术委员会、国家食品安全风险评估委员会和国家食品安全标准委员会。

(二)卫生部

《食品安全法》第四条明确规定:"国务院卫生行政部门承担食品安全综合协调职责。"这一协调职能只能由国务院卫生行政部门来行使,其协调对象也仅仅是国务院各相关部门。地方卫生行政部门无协调职能。地方一级的协调职能是由地方政府所设立的食品安全委员会来承担的。

(三)县级以上地方人民政府

《食品安全法》第五条明确规定:"县级以上地方人民政府统一负责、领导、组织、协调本行政区域的食品安全监督管理工作……县级以上地方人民政府依照本法和国务院的规定确定本级卫生行政、农业行政、质量监督、工商行政管理、食品药品监督管理部门的食品安全监督管理职责。"由此可见,在"分段执法为主、品种执法为辅"的基本分工框架下,地方政府还可以就监管职权的分工依据实际情况和需要进行必要的调整。

《食品安全法》第五条的规定还意味着,在食品安全领域,省以下工商机关半垂直机关的领导体制发生了重大变化,由"垂直领导体制"变为了"双重领导体制"。我国的食品药品监督管理、工商、质监等部门不同于农业、卫生等部门,为中央垂直或省以下垂直管理,直接对上级领导机构负责,而《食品安全法》第五条确立的原则是地方政府对本行政区域食品安全负总责。这就意味着省级以下工商机关既要按照地方政府的要求做好食品安全监管工作,也要按照上级工商机关的部署开展食品安全监管工作。两者发生冲突时,应当及时向上级和地方政府报告,这就是双重领导体制。另外,经济技术开发区、高新技术开发区、名胜风景区、旅游度假区管委会组织的法律地位特殊,所在工商机关应该将其视为与区、县(市)人民政府同等地位的组织,接受其"领导、组织、协调"。

第二节　工商部门的监管职责

工商部门针对食品质量安全履行哪些监管职责,可以说是千头万绪。例如国家工商总局 2009 年 176 号文将工商部门在食品安全监督管理中的职责分解为八个制度:①食品市场主体准入登记管理制度;②食品市场质量监管制度;③食品市场巡查监管制度;④食品抽样检验工作制度;⑤食品市场分类监管制度;⑥食品安全预警和应急处置制度;⑦食品广告监管制度;⑧食品安全监管执法协调协作制度。每一种制度下面又有若干制度的细化和分解。

我们认为,这些千头万绪的监管工作从根本上说就是解决四个问题:①谁有资格经营食品;②可以经营什么样的食品;③应该如何经营食品;④一旦出现食品安全问题如何应对。所以,工商机关针对食品质量安全履行的监管职责可以依此分为四类:①对食品经营主体的监管;②对食品经营对象(即食品)的监管;③对食品经营行为的监管;④对食品安全风险的监管,它主要包括两个内容,食品安全预警和应急处置。下面分述之。

一、对食品经营主体的监管

对食品经营主体的监管可以分为事前监管和事后监管两部分。所谓事前监管是指针对食品经营主体市场准入的监管;所谓事后监管是指对管理食品经营主体资格的日常巡查监管。事前监管和事后监管同等重要,不可偏废。

(一)食品经营主体准入登记管理

食品市场主体的登记审查可以分为两个部分:一是食品流通许可证的许可;二是食品生产经营者的设立、变更和注销登记。由于《食品安全法》取消了原《食品卫生法》的"卫生许可证",代之以"食品生产许可证"、"食品流通许可证"和"餐饮服务许可证",《食品安全法》按照"分段监管"模式,将三个许可分别由质检、工商、食品药品监督部门实施。工商行政管理部门由此产生了一个新的职能,即颁发食品流通许可证。另外,工商机关还承担所有食品生产经营者的登记注册和营业执照核发职责。

依据《食品流通许可证管理办法》(国家工商总局令第 44 号)申请领取《食品流通许可证》,应当符合下列要求:

(1) 具有与经营的食品品种、数量相适应的食品原料处理和食品加工、包装、贮存等场所,保持该场所环境整洁,并与有毒、有害场所以及其他污染源保持规定的距离。

(2) 具有与经营的食品品种、数量相适应的设备或者设施,有相应的消毒、更衣、盥洗、采光、照明、通风、防腐、防尘、防蝇、防鼠、防虫、洗涤以及处理废水、存放垃圾和废弃物的设备或者设施。

(3) 有食品安全专业技术人员、管理人员和保证食品安全的规章制度。

(4) 具有合理的设备布局和工艺流程,防止待加工食品与直接入口食品、原料与成品交叉污染,避免食品接触有毒物、不洁物。

依据《食品流通许可证管理办法》申请领取《食品流通许可证》应当提交下列材料:

(1)《食品流通许可申请书》。

(2)《名称预先核准通知书》复印件。

(3) 与食品经营相适应的经营场所的使用证明。

(4) 负责人及食品安全管理人员的身份证明。

(5) 与食品经营相适应的经营设备、工具清单。

(6) 与食品经营相适应的经营设施空间布局和操作流程的文件。

(7) 食品安全管理制度文本。

(8) 省、自治区、直辖市工商行政管理局规定的其他材料。

食品生产经营者的登记注册和营业执照的核发依照相关规定办理,食品经营者是企业的,登记程序适用《企业登记程序规定》(国家工商总局令第 9 号);食品经营者是个体工商户的,适用《个体工商户登记程序规定》,在此不再赘述。

(二) 食品经营主体资格的巡查

此监督管理的内容是检查食品经营主体是否证照齐全。《流通环节食品安全监督管理办法》第十条规定:"从事食品经营,应当依法取得《食品流通许可证》,凭《食品流通许可证》办理工商登记,领取营业执照。未取得《食品流通许可证》和营业执照的,不得从事食品经营。"因此,此类违法行为包括三种情况:①无证无照;②有照无证超范围经营行为;③有证无照。

对于无证无照和有照无证超范围经营行为这两种情况,工商机关应当按照《流通环节食品安全监督管理办法》第五十四条的规定处罚。第五十四条规定:"违反本办法第十条的规定,未经许可从事食品经营活动的,没收违法所得、违法经营的食品和用于违法经营的工具、设备等物品;违法经营的食品货值金额不足一万元的,并处两千元以上五万元以下罚款;货值金额一万元以上的,并处货值金额五倍以上十倍以下罚款。"

对于有证无照的,应该按照《无照经营查处取缔办法》(国务院令第370号)第十四条实施处罚。《无照经营查处取缔办法》第十四条规定:"对于无照经营行为,由工商行政管理部门依法予以取缔,没收违法所得;触犯刑律的,依照刑法关于非法经营罪、重大责任事故罪、重大劳动安全事故罪、危险物品肇事罪或者其他罪的规定,依法追究刑事责任;尚不够刑事处罚的,并处2万元以下的罚款;无照经营行为规模较大、社会危害严重的,并处2万元以上20万元以下的罚款;无照经营行为危害人体健康、存在重大安全隐患、威胁公共安全、破坏环境资源的,没收专门用于从事无照经营的工具、设备、原材料、产品(商品)等财物,并处5万元以上50万元以下的罚款。"

二、对食品经营对象的监管

对食品经营对象的监管就是对食品本身的监管,即监管食品是否安全、是否卫生、是否达标。为了保障食品质量安全,对于食品本身的监管既要有目标,也要有手段。

(一) 监管的目标:查处禁止销售的食品

禁止销售的食品的范围已由《流通环节食品安全监督管理办法》加以明确。《流通环节食品安全监督管理办法》第九条规定:禁止食品经营者经营下列食品:

(一) 用非食品原料生产的食品或者添加食品添加剂以外的化学物质和其他可能危害人体健康物质的食品,或者用回收食品作为原料生产的食品;

(二) 致病性微生物、农药残留、兽药残留、重金属、污染物质以及其他危害人体健康的物质含量超过食品安全标准限量的食品;

(三) 营养成分不符合食品安全标准的专供婴幼儿和其他特定人群的主辅

食品;

（四）腐败变质、油脂酸败、霉变生虫、污秽不洁、混有异物、掺假掺杂或者感官性状异常的食品;

（五）病死、毒死或者死因不明的禽、畜、兽、水产动物肉类及其制品;

（六）未经动物卫生监督机构检疫或者检疫不合格的肉类,或者未经检验或者检验不合格的肉类制品;

（七）被包装材料、容器、运输工具等污染的食品;

（八）超过保质期的食品;

（九）无标签的预包装食品;

（十）国家为防病等特殊需要明令禁止经营的食品;

（十一）食品的标签、说明书不符合《食品安全法》第四十八条第三款规定的食品;

（十二）没有中文标签、中文说明书或者中文标签、中文说明书不符合《食品安全法》第六十六条规定的进口的预包装食品;

（十三）其他不符合食品安全标准或者要求的食品。

不履行上述义务,违反规定销售禁止销售的食品的,工商机关依照《流通环节食品安全监督管理办法》第五十三条、第五十六条规定处理。相关规定为:

第五十三条:违反本办法第九条第一款第（一）、（二）、（三）、（四）、（五）、（六）、（八）、（十）、（十三）项,……没收违法所得、违法经营的食品和用于违法经营的工具、设备、原料等物品;违法经营的食品货值金额不足一万元的,并处两千元以上五万元以下罚款;货值金额一万元以上的,并处货值金额五倍以上十倍以下罚款;情节严重的,吊销许可证。

第五十六条:违反本办法第九条第一款第（七）、（九）、（十一）、（十二）项,……没收违法所得、违法经营的食品和用于违法经营的工具、设备等物品;违法经营的食品货值金额不足一万元的,并处两千元以上五万元以下罚款;货值金额一万元以上的,并处货值金额两倍以上五倍以下罚款;情节严重的,责令停产停业,直至吊销许可证。

（二）监管的手段:六项措施

为了杜绝《流通环节食品安全监督管理办法》第九条规定禁止销售的十三类食品进入流通环节,需要建构一系列的执法制度,设置一系列的手段以达到监管的目标。这些手段可以归纳为六项措施:

1. 监督食品经营者查验食品来源的合法性文件

《流通环节食品安全监督管理办法》第十三条规定："食品经营者采购食品，应当查验供货者的许可证、营业执照和食品合格的证明文件。食品经营企业应当建立食品进货查验记录制度，如实记录食品的名称、规格、数量、生产批号、保质期、供货者名称及联系方式、进货日期等内容。"

第十三条中同时出现食品经营者、食品经营企业两个概念，可以推知其第一款的"食品经营者"应当指个体工商户以及其他合法个体食品经营者。个体工商户以及其他合法个体食品经营者虽然没有建立食品进货查验记录制度的义务，但是负有查验供货者的许可证、营业执照和食品合格的证明文件义务。

违反此一义务的，工商机关可以依据《流通环节食品安全监督管理办法》第五十五条的规定加以处罚。第五十五条的规定为："……违反本办法第十三条第一款……的规定的，责令改正，给予警告；拒不改正的，处两千元以上两万元以下罚款；情节严重的，责令停产停业，直至吊销许可证。"

2. 监督食品经营者建立进货查验记录

《流通环节食品安全监督管理办法》第十三条规定："食品经营企业应当建立食品进货查验记录制度，如实记录食品的名称、规格、数量、生产批号、保质期、供货者名称及联系方式、进货日期等内容。"该办法第十五条还补充规定："食品进货查验记录、批发记录或者票据应当真实，保存期限不得少于两年。"不过，对于实行统一配送经营方式的食品经营企业采取例外规定，由企业总部统一查验供货者的许可证和食品合格的证明文件，建立食品进货查验记录。

对于从事食品批发业务的经营企业，《流通环节食品安全监督管理办法》第十四条还为其设定了如下两项特别义务：①从事食品批发业务的经营企业销售食品的，应当如实记录批发食品的名称、规格、数量、生产批号、保质期、购货者名称及联系方式、销售日期等内容，或者保留载有相关信息的销售票据。②从事批发业务的食品经营企业应当向购货者开具载有前款规定信息的销售票据或者清单，同时加盖印章或者签字。

工商机关发现食品经营企业未履行或者未按规定履行建立进货查验记录制度义务的，应依照《流通环节食品安全监督管理办法》第五十五条的规定处罚。第五十五条的规定为："……违反本办法第十三条第二款，第十四条第一款，第十五条……的规定的，责令改正，给予警告；拒不改正的，处两千元以上两万元以下罚款；情节严重的，责令停产停业，直至吊销许可证。"

对于从事批发业务的食品经营企业没有向购货者开具销售票据或者清单

的,应依据《流通环节食品安全监督管理办法》第六十三条规定的责令改正,拒不改正的,处以一万元以下罚款;情节严重的,处以一万元以上三万元以下罚款。

实行统一配送经营方式的食品经营者,可以由企业总部统一查验供货者的许可证、营业执照和食品合格的证明文件,可将有关资料复印件留存所属相关经营者备查,也可以采用信息化技术联网备查。

3. 食品保质期巡查

《流通环节食品安全监督管理办法》第十八条规定:"食品经营者对贮存、销售的食品应当定期进行检查,查验食品的生产日期和保质期,及时清理变质、超过保质期及其他不符合食品安全标准的食品,主动将其退出市场,并做好相关记录。"

违反此一义务的,可以依据《流通环节食品安全监督管理办法》第五十五条的规定处理。第五十五条的规定为:"……违反本办法……第十八条……的规定的,责令改正,给予警告;拒不改正的,处两千元以上两万元以下罚款;情节严重的,责令停产停业,直至吊销许可证。"

4. 食品标签巡查

《食品安全法》对预包装食品的标签有明确的要求。该法第四十二条规定:"预包装食品的包装上应当有标签。标签应当标明下列事项:(一)名称、规格、净含量、生产日期;(二)成分或者配料表;(三)生产者的名称、地址、联系方式;(四)保质期;(五)产品标准代号;(六)储存条件;(七)所使用的食品添加剂在国家标准中的通用名称;(八)生产许可证编号;(九)法律、法规或者食品安全标准规定必须标明的其他事项。专供婴幼儿和其他特定人群的主辅食品,其标签还应当标明主要营养成分及其含量。"

《流通环节食品安全监督管理办法》又对此一义务进一步加以细化,该办法第二十条规定:"食品经营者销售的预包装食品的包装上,应当有标签。标签内容应当符合《食品安全法》第四十二条的规定。食品的标签、说明书,不得含有虚假、夸大的内容,不得涉及疾病预防、治疗功能。食品的标签、说明书应当清楚、明显,容易辨识。食品经营者应当按照食品标签标示的警示标志、警示说明或者注意事项的要求,销售预包装食品。"

对于食品经营者销售的预包装食品的包装上没有标签的,或者标签内容不符合《食品安全法》第四十二条规定的,应依照《流通环节食品安全监督管理办法》第五十六条处理。第五十六条的相关规定为:"违反本办法……第二十条第一款的规定的,没收违法所得、违法经营的食品和用于违法经营的工具、设备等物品;违法经营的食品货值金额不足一万元的,并处两千元以上五万元以下罚款;货值金额一万元以上的,并处货值金额两倍以上五倍以下罚款;情节严重的,责令停产停业,直至吊销许可证。"

对于食品的标签、说明书含有虚假、夸大的内容,涉及疾病预防、治疗功能的,应依照《流通环节食品安全监督管理办法》第五十五条处理。第五十五条的相关规定为:"违反本办法……第二十条第二款的规定的,责令改正,给予警告;拒不改正的,处两千元以上两万元以下罚款;情节严重的,责令停产停业,直至吊销许可证。"

对于食品的标签、说明书不清楚、不明显,不容易辨识,以及食品经营者不按照食品标签标示的警示标志、警示说明或者注意事项的要求销售预包装食品的情况,目前尚没有相关的处理依据。

5. 食品抽样检验

《食品安全法》第六十条的规定:"食品安全监督管理部门对食品不得实施免检。县级以上质量监督、工商行政管理、食品药品监督管理部门应当对食品进行定期或者不定期的抽样检验。进行抽样检验,应当购买抽取的样品,不收取检验费和其他任何费用。"依此规定工商行政管理机关负有对流通领域食品抽查检验的职责。此抽检属于规模性的,不针对特定查处对象。因此必须严格按照"购买抽取的样品,不收取检验费和其他任何费用"的规定执行,无论抽检的结果是否合格。

工商行政管理机关履行抽样检验监督职责,不是想抽检什么就抽检什么,不是什么食品都去抽检,而是要有一定的依据。这个依据依照《流通环节食品安全监督管理办法》第三十七条的规定共有四个:

(1) 当地人民政府制定的本行政区域的食品安全年度监督管理计划中确定的重点食品。

(2) 消费者申(投)诉及举报比较多的食品。

(3) 市场监督检查中发现问题比较集中的食品。

(4) 根据查办案件、有关部门通报的情况确定的食品。

另外,《食品安全法实施条例》第四十七条还特别规定:"对专供婴幼儿、老年人、病人等特定人群的主辅食品,应当重点加强抽样检验。"

不针对特定查处对象的抽检可以使用快速检测方法,但快速检测有其局限性:一是检测方法必须经国家工商总局或者与其他监管部门联合认定,未经认定不得作为快速检测的方法;二是快速检测仅作为初步筛查而用,快速检测不合格的,必须送交检验机构检验;三是快速检测不得作为执法依据,换句话说,就是检测结果不能作为证明当事人生产销售不合格食品的证据。

对检验结果,食品经营者有权申请复检。

(1)复检程序。由异议人申请,并说明理由。申请应当向实施抽检的监督部门提出,原则上应当以书面申请形式。但考虑政府机关便民原则,也不排斥口头申请。口头申请的,应当由受理的监督部门工作人员作书面记录,并由申请人签章确认。申请人有权选择复检机构,监督部门应当提供可选择的检验机构名单。

(2)复检原则。第一,复检机构由复检申请人自行选择。但复检申请人只能在国务院有关部门公布的复检机构名录范围内选择。当然,具体应该在多大范围内选择,还需要配套规定出台予以明确。第二,复检机构出具的复检结论为最终检验结论。也就是不搞多次复检,一次复检终结。复检结论与原检不一致的,以复检结论为准。第三,复检机构与初检机构不得为同一机构。也就是说,一旦申请人提出复检申请,原检机构就得回避,不得自己复检自己的结论。这涉及留样的保存问题,留样原则上不应当保存在原检机构,而应当另行封存,否则也会涉及公正、公平问题。

(3)复检费用承担。复检结论表明食品合格的,复检费用由抽样检验部门承担;复检结论表明食品不合格的,复检费用由食品生产经营者承担。

6. 监督问题食品的停止经营和召回

《食品安全法》第五十三条第一款和第二款规定,国家建立食品召回制度。食品生产者有对不符合食品安全标准的食品,立即停止生产,并予以召回的义务;食品经营者有立即停止经营问题食品等义务。按照《流通环节食品安全监督管理办法》第二十三条第一款的规定,食品经营者对不符合食品安全标准的食品有两项具体义务:(1)应当建立并执行食品退市制度。所谓退市,主要是要求食品生产者召回。(2)发现其经营的食品不符合食品安全标准,应当立即停止经营,下架单独存放,通知相关生产经营者和消费者,并记录停止经营和通知情况,将有关情况报告辖区工商行政管理机关。

对于食品经营者没有建立并执行食品退市制度的应如何处理是一个没有明确的问题。《食品安全法》第五十三条规定:"食品生产者发现其生产的食品不符合食品安全标准,应当立即停止生产,召回已经上市销售的食品,通知相关生产经营者和消费者,并记录召回和通知情况。"由此可见,召回退市义务主要是食品生产者的义务,而非食品经营者单方面能够决定的问题。所以,对于食品经营者没有建立并执行食品退市制度的情况要加以处理就不妥当了。故《流通环节食品安全监督管理办法》对此问题也未作相关规定。

不过本问题的争议之处在于工商机关能否责令食品生产者召回问题食品。此一问题,虽然《流通环节食品安全监督管理办法》中未作规定,但是在《食品安全法》中还是有答案的。《食品安全法》第五十三条第四款规定:"食品生产经营者未依照本条规定召回或者停止经营不符合食品安全标准的食品的,县级以上质量监督、工商行政管理、食品药品监督管理部门可以责令其召回或者停止经营。"本条款中没有"按照各自职责"的限定,由此可以推断责令生产者召回并非质检部门的专属职权,而是质量监督、工商行政管理、食品药品监督管理部门三个部门的共享权限。工商机关有权责令食品生产者召回问题食品。

对于食品经营者没履行停止经营不符合食品安全标准的食品义务的,工商机关可以依照《流通环节食品安全监督管理办法》第二十三条的规定处理。相关的规定为:"食品经营者未依照前款规定停止经营不符合食品安全标准的食品的,工商行政管理机关可以责令其停止经营。"

（三）关于进口食品的监管

由于进口食品的监管涉及诸多部门,其情况比较特殊,与一般的食品质量监管有所不同,工商机关履行的监管职责也和对非进口的食品的监管有所不同,所以需要专门加以说明。

出口食品的生产自然有质检部门负责,出口则由海关、进出口检验检疫局等部门负责。而进口食品一进入销售渠道,就属于工商机关的监管范围。但进口食品监管有其特殊性,属于有关部门管辖的问题,要及时通报有关部门处理。

根据《流通环节食品安全监督管理办法》第四十六条和相关食品安全法律的规定,工商机关对于进口食品负有以下监管职责:

1. 监督进口食品经营者履行索证义务

一般进口食品应当具备两大凭证:出入境检验检疫机构检验合格证明和海关通关证明。无食品安全国家标准的进口食品以及首次进口食品添加剂新品种、食品相关产品新品种的,还应具备卫生部准许进口的批准文件,即通过食品安全性评估。这是食品经营者应当索取的证明。食品经营者义务中的索取"许可证",并不是单指食品生产、流通许可证,而是包括类似于进口许可在内的许可证。由于进口食品很可能是多道转手经营,因此索证义务的监督重点是进口食品批发企业和食品进口商。对于一般食品经营者,可以参照原进口商品管理的要求,只要具备合法的增值税发票即可,不必过分强调进关合法手续。

2. 根据国家出入境检验检疫部门有关通报,采取相应的处理措施

境外发生的食品安全事件可能对我国境内造成影响,或者在进口食品中发现严重食品安全问题的,出入境检验检疫部门有义务通报相关食品监督部门。此项职责是被动的,只有接到通报才行动。

3. 接到国家出入境检验检疫部门通报的有关进出口食品安全信息,必要时应当采取相应的处理措施

这与上面的通报有区别,出入境检验检疫部门只通报信息,没有要求,是否需要采取措施,由相应的食品监管部门作出决定。

4. 向国家出入境检验检疫部门通报进出口食品安全的信息职责

即工商机关在监督检查中发现进口食品存在安全问题的,应当及时将获知的涉及进出口食品安全的信息向国家出入境检验检疫部门通报。

5. 进口食品的标签、说明书监督

按照《食品安全法》第六十六条规定:"预包装食品没有中文标签、中文说明书或者标签、说明书不符合规定的,不得进口。"不得进口,自然也禁止销售。发生此类问题的主要原因有二:一是检疫部门出差错,放进来了;二是可能是走私食品。工商部门发现此类进口食品,应通报海关和检疫部门,并按照标签、说明书不符合法定要求的规定予以处置。

6. 进口食品添加剂监管问题

进口食品添加剂进入流通的,由工商机关监管。生产商直接进口生产的,应由质检部门监管。食品添加剂属于工业产品,其质量问题按照《产品质量法》的规定实施监管。标签和说明书问题,按照《食品安全法》相应规定监管。

三、对食品经营行为的监管

食品本身的质量问题固然是造成食品安全的主要根源,不过,违法的食品经营行为也是造成食品安全问题的重大成因。所以工商机关不仅要监管食品经营的对象,还要监管食品经营的行为。两手都要抓,两手都要硬。工商机关对食品经营行为的监管不仅要查处违法的经营行为,还要有力地保护食品消费者的权益。为了达到这两个目标,工商机关需要履行六项职责:

(一)食品经营者健康巡查

《食品安全法》规定:食品生产经营者对患有痢疾、伤寒、甲型病毒性肝炎、戊型病毒性肝炎等消化道传染病,以及患有活动性肺结核、化脓性或者渗出性皮肤病等有碍食品安全的疾病的人员,不安排从事接触直接入口食品的工作;对食品生产经营人员每年进行健康检查,取得健康证明后方可参加工作的义务。

工商机关监督食品经营者履行此法定义务,发现食品经营者安排患有上述疾病的人员从事接触直接入口食品的工作的,依照《流通环节食品安全监督管理办法》第五十五条规定,先行责令改正,予以警告;拒不改正的,处两千元以上两万元以下罚款;情节严重的,责令停产停业,直至吊销许可证。

对于聘用未按规定取得健康证的人员从事食品经营工作的,工商机关应依照《流通环节食品安全监督管理办法》第六十二条的规定,先行责令改正,拒不改正的可处以一万元以下罚款。

（二）食品贮存、运输和装卸方式的巡查

《流通环节食品安全监督管理办法》第十七条规定:"食品经营者储存、运输和装卸食品的容器、工具和设备应当安全、无害,保持清洁,防止食品污染,并符合保证食品安全所需的温度等特殊要求,不得将食品与有毒、有害物品一同运输。"

不履行上述义务的,可依照《流通环节食品安全监督管理办法》第五十七条规定处理。第五十七条的规定为:"违反本办法第十七条的规定,食品经营企业未按照要求进行食品运输的,责令改正,给予警告;拒不改正的,责令停产停业,并处两千元以上五万元以下罚款;情节严重的,由原发证部门吊销许可证。"

在贮存、运输和装卸过程中被污染的食品不得销售。对此《流通环节食品安全监督管理办法》第九条有明确规定:"禁止食品经营者经营下列食品:……（七）被包装材料、容器、运输工具等污染的食品;……"

违反此一义务的,应依照《流通环节食品安全监督管理办法》第五十六条的规定处理。相关规定为:"违反本办法第九条第一款……第（七）项……规定的,没收违法所得、违法经营的食品和用于违法经营的工具、设备等物品;违法经营的食品货值金额不足一万元的,并处两千元以上五万元以下罚款;货值金额一万元以上的,并处货值金额两倍以上五倍以下罚款;情节严重的,责令停产停业,直至吊销许可证。"

（三）散装食品贮存方式和销售方式巡查

《流通环节食品安全监督管理办法》第十九条规定:"食品经营者贮存散装

食品,应当在贮存位置标明食品的名称、生产日期、保质期、生产者名称及联系方式等内容。食品经营者销售散装食品,应当在散装食品的容器、外包装上标明食品的名称、生产日期、保质期、生产经营者名称及联系方式等内容。食品经营者销售生鲜食品和熟食制品,应当符合食品安全所需要的温度、空间隔离等特殊要求,防止交叉污染。"

不履行上述散装食品贮存和销售义务的,可以依据《流通环节食品安全监督管理办法》第五十五条的规定处理。第五十五条的规定为:"……违反本办法……第十九条……的规定的,责令改正,给予警告;拒不改正的,处两千元以上两万元以下罚款;情节严重的,责令停产停业,直至吊销许可证。"

(四)食品广告行为监管

工商行政管理部门是广告监督机关,查处食品违法广告是履行广告监管职责的组成部分。《食品安全法》第五十四条规定:"食品广告的内容应当真实合法,不得含有虚假、夸大的内容,不得涉及疾病预防、治疗功能。"依据本条,工商机关在食品安全领域主要查处三类违法广告:

1. 虚假的食品广告

对于虚假食品广告的处理,《食品安全法》并未单独规定,而是直接明确适用《中华人民共和国广告法》(简称《广告法》)。《食品安全法》第九十四条规定:"违反本法规定,在广告中对食品质量作虚假宣传,欺骗消费者的,依照《广告法》的规定给予处罚。"就此情况,工商机关可以依据《广告法》第三十七条处理。相关规定为:"违反本法规定,利用广告对商品或者服务作虚假宣传的,由广告监督管理机关责令广告主停止发布,并以等额广告费用在相应范围内公开更正消除影响,并处广告费用一倍以上五倍以下的罚款;对负有责任的广告经营者、广告发布者没收广告费用,并处广告费用一倍以上五倍以下的罚款;情节严重的,依法停止其广告业务;构成犯罪的,依法追究刑事责任。"

2. 夸大的食品广告

对于夸大食品广告的处理,《食品安全法》虽然并未规定,但是可以结合《食品安全法》和《广告法》的多款规定加以处理。

首先,夸大食品广告是法律所禁止的广告。法律依据为《食品安全法》第五十四条的规定:"食品广告的内容应当真实合法,不得含有虚假、夸大的内容。"

其次,夸大食品广告是法律所禁止的广告,是《广告法》的处理对象。法律依据是《广告法》第七条第二款的规定:"广告不得有下列情形:……(九)法律、行政法规规定禁止的其他情形。"

　　最后,对于夸大食品广告应依据《广告法》第三十九条的规定处理。相关法律规定为:"发布广告违反本法第七条第二款规定的,由广告监督管理机关责令负有责任的广告主、广告经营者、广告发布者停止发布、公开更正,没收广告费用,并处广告费用一倍以上五倍以下的罚款;情节严重的,依法停止其广告业务。"除此以外,还可以同时适用《食品安全法》第七十九条。相关法律规定为:"县级以上质量监督、工商行政管理、食品药品监督管理部门应当建立食品生产经营者食品安全信用档案,记录许可颁发、日常监督检查结果、违法行为查处等情况;根据食品安全信用档案的记录,对有不良信用记录的食品生产经营者增加监督检查频次。"

　　3. 涉及疾病预防、治疗功能的食品广告

　　对于涉及疾病预防、治疗功能的食品广告的处理,《食品安全法》没有规定,可以依照《广告法》的两款规定加以处理。《广告法》第十九条规定:"食品、酒类、化妆品广告的内容必须符合卫生许可的事项,并不得使用医疗用语或者易与药品混淆的用语。"《广告法》第四十一条规定:违反本法……第十九条规定,发布药品、医疗器械、农药、食品、酒类、化妆品广告的,……由广告监督管理机关责令负有责任的广告主、广告经营者、广告发布者改正或者停止发布,没收广告费用,可以并处广告费用一倍以上五倍以下的罚款;情节严重的,依法停止其广告业务。"

　　(五) 监督特定主体履行食品安全义务

　　特定主体是指食品交易市场的开办者、食品柜台出租者和食品展销会的举办者。市场开办者和展销会举办者一般不是食品的直接经营者,但按照食品安全相关法律,他们也承担相应的食品安全法定义务。市场开办者或者展销会举办者,无论是否属于领取营业执照的主体,均应当承担法定义务,均受工商机关监督。食品柜台出租者也可能不是食品经营者,如车站、码头、机场以及一些商场等,但将柜台出租给食品经营者,就得承担相应的食品安全义务。

　　根据《流通环节食品安全监督管理办法》第二十二条的规定,特定主体共有十项具体义务:

　　(1) 审查入场食品经营者的《食品流通许可证》和营业执照。

　　(2) 明确入场食品经营者的食品安全管理责任。

　　(3) 定期对入场食品经营者的经营环境和条件进行检查。

（4）建立食品经营者档案，记载市场内食品经营者的基本情况、主要进货渠道、经营品种、品牌和供货商状况等信息。

（5）建立和完善食品经营管理制度，加强对食品经营者的培训。

（6）设置食品信息公示媒介，及时公开市场内或者行政机关公布的相关食品信息。

（7）其他应当履行的食品安全管理义务。

（8）发现食品经营者不具备经营资格的，应当禁止其入场销售。

（9）发现食品经营者不具备与所经营食品相适应的经营环境和条件的，可以暂停或者取消其入场经营资格。

（10）发现经营不符合食品安全标准的食品或者有其他违法行为的，应当及时制止，并立即将有关情况报告辖区工商行政管理机关。

特定主体不履行上述义务的，工商机关目前尚无相关处理依据，现行法律仅仅在《食品安全法》第五十二条第二款中规定了特定主体的民事责任。相关法条为："集中交易市场的开办者、柜台出租者和展销会举办者未履行前款规定义务，本市场发生食品安全事故的，应当承担连带责任。"

（六）监督食品经营者履行对消费者的义务

《流通环节食品安全监督管理办法》第二十一条规定："食品经营者应当主动向消费者提供销售凭证，对不符合食品安全标准的食品履行更换、退货等义务。"

食品经营者不履行上述义务的，工商机关可依照《流通环节食品安全监督管理办法》第六十二条的规定处理。相关规定为："有下列行为之一的，责令改正；拒不改正的，处以一万元以下罚款：……（二）食品经营者未主动向消费者提供销售凭证，或者拒不履行不符合食品安全标准的食品更换、退货等义务的。"

四、对食品安全风险的监管

对食品安全风险的监管主要有两个方面的内容：一是食品安全预警；二是食品安全事故应急处置。

（一）食品安全预警

食品风险监测的职责主要在卫生部门，但工商机关也有相应的配合职责。这一职责主要有三个方面：

1. 食品安全风险信息通报和报告义务

《食品安全法》第十二条规定："国务院农业行政、质量监督、工商行政管理和国家食品药品监督管理等有关部门获知有关食品安全风险信息后,应当立即向国务院卫生行政部门通报。国务院卫生行政部门会同有关部门对信息核实后,应当及时调整食品安全风险监测计划。"同时,《食品安全法》第八十三条还规定:"县级以上地方卫生行政、农业行政、质量监督、工商行政管理、食品药品监督管理部门获知本法第八十二条第一款规定的需要统一公布的信息,应当向上级主管部门报告,由上级主管部门立即报告国务院卫生行政部门;必要时,可以直接向国务院卫生行政部门报告。"

结合这两条,可以得知国家工商总局履行食品安全风险信息通报义务,县级以上工商行政管理机关履行食品安全风险信息报告义务,报告对象应该包括上级机关,本级政府和卫生部(必要时)。

2. 食品安全日常监管信息公布义务

《食品安全法》第八十二条规定:"国家建立食品安全信息统一公布制度。下列信息由国务院卫生行政部门统一公布:(一)国家食品安全总体情况;(二)食品安全风险评估信息和食品安全风险警示信息;(三)重大食品安全事故及其处理信息;(四)其他重要的食品安全信息和国务院确定的需要统一公布的信息。前款第二项、第三项规定的信息,其影响限于特定区域的,也可以由有关省、自治区、直辖市人民政府卫生行政部门公布。县级以上农业行政、质量监督、工商行政管理、食品药品监督管理部门依据各自职责公布食品安全日常监督管理信息。食品安全监督管理部门公布信息,应当做到准确、及时、客观。"

《流通环节食品安全监督管理办法》第五十条规定:"县级及其以上地方工商行政管理机关可以向社会公布下列食品安全日常监督管理信息:(一)依照《食品安全法》实施行政许可的情况;(二)责令停止经营的食品、食品添加剂、食品相关产品的名录;(三)查处食品经营者违法行为的情况;(四)专项检查整治工作情况;(五)法律、行政法规规定的其他食品安全日常监督管理信息。县级及其以上地方工商行政管理机关依据职责公布食品安全日常监督管理信息;涉及其他食品安全监督管理部门职责的,应当联合公布。公布食品安全日常监督管理信息,应当做到准确、及时、客观,同时对有关食品可能产生的危害进行解释、说明。具体日常监督管理信息公布制度由省级工商行政管理机关依照本办法制定。"

3. 食品安全日常信息相互通报义务

《食品安全法》第八十三条第二款规定:"县级以上卫生行政、农业行政、质量监督、工商行政管理、食品药品监督管理部门应当相互通报获知的食品安全信息。"

(二) 食品安全事故应急处置

食品安全事故处置的职责主要在卫生部门,但工商机关也有相应的配合职责,其职责依法主要有四个方面:

(1) 食品安全事故通报职责。根据《食品安全法》第七十一条第二款规定,工商部门在日常监督管理中发现食品安全事故,或者接到有关食品安全事故的举报,应当立即向卫生行政部门通报。

(2) 对已经发生事故处置的配合职责。食品安全事故发生后,工商行政管理部门应当在当地人民政府领导下或者同级卫生行政部门牵头下,根据自己的职责,快速依法采取相应措施。包括依法实施封存措施和责令经营者召回、停止经营并销毁等,避免遭到渎职指控。

(3) 配合食品安全事故调查的职责,食品安全事故调查主要由卫生部门负责,但依法其他部门也要参与调查。一般情况下,发生在流通环节的食品安全事故,将有工商机关工作人员参加。

(4) 工商机关食品安全事故处置职责,还包括监督发生食品安全事故的食品经营者履行处置和报告义务的职责。

需要指出的是,法律虽然规定卫生行政部门有食品安全事故处置权,但是并未赋予卫生行政部门具体行使调查处理的职权,也就是说卫生行政部门没有进入生产经营场所实施检查和抽样检验、查封原料、产品、场所的权力。《食品安全法》第七十七条规定:"县级以上质量监督、工商行政管理、食品药品监督管理部门履行各自食品安全监督管理职责,有权采取下列措施:(一)进入生产经营场所实施现场检查;(二)对生产经营的食品进行抽样检验;(三)查阅、复制有关合同、票据、账簿以及其他有关资料;(四)查封、扣押有证据证明不符合食品安全标准的食品,违法使用的食品原料、食品添加剂、食品相关产品,以及用于违法生产经营或者被污染的工具、设备;(五)查封违法从事食品生产经营活动的场所。"本条款中不包括卫生行政部门。从该条规定看,只有质监部门、工商部门和食品药品监督管理部门才有权进入事故现场调查取证,卫生行政部门除了第七十二条规定的可以采取"封存可能导致食品安全事故的食品及其原料,并立即进行检验、封存被污染的食品用工具及用具等"外,无权开展其他相关调查处理工作。

通过该条款可以看出,在食品安全事故处置中,卫生行政部门从法律上仅仅是一个协调主体,真正的执法主体还是工商机关。所以一旦采取强制措施违法,将由我们自己来承担法律责任。所以即使是处置食品安全事故也必须依法进行,以防范败诉和赔偿风险。

(三) 监督食品经营者履行食品安全事故防范、处置和报告义务

《流通环节食品安全监督管理办法》第二十六条规定:"食品经营企业应当制定食品安全事故处置方案,定期检查本企业各项食品安全防范措施的落实情况,及时消除食品安全事故隐患。发生食品安全事故的食品经营者对导致或者可能导致食品安全事故的食品及原料、工具、设备等,应当立即采取封存等控制措施,并自事故发生之时起 2 小时内向所在地县级人民政府卫生行政部门报告。"

本条款为食品经营企业设置了两项义务:一是食品安全事故防范义务;二是食品安全事故处置和报告义务。对于企业不履行第一项义务的情况,目前尚无相关处理措施。对于企业不履行第二项义务的情况,可以依据《流通环节食品安全监督管理办法》第六十条的规定处理。相关规定为:"违反本办法第二十六条第二款的规定,食品经营企业在发生食品安全事故后未进行处置、报告的,按照工商行政管理机关职责分工,责令改正,给予警告;毁灭有关证据的,责令停业,并处两千元以上十万元以下罚款;造成严重后果的,由原发证部门吊销许可证。"

虽然食品经营企业报告的对象是卫生行政部门,而不是工商机关,但是工商机关有监督食品经营者是否履行处置和报告义务的职责。对不履行此法定义务的食品经营者,工商机关可以依法处理。

需要注意的是,《流通环节食品安全监督管理办法》第六十条存在的法律漏洞是,食品经营个体工商户不履行食品安全事故处置和报告义务应如何处理不明确。《流通环节食品安全监督管理办法》第二十六条规定:"发生食品安全事故的食品经营者对导致或者可能导致食品安全事故的食品及原料、工具、设备等,应当立即采取封存等控制措施,并自事故发生之时起 2 小时内向所在地县级人民政府卫生行政部门报告。"第二十六条中使用的概念是"食品经营者",由此可见,个体工商户也负有食品安全事故处置和报告义务。但是《流通环节食品安全监督管理办法》第六十条的规定为:"违反本办法第二十六条第二款的规定,食品经营企业在发生食品安全事故后未进行处置、报告的,按照工商行政管理机关职责分工,责令改正,给予警告;毁灭有关证据的,责令停业,并处两千元

以上十万元以下罚款;造成严重后果的,由原发证部门吊销许可证。"第六十条这里使用的概念是"食品经营企业",结果就造成了第二十六条和第六十条的断裂问题。食品经营个体工商户不履行食品安全事故处置和报告义务应如何处理成了法律空白。应建议国家工商主管部门尽快修改《流通环节食品安全监督管理办法》第六十条,将"食品经营企业"修改为"食品经营者"。

第三节 食品安全的监管程序

一、食品安全的许可程序

行政许可可以分六种:①无数量限制的普通许可;②有数量限制的普通许可;③特许;④认可;⑤核准;⑥登记。依照《行政许可法》分别适用六种不同的行政许可程序。其中在食品安全领域,工商机关涉及核准和登记两种程序。

(一) 食品流通许可证的核准程序

核准程序在《行政许可法》中有明确规定,《行政许可法》第十二条规定:"下列事项可以设定行政许可:……(四)直接关系公共安全、人身健康、生命财产安全的重要设备、设施、产品、物品,需要按照技术标准、技术规范,通过检验、检测、检疫等方式进行审定的事项。"核准程序在工商领域就是食品流通许可证的申请发放程序。

核准的基本程序在《行政许可法》中有明确规定。《行政许可法》第五十五条规定:"实施本法第十二条第四项所列事项的行政许可的,应当按照技术标准、技术规范依法进行检验、检测、检疫,行政机关根据检验、检测、检疫的结果作出行政许可决定。"食品经营者申请食品流通许可证的基本程序就是:申请—受理—审查—决定。

1. 申请

食品经营者应向县级及其以上地方工商行政管理机关申请食品流通许可证。申请的条件为:

《食品流通许可证管理办法》第九条:申请领取《食品流通许可证》,应当符合食品安全标准,并符合下列要求:(一)具有与经营的食品品种、数量相适应的食品原料处理和食品加工、包装、贮存等场所,保持该场所环境整洁,并与有毒、有害场所以及其他污染源保持规定的距离;(二)具有与经营的食品品种、数量相适应的设备或者设施,有相应的消毒、更衣、盥洗、采光、照明、通风、防腐、防尘、防蝇、防鼠、防虫、洗涤以及处理废水、存放垃圾和废弃物的设备或者设施;(三)有食品安全专业技术人员、管理人员和保证食品安全的规章制度;(四)具有合理的设备布局和工艺流程,防止待加工食品与直接入口食品、原料与成品交叉污染,避免食品接触有毒物、不洁物。

申请应提供的材料为:

《食品流通许可证管理办法》第十条:申请领取《食品流通许可证》,应当提交下列材料:(一)《食品流通许可申请书》;(二)《名称预先核准通知书》复印件;(三)与食品经营相适应的经营场所的使用证明;(四)负责人及食品安全管理人员的身份证明;(五)与食品经营相适应的经营设备、工具清单;(六)与食品经营相适应的经营设施空间布局和操作流程的文件;(七)食品安全管理制度文本;(八)省、自治区、直辖市工商行政管理局规定的其他材料。申请人委托他人提出许可申请的,委托代理人应当提交委托书以及委托代理人或者指定代表的身份证明。已经具有合法主体资格的经营者在经营范围中申请增加食品经营项目的,还需提交营业执照等主体资格证明材料,不需提交《名称预先核准通知书》复印件。新设食品经营企业申请食品流通许可,该企业的投资人为许可申请人;已经具有主体资格的企业申请食品流通许可,该企业为许可申请人;企业分支机构申请食品流通许可,设立该分支机构的企业为许可申请人;个人新设申请或者个体工商户申请食品流通许可,业主为许可申请人。申请人应当在申请书等材料上签字盖章。

2. 受理

对于工商机关收到食品流通许可证申请的,已有定型化的处理规定。规定如下:

《食品流通许可证管理办法》第十三条:许可机关收到申请时,应当对申请事项进行审查,并根据下列情况分别作出处理:(一)申请事项依法不需要取得《食品流通许可证》的,应当即时告知申请人不予受理;(二)申请事项依法不属于许可机关职权范围的,应当即时作出不予受理的决定,并告知申请人向有关行政机关申请;(三)申请材料存在可以当场更正的错误,应当允许申请人当场更正,由申请人在更正处签名或者盖章,注明更正日期;(四)申请材料不齐全或者不符合法定形式的,应当当场或者五日内一次告知申请人需要补正的全部内容;当场告知时,应当将申请材料退回申请人;属于五日内告知的,应当收取申请材料并出具收到申请材料的凭据,逾期不告知的,自收到申请材料之日起即为受理;(五)申请材料齐全、符合法定形式,或者申请人按照要求提交了全部补正材料的,许可机关应当予以受理。许可机关受理许可申请之后至作出许可决定之前,申请人书面要求撤回食品流通许可申请的,应当同意其撤回要求;撤回许可申请的,许可机关终止办理。

《食品流通许可证管理办法》第十四条:许可机关对申请人提出的申请决定予以受理的,应当出具《受理通知书》;决定不予受理的,应当出具《不予受理通知书》,说明不予受理的理由,并告知申请人享有依法申请行政复议或者提起行政诉讼的权利。

该两条款和《行政许可法》第三十二条的基本内容是一致的[①],其核心要义是对于申请,工商机关必须作出具体行政行为(行政机关受理或者不予受理行政许可申请,应当出具加盖本行政机关专用印章和注明日期的书面凭证),不可以置之不理,否则即违反其法律职责,构成行政不作为。

3. 审查

(1) 审查内容

审查的内容是看是否符合《食品安全法》第二十七条和《食品流通许可证管理办法》第九条提出的四项要求。

① 具有与生产经营的食品品种、数量相适应的食品原料处理和食品加工、包装、贮存等场所,保持该场所环境整洁,并与有毒、有害场所以及其他污染源保持规定的距离。

② 具有与生产经营的食品品种、数量相适应的生产经营设备或者设施,有相应的消毒、更衣、盥洗、采光、照明、通风、防腐、防尘、防蝇、防鼠、防虫、洗涤以及处理废水、存放垃圾和废弃物的设备或者设施。

③ 有食品安全专业技术人员、管理人员和保证食品安全的规章制度。

---

① 《行政许可法》第三十二条:行政机关对申请人提出的行政许可申请,应当根据下列情况分别作出处理:(一)申请事项依法不需要取得行政许可的,应当即时告知申请人不受理;(二)申请事项依法不属于本行政机关职权范围的,应当即时作出不予受理的决定,并告知申请人向有关行政机关申请;(三)申请材料存在可以当场更正的错误的,应当允许申请人当场更正;(四)申请材料不齐全或者不符合法定形式的,应当当场或者在五日内一次告知申请人需要补正的全部内容,逾期不告知的,自收到申请材料之日起即为受理;(五)申请事项属于本行政机关职权范围,申请材料齐全、符合法定形式,或者申请人按照本行政机关的要求提交全部补正申请材料的,应当受理行政许可申请。行政机关受理或者不予受理行政许可申请,应当出具加盖本行政机关专用印章和注明日期的书面凭证。

④ 具有合理的设备布局和工艺流程,防止待加工食品与直接入口食品、原料与成品交叉污染,避免食品接触有毒物、不洁物。

(2)审查方法:实质审查

针对行政许可的审查有两种方法:一是形式审查;二是实质审查。简而言之,形式审查就是申请人要对所提交的材料的真实性、有效性、合法性负责,登记机关只是对申请人提交的材料是否齐全、是否符合法定形式进行审查。只要符合了这两个条件,审查机关就应予以许可。例如工商登记就是典型的形式审查。实质审查则是在形式审查的基础上,还需要对申请人提交的材料的真实性、有效性、合法性进行审查。例如质量监督审查的食品生产许可就是典型的实质审查形式①。

很显然,形式审查的审查责任要小很多,实质审查的责任要大很多,风险也大很多,成本也会大很多。那么,工商机关对食品流通许可的审查到底是哪一种审查呢? 关于这一问题,《食品安全法》并未作出明确说明,其第三十一条仅仅简要的说明:"县级以上质量监督、工商行政管理、食品药品监督管理部门应当依照《中华人民共和国行政许可法》的规定,审核申请人提交的本法第二十七条第一项至第四项规定要求的相关资料,必要时对申请人的生产经营场所进行现场核查;对符合规定条件的,决定准予许可;对不符合规定条件的,决定不予许可并书面说明理由。"

从《食品流通许可证管理办法》的相关规定看,似乎属于形式审查。《食品流通许可证管理办法》第十一条规定:"申请《食品流通许可证》所提交的材料,应当真实、合法、有效,符合相关法律、法规的规定。申请人应当对其提交材料的合法性、真实性、有效性负责。"第十六条规定:"许可机关应当审核申请人提交的相关材料是否符合《食品安全法》第二十七条第一项至第四项以及本办法的要求。必要时,可以按照法定的权限与程序,对其经营场所进行现场核查。"

这两条规定非常类似于企业登记程序中的相关制度规定:以形式审查为原则,以实质审查为例外。《企业登记程序规定》第八条规定:"申请人应当如实向企业登记机关提交有关材料和反映真实情况,并对其申请材料实质内容的真实

---

① 《食品安全法实施条例》第二十条:设立食品生产企业,应当预先核准企业名称,依照食品安全法的规定取得食品生产许可后,办理工商登记。县级以上质量监督管理部门依照有关法律、行政法规规定审核相关资料、核查生产场所、检验相关产品;对相关资料、场所符合规定要求以及相关产品符合食品安全标准或者要求的,应当作出准予许可的决定。

性负责。"第九条:"登记机关收到登记申请后,应当对申请材料是否齐全、是否符合法定形式进行审查。"第十一条:"企业登记机关认为需要对申请材料的实质内容进行核实的,应当派两名以上工作人员,对申请材料予以核实。经核实后,提交申请材料核实情况报告书,根据核实情况作出是否准予登记的决定。"

虽然这一问题《食品安全法》并未作出明确说明,但是该法第三十一条明确规定应依据《行政许可法》。而《食品流通许可证管理办法》恰恰可能与《行政许可法》存在冲突。因为食品经营的设施、场所等因素直接关系到人身健康,所以食品流通许可应该属于《行政许可法》第十二条第四项涉及的许可事项①。《行政许可法》第五十五条规定:"实施本法第十二条第四项所列事项的行政许可的,应当按照技术标准、技术规范依法进行检验、检测、检疫,行政机关根据检验、检测、检疫的结果作出行政许可决定。"《行政许可法》要求对第十二条第四项涉及的许可事项进行检验、检测、检疫,显然,这是一种实质审查,行政机关必须对被审查内容的合法性、真实性、有效性负责。

由于《食品流通许可证管理办法》和《行政许可法》存在矛盾和冲突,这就使得地方各级工商机关陷入了非常尴尬和危险的境地。第一,以形式审查的方式审查食品流通许可证,一旦食品经营者达不到法定要求,就是行政机关给不符合法定条件的相对人颁发了许可证,公务人员就要承担行政责任。《行政许可法》第七十四条明确规定:"行政机关实施行政许可,有下列情形之一的,由其上级行政机关或者监察机关责令改正,对直接负责的主管人员和其他直接责任人员依法给予行政处分;构成犯罪的,依法追究刑事责任:(一)对不符合法定条件的申请人准予行政许可或者超越法定职权作出准予行政许可决定的……"第二,以形式审查的方式审查食品流通许可证,一旦食品经营者达不到法定要求并造成大的食品安全事故,就有可能引发巨额的行政赔偿。《行政许可法》第七十六条明确规定:"行政机关违法实施行政许可,给当事人的合法权益造成损害的,应当依照国家赔偿法的规定给予赔偿。"虽然《食品流通许可证管理办法》第十六条规定的以书面审查为主、以现场核查为例外的制度设计有其管理成本和效率上的考虑,但是存在法律上的瑕疵,有待在实践中进一步完善。

① 《行政许可法》第十二条:下列事项可以设定行政许可:……(四)直接关系公共安全、人身健康、生命财产安全的重要设备、设施、产品、物品,需要按照技术标准、技术规范,通过检验、检测、检疫等方式进行审定的事项。

4. 决定

（1）审查决定的期限：二十日与三十日

《食品流通许可证管理办法》第十七条规定：对申请人提交的食品流通许可申请予以受理的，许可机关应当自受理之日起二十日内作出是否准予许可的决定。二十日内不能作出许可决定的，经许可机关负责人批准，可以延长十日，并应当将延长期限的理由告知申请人。

（2）作出决定的方式

《食品流通许可证管理办法》第十八条规定：许可机关作出准予许可决定的，应当出具《准予许可通知书》，告知申请人自决定之日起十日内，领取《食品流通许可证》；作出准予变更许可决定的，应当出具《准予变更许可通知书》，告知申请人自决定之日起十日内，换发《食品流通许可证》；作出准予注销许可决定的，应当出具《准予注销许可通知书》，缴销《食品流通许可证》。许可机关作出准予许可决定的，应当予以公开。许可机关作出不予许可决定的，应当出具《驳回申请通知书》，说明不予许可的理由，并告知申请人依法享有申请行政复议或者提起行政诉讼的权利。

（3）听证程序

在特殊情况下，工商机关在作出许可决定前需要进行听证。需要听证的情况有两种：

① 涉及公共利益的重大许可事项应该听证。

《食品流通许可证管理办法》第十九条规定：许可机关认为需要听证的涉及公共利益的重大许可事项，应当向社会公告，并举行听证。

② 涉及申请人与他人之间重大利益关系的应该听证。

《行政许可法》第四十七条规定：行政许可直接涉及申请人与他人之间重大利益关系的，行政机关在作出行政许可决定前，应当告知申请人、利害关系人享有要求听证的权利；申请人、利害关系人在被告知听证权利之日起五日内提出听证申请的，行政机关应当在二十日内组织听证。

（二）食品经营者营业执照的登记程序

食品经营者营业执照的登记程序采用的是以形式审查为原则、以实质审查为例外的审查方法，登记主管机关的责任是对申请材料和证明文件是否齐全，以及申请材料和证明文件及其所记载的事项是否符合有关登记管理法律法规的规定进行审查。因申请材料和证明文件不真实所引起的后果，登记主管机关不承担相应责任。《行政许可法》第十二条规定："下列事项可以设定行政许可：……（五）企业或者其他组织的设立等，需要确定主体资格的事项。"《行政许可法》第五十六条："实施本法第十二条第五项所列事项的行政许可，申请人提交的申请材料齐全、符合法定形式的，行政机关应当当场予以登记。需要对申请材料的实质内容进行核实的，行政机关依照本法第三十四条第三款的规定办理。"

食品经营者是企业的，登记程序适用《企业登记程序规定》；食品经营者是个体工商户的，适用《个体工商户登记管理办法》（国家工商总局令第 56 号）。兹不赘述。

二、食品安全的抽检程序

《食品安全法》第六十条规定："食品安全监督管理部门对食品不得实施免检。县级以上质量监督、工商行政管理、食品药品监督管理部门应当对食品进行定期或者不定期的抽样检验。"依照本条规定，对食品进行抽检是各级工商机关的法定职责。为了确保抽检工作的全面性、针对性、准确性和合法性，各级工商执法机关需要一个科学合理的抽检程序作为工作的依据和指南。遗憾的是现行法律和行政法规对于抽检的程序仅有一些零散的规范，国家工商总局下发的《食品抽样检验工作制度》（工商食字〔2009〕176 号）也主要是一些原则性的规定。目前我省关于食品抽检程序的主要依据是省工商局制定的《江苏省流通环节食品抽样检验工作规范》，该规范虽然仅仅属于行政规范性文件，但是在高位阶规范尚未出台的现状下，却起到了非常重要的弥补法律漏洞的作用。依照《江苏省流通环节食品抽样检验工作规范》的规定，食品抽检程序主要有如下几个环节：

（一）制订计划

县级以上工商行政管理机关应当制订检验计划，检验计划应包括检验目的、检验场所、检验食品种类和批次、检验时间安排、经费预算等内容。制订计划的依据共有五个：①当地人民政府制定的本行政区域的食品安全年度监督管理计划中确定的重点食品；②消费者申（投）诉及举报比较多的食品；③市场监督检查中发现问题比较集中的食品；④根据查办案件、有关部门通报的情况确定的食品；⑤对专供婴幼儿、老年人、病人等特定人群的主辅食品，应当重点加强抽样检验。

（二）编制细则

《检验细则》由组织实施检验的工商行政管理机关委托相关检验机构编制，并报组织实施检验的工商行政管理机关备案。《检验细则》的内容包括抽样方法、检验项目、检验标准、判定原则等。

（三）确定机构

依法确定食品检验机构是第三步程序。承担检验任务的食品检验机构必须具备与检验食品质量工作相适应的检验资质、条件和能力。《食品安全法》第五十七条规定："食品检验机构按照国家有关认证认可的规定取得资质认定后，方可从事食品检验活动。食品检验机构的资质认定条件和检验规范，由国务院卫生行政部门规定。"为明确双方权利义务，组织实施抽检检验的工商部门应与检验机构签订《食品抽样检验合作协议》。

（四）抽选样品

1. 抽检主体

食品抽样工作由检验机构抽样人员会同当地工商行政管理执法人员共同进行。

2. 抽检方式

采取随机方式抽样，所抽取食品保质期应能满足检验周期的要求。同一批次食品抽样基数不得少于抽取样品量，抽取样品总量应能满足检验要求；备用样品量为抽取样品量的 $1/2 \sim 1/3$。

3. 抽检文书

对食品进行抽样检验时，应当填写《食品抽样检验工作单》，现场检查所抽检食品的相关票证、货源、数量、存货量、销售量等，并进行现场抽样记录，记录所抽检食品的相关信息和抽样过程。工作单、封条及现场抽样记录由抽样人员、工商执法人员、被抽检人共同签字确认，其中工作单应各由两名以上抽样人员和工商执法人员签字方为有效。应确保工作单与现场抽样记录一致。要确保工作单能够按照其说明及时传递到相应的部门，被检验样品标称的食品生产者由被抽样检验人负责传递。

4. 抽检费用

工商行政管理机关对食品进行抽样检验时，应当购买抽取的样品，不得收取被抽样检验人检验费用和其他任何费用。

5. 样品备份

备份样品由检验机构封存和保管。检验机构应根据所检验食品的特性及其储存要求配备必要的运输和储存设施，以确保样品在检验前不受毁损、不变质。

（五）检验样品

1. 检验时间

检验时间由组织实施抽检检验的工商部门与检验机构约定。自样品抽取之日起，检验机构必须在约定时间内完成检验和报告工作。

2. 检验项目

检验的项目由《检验细则》规定。检验机构应按《检验细则》规定的检验项目和方法完成全部检验工作，不得少检或漏检。

3. 检验报告

检验报告的内容、要件和格式由《检验细则》规定。检验机构应按《检验细则》规定的检验结论用语出具检验报告。检验结束后，检验单位应当及时汇总检验情况相关材料，包括检验报告、汇总表、食品质量分析报告等。食品抽样检验分析报告内容应包括：基本情况、所检项目概念及理由、不合格项目及原因分析、措施和建议、消费警示等。相关材料应在检验结果出来后 5 个工作日内发送到相关单位。

（六）复检样品

对检验结果，食品经营者有权申请复检。

1. 复检程序启动

被告知的被抽样检验人或标称的食品生产者对抽样检验结果有异议的，应当自收到检验报告之日起十五日内（该产品保质期应满足检验周期要求）向抽样所在地的工商部门提出书面复检申请。

2. 复检样品

复检样品应为备份样品。被抽检人或标称的食品生产者提出复检时，样品在复检有效期内在正常贮存条件下已变质或超出保质期的不得复检。

3. 复检机构

复检机构可由复检申请人在国务院认证认可监督管理、卫生行政、农业行政等部门共同公布的复检名录中自行选择，复检机构与初检机构不得为同一机构。

4. 复检效力

复检结果为该次检验的最终结果,不搞多次复检,一次复检终结。

5. 复检费用

复检结论表明样品合格,复检费用由初检机构承担;复检结论表明样品不合格,复检费用由复检申请人承担。

（七）处理样品

1. 合格样品

对合格食品的备份样品处理,由检验组织单位按有关规定处理。

2. 不合格样品

保存在检验机构的备份样品,应在规定的贮存条件下至少保存至复检程序结束为止;特殊情况下应根据组织实施检验的工商行政管理部门的要求保存;最终确认为不合格的备份样品,由检验机构负责销毁并记录备查。

（八）告知结果

1. 抽检结果告知

组织实施抽样所在地的工商行政管理部门应当自收到检验结果五个工作日内,将抽样检验结果通知被抽检人。

2. 复检结果告知

样品复检结束后按照有关规定,由组织检验的工商部门负责准确、及时、客观地将检验结果报当地政府或卫生行政部门统一公布。

3. 报告检验结果

县级及其以上地方工商行政管理机关在监督检查中发现不符合食品安全标准的食品,责令食品经营者停止经营的,应当及时追查食品来源和流向;涉及其他地区的,应当及时报告上级工商行政管理机关,书面通报相关地工商行政管理机关依法查处。县级及其以上地方工商行政管理机关在监督检查中发现食品经营者经营不符合食品安全标准的食品,其原因是由其他环节引起的,应当及时书面通报有关主管部门。

三、食品安全的强制程序

跨越三届人大常委会,12年历经"五审"的《行政强制法》终于在 2011 年 6 月 30 日获得全国人大常委会表决通过,并于 2012 年 1 月 1 日起实施。行政强制法作为继 1996 年出台《行政处罚法》、2003 年出台《行政许可法》之后,是我国行政法治建设"立法三部曲"的"收官"之作,其影响必将辐射、渗透到所有的行政管理活动之中,工商行政自然也不例外。

所谓行政强制,是指行政主体为实现行政目的而对行政相对人采取强力方法的具体行政行为。其最为明显的特征就在于措施的"强制"性,用通俗的话说就是行政"动粗"行为。行政强制可以分为行政强制措施和行政强制执行两类。《行政强制法》第二条明确规定:"本法所称行政强制,包括行政强制措施和行政强制执行。行政强制措施,是指行政机关在行政管理过程中,为制止违法行为、防止证据损毁、避免危害发生、控制危险扩大等情形,依法对公民的人身自由实施暂时性限制,或者对公民、法人或者其他组织的财物实施暂时性控制的行为。行政强制执行,是指行政机关或者行政机关申请人民法院,对不履行行政决定的公民、法人或者其他组织,依法强制履行义务的行为。"

（一）行政强制措施的实施程序

行政强制措施的手段方法多种多样,以强制针对的对象不同,可把行政强制措施归为下列三类:①对人身自由的限制。如强制隔离、强制传唤、强制戒毒、强制治疗、强制带离现场、强制驱散等等。②对财物的各种处置。如查封、扣押、冻结、强制征收、强制收兑、强制收购、强制拆除等等。③对场所的强制措施。如消防队救火,为紧急避险,强制拆除临近住宅、强制封锁疫区、强制检查等。

《食品安全法》中为工商机关设定了五种强制措施:①现场检查;②抽样检验;③查阅、复制有关资料;④查封、扣押物品;⑤查封场所。其法律依据是第七十七条,该条规定:"县级以上质量监督、工商行政管理、食品药品监督管理部门履行各自食品安全监督管理职责,有权采取下列措施:（一）进入生产经营场所实施现场检查;（二）对生产经营的食品进行抽样检验;（三）查阅、复制有关合同、票据、账簿以及其他有关资料;（四）查封、扣押有证据证明不符合食品安全标准的食品,违法使用的食品原料、食品添加剂、食品相关产品,以及用于违法生产经营或者被污染的工具、设备;（五）查封违法从事食品生产经营活动的场所。"《食品安全法实施条例》并未在五种强制措施之外增设新的强制措施。由于依照《行政强制法》的规定,部门规章无权设置行政强制措施,所以工商行政机关在食品安全领域内可以适用的行政强制措施仅限于上述五种。当行政相对人拒不履行法律义务时,行政机关即可采用强制措施。例如《流通环节食品安全监督管理办法》第四十一条规定:"县级及其以上地方工商行政管理机关依法开展抽样检验时,被抽样检验的经营者应当配合抽样检验工作,如实提供被抽样检验食品的相关票证、货源、数量、存货地点、存货量、销售量等信息。"如果行政相对人拒绝提供样品和资料,工商机关就可以依照《食品安全法》第七十七条的规定采取现场强制检查、强制抽检、强制查阅、复制有关资料、查封扣押物品、查封场所等手段。由于行政强制措施是一种"动粗"行为,很容易侵害当事人的合法权益,所以《行政强制法》对于采取行政强制措施有程序法上的约束。

1. 一般程序

一般程序是所有行政强制措施都必须遵循的程序要求。其主要的要求有如下内容:

《行政强制法》第十八条规定:行政机关实施行政强制措施应当遵守下列规定:(一)实施前须向行政机关负责人报告并经批准;(二)由两名以上行政执法人员实施;(三)出示执法身份证件;(四)通知当事人到场;(五)当场告知当事人采取行政强制措施的理由、依据以及当事人依法享有的权利、救济途径;(六)听取当事人的陈述和申辩;(七)制作现场笔录;(八)现场笔录由当事人和行政执法人员签名或者盖章,当事人拒绝的,在笔录中予以注明;(九)当事人不到场的,邀请见证人到场,由见证人和行政执法人员在现场笔录上签名或者盖章;(十)法律、法规规定的其他程序。

《行政强制法》第十九条规定:情况紧急,需要当场实施行政强制措施的,行政执法人员应当在二十四小时内向行政机关负责人报告,并补办批准手续。行政机关负责人认为不应当采取行政强制措施的,应当立即解除。

2. 扣押和查封的程序

扣押和查封是行政强制措施中两个特殊的手段,《行政强制法》对其程序作出了专门的规定,其主要要求如下:

《行政强制法》第二十三条规定:查封、扣押限于涉案的场所、设施或者财物,不得查封、扣押与违法行为无关的场所、设施或者财物;不得查封、扣押公民个人及其所扶养家属的生活必需品。当事人的场所、设施或者财物已被其他国家机关依法查封的,不得重复查封。

《行政强制法》第二十四条规定:行政机关决定实施查封、扣押的,应当履行本法第十八条规定的程序,制作并当场交付查封、扣押决定书和清单。查封、扣押决定书应当载明下列事项:(一)当事人的姓名或者名称、地址;(二)查封、扣押的理由、依据和期限;(三)查封、扣押场所、设施或者财物的名称、数量等;(四)申请行政复议或者提起行政诉讼的途径和期限;(五)行政机关的名称、印章和日期。查封、扣押清单一式两份,由当事人和行政机关分别保存。

《行政强制法》第二十五条规定:查封、扣押的期限不得超过三十日;情况复杂的,经行政机关负责人批准,可以延长,但是延长期限不得超过三十日。法律、行政法规另有规定的除外。延长查封、扣押的决定应当及时书面告知当事人,并说明理由。对物品需要进行检测、检验、检疫或者技术鉴定的,查封、扣押的期间不包括检测、检验、检疫或者技术鉴定的期间。检测、检验、检疫或者技术鉴定的期间应当明确,并书面告知当事人。检测、检验、检疫或者技术鉴定的费用由行政机关承担。

(二)行政强制执行的实施程序

行政强制执行是指行政机关依照法律规定,自行或者申请人民法院,对不履行行政决定的公民、法人或者其他组织,采取间接或者直接的强制方式,强制其履行义务或者达到与履行义务相同的状态的行政强制行为。《行政强制法》第十三条规定:"行政强制执行由法律设定。法律没有规定行政机关强制执行的,作出行政决定的行政机关应当申请人民法院强制执行。"由于《食品安全法》没有授予工商机关行政强制执行权,所以在食品安全监管领域,当行政相对人拒不履行工商机关生效的行政决定(主要是行政处罚决定)时,依照现行法律,工商机关只能申请法院强制执行。

四、食品安全的处罚程序

行政处罚指行政主体对行政相对人违反行政法律规范尚未构成犯罪的行为给予的一种制裁行为。行政处罚必须按法定程序进行。行政处罚法规定了行政处罚决定的三种程序:一般程序、简易程序和听证程序。其中,听证程序应当视为一般程序中的一个环节,是一般程序中的特别调查程序。之所以规定三种程序,主要是因为具体的行政处罚案件情况不一,适用一种程序不利于提高行政效率和保障相对人的合法权益。

(一)一般程序

一般程序包含以下步骤和规则:

1. 立案

即行政处罚机关对报案、投案、举报、上级交办、其他机关移送的行政违法案件及时受理,并进行登记。

2. 调查

调查时,执法人员不得少于两人,执法人员与当事人有利害关系的,应当回避。调查过程中可以采取行政强制措施。

3. 告知

在处罚决定作出之前,应当告知当事人作出行政处罚决定的事实、理由及依据,并告知当事人依法享有的权利。

4. 听取当事人陈述和申辩

5. 作出处罚决定

一般违法案件由行政机关的负责人作出处罚决定,对情节复杂或者重大违法行为给予较重的行政处罚,行政机关负责人应当集体讨论决定。

6. 送达

行政处罚决定书应当在宣告后当场交付当事人。当事人不在场的,行政机关应当在 7 日内将行政处罚决定书送达当事人。

(二) 简易程序

简易程序即当场作出处罚决定的程序。该程序适用的条件是:第一,违法事实确凿,无须进一步调查取证;第二,法律依据明确;第三,处罚较轻。按《行政处罚法》的规定,适用于对公民处以 50 元以下、对法人或者其他组织处以 1 000 元以下罚款或者警告的行政处罚。适用简易程序,应当遵守以下规则:①向当事人出示执法身份证件以表明身份。②当场填写预定格式、编有号码的行政处罚决定书,并当场交付当事人。行政处罚决定书应当载明当事人的违法行为、行政处罚依据、罚款数额、时间、地点以及行政机关名称,并由执法人员签名或者盖章。③执法人员将当场作出的行政处罚决定报所属行政机关备案。

由于适用简易程序进行行政处罚的条件之一是“违法事实确凿”,所以《行政处罚法》规定运用简易程序进行行政处罚可以不搜集证据。《行政处罚法》第三十四条规定:“执法人员当场作出行政处罚决定的,……行政处罚决定书应当载明当事人的违法行为、行政处罚依据、罚款数额、时间、地点以及行政机关名称,并由执法人员签名或者盖章。”而针对一般程序的《行政处罚法》第三十九条则明确规定处罚决定书中必须包括证据。《行政处罚法》第三十九条规定:“行政机关依照本法第三十八条的规定给予行政处罚,应当制作行政处罚决定书。行政处罚决定书应当载明下列事项:……(二)违反法律、法规或者规章的事实和证据;……”由此可见,《行政处罚法》对于简易程序和一般程序加以区分的重要法律标准就在于是否需要收集和保留证据。

不过《工商行政管理机关行政处罚程序规定》(国家工商总局令第 28 号)对

于简易程序提出了更加严格的要求。《工商行政管理机关行政处罚程序规定》第六十一条规定："适用简易程序当场查处违法行为,办案人员应当当场调查违法事实,制作现场检查、询问笔录,收集必要的证据,填写预定格式、编有号码的行政处罚决定书。"本条中规定适用简易程序也必须"收集必要的证据"。所以依照《工商行政管理机关行政处罚程序规定》,工商机关的简易程序从本质而言就是一个决策当场化的一般程序。这也就意味着工商机关在运用简易程序进行处罚时必须在取证上要付出更大的成本和精力。

(三)听证程序

听证程序不是行政处罚过程中必经的一个程序,只是在适用一般程序中遇到法律规定的情形才适用,是一种调查方法有别于一般调查方法的程序,即通过听证方式进一步确定案件的事实和法律依据。

听证程序适用的范围比较窄,一般限于较重的行政处罚。根据行政处罚法的规定,听证程序适用于以下行政处罚案件:①责令停产停业;②吊销许可证或者执照;③数额较大的罚款。较大数额罚款的具体数额在不同行政处罚领域和不同地区不一,由各省另行规定。

听证程序按以下程序规则进行:

(1)告知当事人有听证的权利。行政处罚的听证程序是一种依被处罚人申请才能启动的程序。因为听证是由行政机关无偿组织的,频繁举行会影响行政效率。因此,如果被处罚人自己不要求听证,行政机关不能主动组织。行政机关的义务是在适用听证程序作出处罚决定前,告知当事人有举行听证的权利,当事人要求听证,应当在行政机关告知后3日内提出。

(2)通知。如果当事人要求听证,则行政机关应当组织听证,并在听证的7日前,通知当事人举行听证的时间、地点。

(3)听证举行。行政处罚的听证程序是一种正式的审讯式的听证。听证时,应当遵守以下规则:①除涉及国家秘密、商业秘密或者个人隐私外,听证公开举行;②听证由行政机关指定的非本案调查人员主持,当事人认为主持人与本案有直接利害关系的,有权申请回避;③当事人可以亲自参加听证,也可以委托1~2人代理;④听证时,调查人员提出当事人违法的事实、证据和行政处罚建议,当事人进行申辩和质证;⑤听证应当制作笔录,笔录应当交当事人审核无误后签字或者盖章;⑥听证笔录是作出行政处罚决定的唯一依据,这一点,行政处罚法没有明确规定,但在法理上应当如此,否则听证没有意义。

第四节　工商执法人员的法律责任

一、行政处分责任

行政处分是指国家机关、企事业单位对所属的国家工作人员失职渎职行为尚不构成犯罪，依据法律、法规所规定的权限而给予的一种惩戒。行政处分种类有六种：警告、记过、记大过、降级、撤职、开除。

《食品安全法》第九十五条："违反本法规定，县级以上卫生行政、农业行政、质量监督、工商行政管理、食品药品监督管理部门或者其他有关行政部门不履行本法规定的职责或者滥用职权、玩忽职守、徇私舞弊的，依法对直接负责的主管人员和其他直接责任人员给予记大过或者降级的处分；造成严重后果的，给予撤职或者开除的处分。"

《食品安全法实施条例》第六十一条："县级以上卫生行政、农业行政、质量监督、工商行政管理、食品药品监督管理部门或者其他有关行政部门不履行食品安全监督管理法定职责、日常监督检查不到位或者滥用职权、玩忽职守、徇私舞弊的，依法对直接负责的主管人员和其他直接责任人员给予记大过或者降级的处分；造成严重后果的，给予撤职或者开除的处分。"

综合上述规定，工商机关执法人员的失职渎职行为共有三种情况：①不履行食品安全监督管理法定职责；②日常监督检查不到位；③滥用职权、玩忽职守、徇私舞弊。由于食品安全事关重大，所以事关食品安全监管失职渎职行为，其行政处分的力度更为严厉，警告和记过不适用，只适用记大过、降级、撤职、开除四种行政处分形式。

二、行政领导责任

领导责任，顾名思义，是指领导者对某项工作或某一事件所担负的责任。一般而言，领导者的主要职责是决策、用人和检查、落实，因而领导责任就具有间接性的特点。行政领导责任是一种严厉的无过错责任。所谓无过错责任是指当事人不论在主观上有没有故意或者过失，都应当承担行政责任。

《食品安全法》第九十五条规定："违反本法规定，县级以上卫生行政、农业行政、质量监督、工商行政管理、食品药品监督管理部门或者其他有关行政部门不履行本法规定的职责或者滥用职权、玩忽职守、徇私舞弊的，依法对直接负责的主管人员和其他直接责任人员给予记大过或者降级的处分;造成严重后果的,给予撤职或者开除的处分;其主要负责人应当引咎辞职。"《食品安全法实施条例》第六十一条也有相似的规定。

综合上述规定可知,承担行政领导责任的条件是"造成严重后果",领导人承担责任的形式是"引咎辞职"。不过《食品安全法》第九十五条依旧存在两个尚不明确的地方,有待进一步的解释:一是何谓"严重后果";二是何谓"主要负责人"。

三、行政追偿责任

行政追偿是指行政赔偿义务机关代表国家向行政赔偿请求人支付赔偿费用后,依法责令有故意或重大过失的组织和个人承担部分或全部赔偿费用的法律制度。

《行政诉讼法》第 68 条第 2 款规定:"行政机关赔偿损失后,应当责令有故意或者重人过失的行政机关工作人员承担部分或者全部赔偿费用。"《中华人民共和国国家赔偿法》(简称《国家赔偿法》)第 14 条规定:"赔偿义务机关赔偿损失后,应当责令有故意或者重大过失的工作人员或者受委托的组织或者个人承担部分或者全部赔偿费用。"

工商行政机关在食品安全监管中违法给当事人权益造成损害的,不仅要承担败诉责任,还要承担行政赔偿责任。在工商机关承担了赔偿责任后,可以向有过错工商公务人员行使追偿权,如果违法和赔偿的后果是由受委托的检验检测组织的过错行为造成的,也可以向受托组织行使追偿权。

行政机关工作人员违法行使职权侵犯公民、法人或其他组织的合法权益造成损害引起行政赔偿的,该工作人员所在的行政机关为追偿人;法律法规授权组织的工作人员违法行使行政职权,发生行政赔偿的,该组织是追偿人;受行政机关委托的组织或者个人违法行使委托的行政职权发生行政赔偿的,委托的行政机关是追偿人;赔偿义务机关只能向自己所属的工作人员行使追偿权。赔偿义务机关为共同赔偿义务机关的,应当根据自己承担的赔偿金额,分别向自己所属的工作人员追偿。

四、刑事责任

工商行政人员作为食品安全监管执法主体,如果不作为,或者乱作为,不仅要承担行政责任,情节严重的还有可能要承担刑事责任。工商执法人员在食品安全监管中可能涉及的罪名有五类：

（一）滥用职权罪

滥用职权罪，是指国家机关工作人员超越职权，违法决定、处理其无权决定、处理的事项，或者违反规定处理公务，致使公共财产、国家和人民利益遭受重大损失的行为。构成该罪的客观方面的表现必须具有致使公共财产、国家和人民利益遭受重大损失的后果，是否具备该后果，是滥用职权行为是否承担刑事责任的关键。

《中华人民共和国刑法》（简称《刑法》）第 397 条规定："国家机关工作人员滥用职权或者玩忽职守，致使公共财产、国家和人民利益遭受重大损失的，处两年以下有期徒刑或者拘役；情节特别严重的，处三年以上七年以下有期徒刑。本法另有规定的，依照规定。国家机关工作人员徇私舞弊，犯前款罪的，处五年以下有期徒刑或者拘役；情节特别严重的，处五年以上十年以下有期徒刑。本法另有规定的，依照规定。"

滥用职权罪的立案标准为：

（1）造成死亡 1 人以上，或者重伤 2 人以上，或者重伤 1 人、轻伤 3 人以上，或者轻伤 5 人以上的。

（2）导致 10 人以上严重中毒的。

（3）造成个人财产直接经济损失 10 万元以上，或者直接经济损失不满 10 万元，但间接经济损失 50 万元以上的。

（4）造成公共财产或者法人、其他组织财产直接经济损失 20 万元以上，或者直接经济损失不满 20 万元，但间接经济损失 100 万元以上的。

（5）虽未达到（3）、（4）两项数额标准，但（3）、（4）两项合计直接经济损失 20 万元以上，或者合计直接经济损失不满 20 万元，但合计间接经济损失 100 万元以上的。

（6）造成公司、企业等单位停业、停产 6 个月以上，或者破产的。

（7）弄虚作假，不报、缓报、谎报或者授意、指使、强令他人不报、缓报、谎报情况，导致重特大事故危害结果继续、扩大，或者致使抢救、调查、处理工作延误的。

（8）严重损害国家声誉，或者造成恶劣社会影响的。

（9）其他致使公共财产、国家和人民利益遭受重大损失的情形。

（二）玩忽职守罪

玩忽职守罪，是指国家机关工作人员玩忽职守，致使公共财产、国家和人民利益遭受重大损失的行为。

《刑法》第 397 条规定:"国家机关工作人员滥用职权或者玩忽职守,致使公共财产、国家和人民利益遭受重大损失的,处两年以下有期徒刑或者拘役;情节特别严重的,处三年以上七年以下有期徒刑。本法另有规定的,依照规定。国家机关工作人员徇私舞弊,犯前款罪的,处五年以下有期徒刑或者拘役;情节特别严重的,处五年以上十年以下有期徒刑。本法另有规定的,依照规定。"

玩忽职守罪的立案标准为:

(1) 造成死亡 1 人以上,或者重伤 3 人以上,或者重伤 2 人、轻伤 4 人以上,或者重伤 1 人、轻伤 7 人以上,或者轻伤 10 人以上的。

(2) 导致 20 人以上严重中毒的。

(3) 造成个人财产直接经济损失 15 万元以上,或者直接经济损失不满 15 万元,但间接经济损失 75 万元以上的。

(4) 造成公共财产或者法人、其他组织财产直接经济损失 30 万元以上,或者直接经济损失不满 30 万元,但间接经济损失 150 万元以上的。

(5) 虽未达到(3)、(4)两项数额标准,但(3)、(4)两项合计直接经济损失 30 万元以上,或者合计直接经济损失不满 30 万元,但合计间接经济损失 150 万元以上的。

(6) 造成公司、企业等单位停业、停产 1 年以上,或者破产的。

(7) 海关、外汇管理部门的工作人员严重不负责任,造成 100 万美元以上外汇被骗购或者逃汇 1 000 万美元以上的。

(8) 严重损害国家声誉,或者造成恶劣社会影响的。

(9) 其他致使公共财产、国家和人民利益遭受重大损失的情形。

(三) 放纵制售伪劣商品犯罪行为罪

放纵制售伪劣商品犯罪行为罪是指对生产、销售伪劣商品犯罪行为负有追究责任的国家机关工作人员,徇私舞弊,不履行法律规定的追究职责,情节严重的行为。构成本罪的主观方面必须是故意,因工作失误或粗心大意没有检查出伪劣商品,不能适用本条。

《刑法》第 414 条规定:"对生产、销售伪劣商品犯罪行为负有追究责任的国家机关工作人员,徇私舞弊,不履行法律规定的追究职责,情节严重的,处五年以下有期徒刑或者拘役。"

放纵制售伪劣商品犯罪行为罪的立案标准为:

（1）放纵制售假药、有毒、有害食品犯罪行为的。

（2）放纵依法可能判处三年有期徒刑以上刑罚的生产、销售伪劣商品犯罪行为的。

（3）对生产、销售伪劣商品犯罪行为不履行追究职责，致使生产、销售伪劣商品犯罪行为得以继续的。

（4）对生产、销售伪劣商品犯罪行为不履行追究职责，致使国家和人民利益遭受重大损失或者造成恶劣影响的。

（5）三次以上不履行追究职责，或者对三个以上有生产、销售伪劣商品犯罪行为的单位或者个人不履行追究职责的。

（四）徇私舞弊不移交刑事案件罪

徇私舞弊不移交刑事案件罪，是指行政执法人员徇私舞弊，对依法应当移交司法机关追究刑事责任的不移交，情节严重的行为。

《刑法》第414条规定："行政执法人员徇私舞弊，对依法应当移交司法机关追究刑事责任的不移交，情节严重的，处三年以下有期徒刑或者拘役；造成严重后果的，处三年以上七年以下有期徒刑。"

徇私舞弊不移交刑事案件罪的立案标准为：

（1）对依法可能判处三年以上有期徒刑、无期徒刑、死刑的犯罪案件不移交的。

（2）三次以上不移交犯罪案件，或者一次不移交犯罪案件涉及三名以上犯罪嫌疑人的。

（3）司法机关发现并提出意见后，无正当理由仍然不予移交的。

（4）以罚代刑违法犯罪活动的；放纵犯罪嫌疑人，致使犯罪嫌疑人继续进行违法犯罪活动的。

（5）行政执法部门主管领导阻止移交的。

（6）隐瞒、毁灭证据，伪造材料，改变刑事案件性质的。

（7）直接负责的主管人员和其他直接责任人员为牟取本单位私利而不移交刑事案件，情节严重的。

（8）其他情节严重的情形。

（五）食品安全监管玩忽职守罪与食品安全监管滥用职权罪

针对食品安全方面违法犯罪出现的新情况，2011年出台的《中华人民共和国刑法修正案（八）》增设了两个单独适用于食品安全监管者的独立罪名：食品安全监管玩忽职守罪与食品安全监管滥用职权罪。食品安全监管玩忽职守罪，是指负有食品安全监督管理职责的国家机关工作人员严重不负责任，不履行或者不认真履行食品安全监督管理职责，导致发生重大食品安全事故或者造成其他严重后果的行为。食品安全监管滥用职权罪，是指负有食品安全监督管理职责的国家机关工作人员超越食品安全监督管理职权，违法决定、处理其无权决定、处理的事项，或者违反规定处理食品安全监督管理公务，导致发生重大食品安全事故或者造成其他严重后果的行为。

《刑法》第408条规定："负有食品安全监督管理职责的国家机关工作人员，滥用职权或者玩忽职守，导致发生重大食品安全事故或者造成其他严重后果的，处五年以下有期徒刑或者拘役；造成特别严重后果的，处五年以上十年以下有期徒刑。徇私舞弊犯前款罪的，从重处罚。"

对照法条可以发现，食品安全监管滥用职权罪的处罚比滥用职权罪要更为严厉，食品安全监管玩忽职守罪的处罚也比玩忽职守罪严厉。关于食品安全监管玩忽职守罪与食品安全监管滥用职权罪的司法解释目前尚未出台，其立案标准尚不明确。

第四章　食品市场主体准入

为了依法规范食品市场主体资格,严格食品市场主体准入登记行为,《食品安全法》规定,对从事食品生产、食品流通、餐饮服务的,应当依法取得食品生产许可、食品流通许可、餐饮服务许可。行政许可,是指行政机关根据公民、法人或者其他组织的申请,经依法审查、准予其从事特定活动的行为。《行政许可法》规定,对于直接涉及国家安全、公共安全、经济宏观调控、生态环境保护关系以及直接关系到人身健康、生命财产安全等特定活动、需要依照法定条件予以批准的事项,可以设定行政许可。人是社会的要素和细胞。国家实施行政管理的根本目的,应当是为了人的发展和福祉。民以食为天,食品是人类赖以生存和发展的最基本的物质条件,食品安全与否,关系到全人类的生活、生存和延续。食品生产、食品流通、餐饮服务实施行政许可,是保障食品安全事前控制的重要手段。

本章主要介绍了食品流通许可证明受理、审核和变更等程序及食品流通许可的监督检查内容。

第一节　食品流通许可

按照《食品安全法》第二十九条规定,从事食品流通应当依法取得食品流通许可。2009年7月30日国家工商总局颁布并实施了《食品流通许可证管理办法》,按照《食品安全法》和《食品流通许可证管理办法》的要求,从事食品流通经营活动的单位和个人(简称"食品流通经营者"),应当取得食品流通许可证及营业执照后方可从事许可范围内的食品经营活动,并承担食品安全责任。工商行政管理机关是食品流通许可的管理机关。市、县(市、区)工商行政管理机关是食品流通经营许可的实施机关,负责食品流通许可证的受理、审核及发放。县(市、区)工商行政管理机关可以委托基层工商分局(所)进行食品流通许可证的受理、审核及发放。

一、许可申请与受理

(一)核发食品流通许可证的基本原则

1. 遵循"依法、公开、公平、公正、便民、高效"的原则

县级及其以上地方工商行政管理机关应当按照方便申请人办理和有利于监管的原则,合理设置食品流通许可窗口,公开食品流通许可事项、依据、条件、程序、期限和需要提交的申请材料目录等,依法受理食品经营者提出的食品流通许可申请。

2. 遵循"统一指导、属地审核,谁许可,谁监管"的原则

县级及其以上地方工商行政管理机关食品流通监管机构应当按照法律、法规和规章的规定,受理、审核、发放食品流通许可和监督管理工作。

3. 遵循"坚持先证后照,证照分离"的原则

在流通环节从事食品经营的,应当依法取得食品流通许可,凭《食品流通许可证》办理工商登记,领取营业执照。未取得《食品流通许可证》和营业执照的,不得从事食品经营。食品卫生许可证继续有效的,应当依法开展监督检查。

(二)食品流通的许可申请条件

食品流通许可要严格执行准入条件的规定,切实规范食品经营者经营资格。核发食品流通许可证的基本条件:食品经营者应当具有符合食品安全法律、法规、规章、标准和规范的要求,与食品经营活动相适应的条件。即应当符合下列要求:

(1)建立食品准入、经营、退市、卫生管理等保证食品安全的规章制度。

(2)具有与食品包装、贮存、经营相适应的场所,保持环境整洁,并与个人生活空间分隔,距离暴露垃圾堆(场)、坑式厕所、粪池等污染源直线距离 25 米以上。

(3)食品经营场所不得同时经营兽药、农药及其他有毒有害的产品。

(4)按照"生熟分开"的原则设定散装食品销售区域。生、熟食品销售地点应保持一定距离,不得在同一区域内销售,防止交叉污染。

(5)综合性商场(店)必须划定食品经营区域(专柜)。

(6)散装食品的销售区域应具有明显的区分或隔离标志。

(7)乳制品经营者应当按照国家有关规定建立或参与电子信息追溯系统,其中,需要低温保存的乳制品,应当配备冷藏设备或者采取冷藏措施。

(8) 有与其经营的食品品种、数量相适应的设备、设施、贮存、运输等必要条件。

(9) 配备食品安全管理员。

(10) 法律、法规规定的其他要求。

下列情形无需取得食品流通许可：

(1) 取得食品生产许可的食品生产者在其生产场所销售其生产的食品。

(2) 取得餐饮服务许可的餐饮服务提供者在其餐饮服务场所出售其制作加工的食品。

(3) 销售食用农产品。

(4) 经营保健食品。

(5) 经营食品添加剂。

(6) 铁路运营区域内经营食品。

(7) 只提供食品仓储、运输服务。

(8) 法律、法规规定的其他不需要取得食品流通许可的情形。

(三) 申请食品流通许可证应提交的材料

(1)《食品流通许可申请书》。

(2)《名称预先核准通知书》或营业执照等主体资格证明材料复印件。

(3) 与食品经营相适应的经营场所的使用证明。

(4) 负责人及食品安全管理人员的身份证明。

(5) 与食品经营相适应的经营设备、工具清单。

(6) 与食品经营相适应的经营设施空间布局和操作流程的文件。

(7) 食品安全管理制度文本。

(8) 食品流通安全承诺书(食品流通安全承诺书的签署:法人企业由法定代表人签字,非法人企业由企业主要负责人签字,个体工商户由经营者本人签字,或者由经他们授权的委托代理人签字)。

(9) 对于已经设立的经营者申请从事乳制品经营的,应当提交包含开户名和账号的银行开户信息证明。

(10) 省、自治区、直辖市工商行政管理局规定的其他材料。

食品生产经营者的登记注册和营业执照的核发依照相关规定办理,食品经营者是企业的,登记程序适用《企业登记程序规定》;食品经营者是个体工商户的,适用《个体工商户登记管理办法》。

申请人委托他人提出许可申请的,委托代理人应当提交委托书以及委托代理人或者指定代表的身份证明。申请《食品流通许可证》所提交的材料,应当真实、合法、有效,符合相关法律、法规规定。申请人应当对其提交材料的合法性、真实性、有效性负责。

根据《食品流通许可证管理办法》规定,有下列情形之一的,依照法律、法规的规定予以处罚。法律、法规没有规定的,责令改正,给予警告,并处以 1 万元以下罚款;情节严重的,处以 1 万元以上 3 万元以下罚款:

(1) 未经许可,擅自改变许可事项的。

(2) 伪造、涂改、倒卖、出租、出借《食品流通许可证》,或者以其他形式非法转让《食品流通许可证》的。

(3) 隐瞒真实情况或者提交虚假材料申请取得食品流通许可的。

(4) 以欺骗、贿赂等不正当手段取得食品流通许可的。

此外,许可申请人隐瞒真实情况或者提供虚假材料申请食品流通许可的,工商行政管理机关不予受理或者不予许可,申请人在 1 年内不得再次申请食品流通许可。被许可人以欺骗、贿赂等不正当手段取得食品流通许可的,申请人在 3 年内不得再次申请食品流通许可。被吊销食品生产、流通或者餐饮服务许可证的,其直接负责的主管人员自处罚决定作出之日起 5 年内不得从事食品经营管理工作。

(四) 食品流通许可证适用的对象

(1) 从事食品流通经营活动的,应当依法取得食品流通许可,凭食品流通许可证及相关法定证照核准的范围和方式开展经营活动。新设食品经营企业申请食品流通许可,该企业的投资人为许可申请人;已经具有主体资格的企业申请食品流通许可,该企业为许可申请人;企业分支机构申请食品流通许可,设立该分支机构的企业为许可申请人;个人新设申请或个体工商户申请食品流通许可,业主为许可申请人。

(2) 同一食品经营者在两个以上地点从事食品流通经营活动的,应当按不同地点分别办理食品流通许可证。

(3) 企业的分支机构从事食品经营,各分支机构应当分别申领《食品流通许可证》。

(五) 食品流通许可事项

食品流通许可证是食品流通经营者取得食品流通许可的合法凭证。食品流通许可证记载的主要事项是：名称、经营场所、许可范围、主体类型、负责人以及有效期限。

（1）食品流通许可证记载的名称应与食品经营者在工商机关核准或者登记的名称相一致。

（2）经营场所是从事食品经营活动的具体地点。

（3）许可范围包括食品经营者的经营项目和经营方式。经营项目按照预包装食品、散装食品、预包装食品兼散装食品、乳制品(含婴幼儿配方乳粉)、乳制品(不含婴幼儿配方乳粉)五种类别核定；经营方式按照批发、零售、批发兼零售三种类别核定。

（4）主体类型应根据国家工商总局已经颁布的市场主体分类标准填写，与登记注册的类型一致。具体分为：①内资企业；②港、澳、台商投资企业；③外商投资企业；④个体工商户；⑤农民专业合作社。

（5）负责人是指法人单位的法定代表人或非法人单位的主要负责人。具体包括：企业法人的法定代表人、个人独资企业的投资人、分支机构的负责人、合伙企业的执行事务合伙人(委派代表)、个体工商户业主、农民专业合作社的法定代表人。

（6）食品安全专业技术人员是指企业根据经营需要自行确定的从事食品质量检验或食品安全检查等工作的负责人员；食品安全管理人员是指企业内部专职或兼职的食品质量安全负责人；个体工商户的食品安全专业技术工作和食品安全管理工作由业主承担。

（7）食品流通许可证有效期限自许可准予时间始，有效期为3年，期限时间由许可机关在食品流通许可证上核定标注。按照实际许可的起止日期填写。

（六）食品流通许可受理

1. 食品流通许可申请的受理

许可机关收到申请时，应当对申请事项进行审查，并根据下列情况作出处理：

（1）申请事项依法不需要取得《食品流通许可证》的，应当即时告知申请人不予受理。

（2）申请事项依法不属于许可机关职权范围的，应当即时作出不予受理的决定，并告知申请人向有关行政机关申请。

（3）申请材料存在可以当场更正的错误的，应当允许申请人当场更正，由申请人在更正处签名或者盖章注明更正日期。

（4）申请材料不齐备或者不符合法定形式的，应当当场或者五日内一次告知申请人需要补正的全部内容；当场告知时，应当将申请材料退回申请人；属于五日内告知的，应当收取申请材料并出具收到申请材料的凭据，逾期不告知的，自收到申请材料之日起即为受理。

（5）申请人提交的申请材料齐全，符合法定形式，或者申请人按照要求提交了全部补正材料的，工商机关应当予以受理。

2. 许可机关对决定予以受理的申请是否准予许可的决定

（1）对申请人直接到许可机关或者通过信函方式提交的申请予以受理的，应当自受理之日起 20 日内作出是否准予许可的决定。

（2）对申请人通过传真、电子邮件等方式提交申请的，申请人应当自收到《受理通知书》之日起 15 日内，提交与传真、电子邮件等内容一致并符合法定形式的申请材料原件。许可机关自收到申请人提交的申请材料原件之日起 20 日内，作出是否准予许可的决定。

（3）许可机关自发出《受理通知书》之日起 60 日内，未收到申请材料原件，或者申请材料原件与许可机关所受理的申请材料不一致的，应当作出不予许可的决定。

20 日内不能作出决定的，经本许可机关负责人批准，可以延长 10 日，并将延长期限的理由以许可延期通知书形式书面告知申请人；许可机关受理许可申请之后至作出许可决定之前，申请人书面要求撤回食品流通许可申请的，应当同意其撤回要求；撤回许可申请的，许可机关终止办理。

许可机关作出准予许可决定的，应当出具《准予许可通知书》，告知申请人自决定之日起 10 日内，领取《食品流通许可证》；作出准予许可变更决定的，应当出具《准予变更许可通知书》，告知申请人自决定之日起 10 日内，换发《食品流通许可证》；作出准予许可延续决定的，应当出具《准予延续许可通知书》，告知申请人自决定之日起 10 日内，换发《食品流通许可证》；作出准予许可注销决定的，应当出具《准予注销许可通知书》，收缴《食品流通许可证》。许可机关作出不予许可决定的，应当出具《驳回申请通知书》，说明不予许可的理由，并告知申请人享有依法申请行政复议或者提起行政诉讼的权利。

二、审查与批准

（一）食品流通许可的审查

审查方式为书面材料审核和现场核查。

（1）许可机关应当依法对许可申请材料进行审查。主要对许可申请材料是否齐全、是否符合法定形式进行审查。审查的重点内容包括：

①《食品流通许可证申请书》是否按照规定填写。

②《名称预先核准通知书》或营业执照副本复印件是否与申请书一致；新增食品经营项目的，审查该营业执照是否合法有效。

③与食品经营相适应的经营场所的使用证明。审查申请许可的经营场所是否具体明确，与《食品流通许可证申请表》填写的经营场所证明的地址是否一致，相关产权或租赁方是否签字或盖章。

④负责人及食品安全管理人员的身份证明。审查身份证复印件是否粘贴。

⑤与食品经营相适应的食品经营设备、工具清单是否提交，清单是否清晰、明确。食品经营中不涉及经营设施空间布局和操作流程的除外。

⑥与食品经营相适应的食品经营设施空间布局和操作流程的文件。审查是否提交。

⑦食品安全管理制度文本。规模较小的食品经营者，可以将有关制度合并。

⑧食品流通安全责任承诺书中是否承诺按照法律、法规、规章的规定履行食品安全责任和义务。

⑨要求提供的其他材料。

（2）按照法定的权限与程序，对其经营场所进行现场核查。

现场核查的重点对象：

①零售散装食品的经营主体。

②对在县城以上经营食品批发或批零兼营的经营主体。

进行现场核查时，许可机关应当指派两名以上执法人员参加并出示有效证件，现场核查应当填写《食品流通许可现场核查表》一式两份，经核查人员、申请人签字，加盖工商所印章后，许可机关、工商所分别存档。负责现场核查的有关责任人，要每天定时进入电脑食品许可软件现场核查模块，搜索有关信息，开展现场核查工作,并将现场核查情况录入电脑现场核查模块。

(二) 食品流通许可的审批

审核人员、现场核查人员对申请者提供的书面材料进行审核和现场核查后,由审核人员出具《食品流通许可审核意见表》,并报分管领导审批。分管领导根据审核意见表的情况,审批食品流通许可。

对申请人提交的食品流通许可申请予以受理的,许可机关应当自受理之日起二十日内作出是否准予许可的决定。二十日内不能作出许可决定的,经许可机关负责人批准,可以延长十日,并应当将延长期限的理由告知申请人。

认为需要听证的涉及公共利益的重大许可事项,应当向社会公告,并举行听证。如依法需要听证的,所需时间不计算在规定的二十天期限内。

(三) 食品流通许可证的发放

许可机关作出准予许可决定的,应当出具《准予许可通知书》,告知申请人自决定之日起十日内,领取《食品流通许可证》;作出准予许可变更决定的,应当出具《准予变更许可通知书》,告知申请人自决定之日起十日内,换发《食品流通许可证》;作出准予许可注销决定的,应当出具《准予注销许可通知书》,缴销《食品流通许可证》。许可机关作出准予许可决定的,应当予以公开。

许可机关作出不予许可决定的,应当出具《驳回申请通知书》,说明不予许可的理由,并告知申请人依法享有申请行政复议或者提起行政诉讼的权利。

三、延续、变更、撤销、注销及吊销

(一) 食品流通许可的延续

食品流通经营者需要延续食品流通许可证有效期的,应当在食品流通许可证有效期届满前 30 日内向原许可机关提出申请,并提交以下材料:

(1)《食品流通许可证变更申请书》。

(2) 从业人员健康检查合格证明。

(3) 原食品流通许可内容(包括名称、食品贮存、包装、经营场所、负责人、食品安全管理员、许可范围)及经营场所的布局、卫生设施未作改变情况的说明。

(4) 对工商行政管理机关监督管理过程中发现的问题进行整改的情况说明。

(5) 食品流通许可证副本。

（6）食品经营安全承诺书。

（7）指定代表或者共同委托代理人证明以及委托代理人或者指定代表的身份证明。

（二）食品流通许可的变更

食品流通经营者改变许可事项,应当向原许可机关申请变更食品流通许可。但是,变更经营场所跨许可机关管辖区域的,应到原许可机关办理迁出手续后向新经营场所所在地工商行政管理机关提出变更申请,未经许可不得擅自改变许可事项。食品流通经营者向原许可机关申请变更食品流通许可的,应当提交下列申请材料:

（1）《食品流通许可证变更申请书》。

（2）食品流通许可证副本。

（3）指定代表或者共同委托代理人证明以及委托代理人或者指定代表的身份证明。

（4）负责人、食品安全管理员情况表。

（5）与变更事项相关的材料。

凡取得《食品流通许可证》,并已办理了工商营业执照的经营者,在其许可证的有效期内:

（1）变更名称的,申请人应当先向营业执照登记机关申请变更登记,然后向食品流通许可机关申请变更《食品流通许可证》,并同时提交下列材料:

① 登记机关出具的《准予变更登记通知书》复印件。

② 变更后的营业执照复印件。

（2）变更经营场所的,应当在迁入新经营场所前申请许可证变更,并同时提交下列材料:

① 新的经营场所证明。

② 食品经营安全承诺书。

但是,经营场所地址名称变化的,应当自食品经营者住所或经营场所变更登记之日起30日内,申请许可证变更,并提交下列材料:

① 登记机关出具的《准予变更登记通知书》复印件。

② 变更后的营业执照复印件。

③ 经营场所地址名称变化的相关证明。

（3）变更负责人的,应当自食品经营者(负责人、执行事务合伙人)变更登

记之日起 30 日内,申请许可证变更,并同时提交下列材料:

① 登记机关出具的《准予变更登记通知书》复印件。

② 变更后的营业执照复印件。

③ 新负责人签署的食品经营安全承诺书。

(4) 变更许可范围的,应当同时提交下列材料:

① 经营食品类别表。

② 申请增加乳制品经营的,提交包含开户名和账号的银行开户信息证明。

(5) 食品包装、贮存场所、经营食品类别、食品安全管理员或乳制品经营者银行开户信息发生变动的,应当自变动之日起 10 日内向原许可机关办理备案,并分别或合并提交下列材料:

①《食品流通许可证备案事项申请表》。

② 经营食品类别表。

③ 食品经营安全承诺书。

④ 食品流通许可证副本复印件。

⑤ 指定代表或者共同委托代理人证明以及委托代理人或者指定代表的身份证明。

许可机关对食品经营者提出食品流通许可证延续申请、变更经营场所申请或者食品包装、贮存场所变动备案申请,必要时应进行现场核查。许可机关根据《食品安全法》和《食品流通许可证管理办法》的规定决定进行现场核查的,辖区工商所(分局)应当于受理之日起 15 日内指派 2 名以上工商行政管理人员到现场进行核查,填写《食品流通许可现场核查表》,报送许可机关。核查结果是许可机关作出是否准予许可决定的依据。

(三) 食品流通许可的撤销

发放《食品流通许可证》的许可机关或者其上级机关,可以撤销已作出的食品流通许可的情形:

(1) 许可机关工作人员滥用职权,玩忽职守,给不符合条件的申请人发放《食品流通许可证》的。

(2) 许可机关工作人员超越法定权限发放《食品流通许可证》的。

(3) 许可机关工作人员违反法定程序发放《食品流通许可证》的。

(4) 依法可以撤销食品流通许可的其他情形(不再符合食品流通许可条件的,应当依法撤销食品流通许可)。

（5）食品经营者以欺骗、贿赂等不正当手段和隐瞒真实情况或者提交虚假材料取得食品流通许可的,应当予以撤销。

（四）食品流通许可的注销

依法办理食品流通许可注销的情形:

（1）《食品流通许可证》有效期届满且食品经营者未申请延续的。

（2）食品经营者没有在法定期限内取得合法主体资格或者主体资格依法终止的。

（3）食品流通许可被依法撤销,或者《食品流通许可证》依法被吊销的。

（4）因不可抗力导致食品流通许可事项无法实施的。

（5）依法应当注销《食品流通许可证》的其他情形。

食品经营者申请注销《食品流通许可证》的,应当向原许可机关提交下列申请材料:《食品流通注销许可申请书》;《食品流通许可证》正、副本;注销《食品流通许可证》相关的证明文件。《食品流通许可证》注销后,申请人应当依法向营业执照登记机关申请营业执照变更,或依法办理注销手续。

（五）食品流通许可的吊销

违反《食品安全法》第八十五条至第九十二条规定,情节严重,责令停产停业,直至吊销许可证。

（六）食品流通许可的补证

食品经营者遗失《食品流通许可证》的,应当在报刊上公开声明作废,并持相关证明向原许可机关申请补办。经批准后,由原许可机关在二十日内补发《食品流通许可证》。

第二节　食品流通许可的监督检查

一、经营条件监督检查

根据《食品安全法》、《食品安全法实施条例》、《流通环节食品安全监督管理办法》等法律、法规和规章的规定,工商行政管理部门以经济户口管理系统为依托,以网格化监管模式为基础,负责对流通环节食品经营者履行食品安全主体责任的情况进行监督检查。

（一）食品经营者是否具有主体资格

《流通环节食品安全监督管理办法》第十条规定:"从事食品经营,应当依法取得《食品流通许可证》,凭《食品流通许可证》办理工商登记,领取营业执照。未取得《食品流通许可证》和营业执照的,不得从事食品经营。"

因此,是否具有《食品流通许可证》、《营业执照》,是否未经许可擅自改变许可事项,此类违法行为包括三种情况:第一,无证无照;第二,有照无证超范围经营行为;第三,有证无照。对于无证无照和有照无证超范围经营行为这两种情况,工商机关应当按照《流通环节食品安全监督管理办法》第五十四条规定处罚。第五十四条规定:违反本办法第十条的规定,未经许可从事食品经营活动的,没收违法所得、违法经营的食品和用于违法经营的工具、设备等物品;违法经营的食品货值金额不足一万元的,并处两千元以上五万元以下罚款;货值金额一万元以上的,并处货值金额五倍以上十倍以下罚款。

对于有证无照的,应该按照《无照经营查处取缔办法》第十四条实施处罚。《无照经营查处取缔办法》第十四条规定:对于无照经营行为,由工商行政管理部门依法予以取缔,没收违法所得;触犯刑律的,依照刑法关于非法经营罪、重大责任事故罪、重大劳动安全事故罪、危险物品肇事罪或者其他罪的规定,依法追究刑事责任;尚不够刑事处罚的,并处2万元以下的罚款;无照经营行为规模较大、社会危害严重的,并处2万元以上20万元以下的罚款;无照经营行为危害人体健康、存在重大安全隐患、威胁公共安全、破坏环境资源的,没收专门用于从事无照经营的工具、设备、原材料、产品(商品)等财物,并处5万元以上50万元以下的罚款。

但是在现实生活中,有相当一部分市场主体,其所从事的食品生产经营活动同时涉及生产、流通、餐饮等多个环节,可能会产生一个主体需要办理多个食品生产经营许可的情况,例如饭店在餐饮服务时提供非自产酒水,商场内的餐饮区、超市内的面包房等等。对此,《食品安全法》第二十九条规定:"取得食品生产许可的食品生产者在其生产场所销售其生产的食品,不需要取得食品流通的许可;取得餐饮服务许可的餐饮服务提供者在其餐饮服务场所出售其制作加工的食品,不需要取得食品生产和流通的许可;农民个人销售其自产的食用农产品,不需要取得食品流通的许可。"根据上述规定,我们可以得出一些基本的判别标准。

标准一:"是否自产"是判别食品生产者、餐饮服务者是否需要办理食品流通许可的来源标准。餐饮经营者、食品生产者所提供、销售给消费者的食品,凡是属于自行制作加工、自行生产的,其销售许可已经被餐饮许可和生产许可所涵盖,无需另外办理流通许可。反之,若所销售之食品,不属于"自行制作加工"或"自行生产"的,则与其他单纯的流通环节主体无异,应当办理食品流通许可。

标准二:"是否同址"是判别食品生产者、餐饮服务者是否需要办理食品流通许可的地域标准。《食品安全法》第二十九条规定,为食品生产者、餐饮服务者销售、提供自产食品的行为限定了明确的地域范围,即只有在"其生产场所"或"其餐饮服务场所"销售自产食品的行为,才不需要另行办理食品流通许可。一旦出现生产场所、餐饮服务场所与食品销售场所分离的情况,那不论该食品是否自产,其销售场所都必须办理食品流通许可。例如北京"全聚德"烤鸭店,在其餐饮场所向顾客提供烤鸭的行为,属餐饮许可范畴,一旦其烤鸭直接在其他门店销售,则其门店必须办理食品流通许可。

标准三:"他项优先"是把握食品流通许可与生产许可、餐饮许可关系的一个业态标准。食品生产、餐饮服务的最终目的,都是为了销售自己生产加工或制作的食品,这两大行业的生产经营活动本身就隐含着销售的因素。为避免重复许可,《食品安全法》规定了食品生产者、餐饮服务者在一定的条件下,可以以生产许可、餐饮服务许可吸收其销售行为许可的内容。这其实是一种带有涵盖性质的许可体制,即符合条件的生产、餐饮许可可以涵盖销售自产食品流通许可的内容。但是必须注意,流通许可则不存在逆向涵盖生产许可或餐饮许可的情况。在审查当事人许可申请时,必须注意排除其销售活动中的其他业态,发现有食品生产内容或餐饮服务内容的,应当要求其先行办理生产或餐饮许可,再根据其销售食品的种类和来源来判定是否需要办理流通许可。较为常见的超市中即时加工销售的饮食区、现制现售的面包房等等,由于其含有餐饮加工和食品生产的因素,应当另行办理餐饮服务和食品生产许可,不能以整个超市的流通许可来替代这两种许可。同时,饮食区、面包房内销售的自制食品,其销售行为分别为餐饮、生产许可所涵盖,无需另外办理流通许可。

(二) 聘用的食品从业人员有无身体健康证明材料

《食品安全法》规定:食品生产经营者对患有痢疾、伤寒、甲型病毒性肝炎、戊型病毒性肝炎等消化道传染病,以及患有活动性肺结核、化脓性或者渗出性皮肤病等有碍食品安全的疾病的人员,不安排从事接触直接入口食品的工作;对食品生产经营人员每年进行健康检查,取得健康证明后方可参加工作的义务。

工商机关监督食品经营者履行此法定义务,发现食品经营者安排患有上述疾病的人员从事接触直接入口食品的工作的,依照《流通环节食品安全监督管理办法》第五十五条规定,先行责令改正,予以警告;拒不改正的,处两千元以上两万元以下罚款;情节严重的,责令停产停业,直至吊销许可证。

对于聘用未按规定取得健康证的人员从事食品经营工作的,工商机关应依照《流通环节食品安全监督管理办法》第六十二条的规定,先行责令改正,拒不改正的可处以一万元以下罚款。

(三)食品经营场所的经营条件

根据《食品安全法》、《食品流通许可证管理办法》的有关规定,食品经营者的经营场地要与有毒、有害场所及其他污染源至少保持直线20米的距离;经营场所门窗、下水道出口等要闭合严密,加装必要的防鼠、防虫设施;经营场所与生活场所应当分开;食品仓储场所的环境卫生应与所经营食品的规模、品种、数量相适应;食品经营场所应按照食品与非食品、生食品与熟食品分开的原则进行设计布局;要求设立与食品从业人数相适应的更衣间(场所),并要求有足够的洗手、消毒设施和废弃物处理设施及加盖的废弃物盛放容器。

食品经营者的经营条件发生变化,不符合经营要求的,经营者是否立即采取整改措施;有发生食品安全事故的潜在风险的,经营者是否立即停止经营活动,并向所在地县级工商行政管理机关报告;需要重新办理许可手续的,应当依法办理。否则,依据《流通环节食品安全监督管理办法》第六十一条,食品经营者的经营条件发生变化,未依照本办法第十条第二款规定处理的,责令改正,给予警告;造成严重后果的,依照《食品安全法》第八十五条的规定给予处罚。

(四)食品从业人员培训制度

《流通环节食品安全监督管理办法》第十一条规定:"食品经营企业应当建立健全本单位的食品安全管理制度,组织职工参加食品安全知识培训,学习食品安全法律、法规、规章、标准和其他食品安全知识,并建立培训档案;配备专职或者兼职食品安全管理人员,做好对所经营食品的检验工作,依法从事食品经营活动",每个经营店要求配备1名以上专职或兼职的食品安全管理人员。食品从业人员培训制度包括:

(1)食品生产经营单位的负责人、卫生管理人员及一般食品从业人员每年必须接受各类形式的食品卫生知识与卫生法规的培训、考核。

（2）食品生产经营单位负责人、卫生管理人员及一般食品从业人员的初次培训时间应分别不少于 20、50、15 学时，考核合格后方可从事食品生产经营工作。

（3）培训内容为与本人工作有关的食品卫生法规、标准和卫生科学知识。

（4）对新聘用的食品从业人员必须经过培训合格后方可上岗。

（5）食品卫生管理人员负责本单位食品从业人员的培训工作，制定相应的培训计划。

（6）食品卫生管理人员负责将本单位食品从业人员的培训工作情况建立培训档案。

（7）膳食中心负责组织对培训工作进行考核，每年频次不少于两次（卫生监督部门组织的考核不包括在内）。

（8）凡考核不合格者，必须经过再次培训，直至考试合格。

（五）食品进货查验记录制度

《流通环节食品安全监督管理办法》第十三条规定："食品经营者采购食品，应当查验供货者的许可证、营业执照和食品合格的证明文件。食品经营企业应当建立食品进货查验记录制度，如实记录食品的名称、规格、数量、生产批号、保质期、供货者名称及联系方式、进货日期等内容。鼓励其他食品经营者按照前款规定建立进货查验记录制度。实行统一配送经营方式的食品经营企业，可以由企业总部统一查验供货者的许可证、营业执照和食品合格的证明文件，进行食品进货查验记录，可将有关资料复印件留存所属相关经营企业备查，也可以采用信息化技术，联网备查。"

不履行上述义务的，可依照《流通环节食品安全监督管理办法》第五十三条规定处理，没有履行进货查验和记录义务的，责令改正，给予警告；拒不改正的，处两千元以上两万元以下罚款；情节严重的，责令停产停业，直至吊销许可证。食品进货查验记录、批发记录或者票据应当真实，保存期限不得少于两年。

（六）食品贮存、运输和装卸方式的监管

《流通环节食品安全监督管理办法》第十七条规定："食品经营者贮存、运输和装卸食品的容器、工具和设备应当安全、无害，保持清洁，防止食品污染，并符合保证食品安全所需的温度等特殊要求，不得将食品与有毒、有害物品一同运输。"工商行政管理部门在对食品贮存、运输与装卸方式监督检查时应注意：

1. 食品贮藏时需注意

（1）应设置与生产能力相适应的原材料场地和仓库，并符合卫生、贮藏要求。

(2) 各类冷库,应根据不同要求,按规定的湿度、温度贮存原料。

(3) 食品贮存场地和仓库应地面平整,便于通风换气,有防鼠、防虫、防蚊、防蝇设施。

(4) 食品场地和仓库应设专人管理,建立管理制度。定期检查质量和卫生情况,按时清扫、消毒、通风换气。

(5) 各种食品应按品种分类分批贮存,每批食品均应有明显标志。同一库内不得贮存相互影响风味的食品。

(6) 食品隔地、离墙并与屋顶保持一定距离,垛与垛之间也应有适当间隔。

(7) 先进先出,及时剔出不符合质量和卫生标准的食品,防止污染。

(8) 食品原材料与半成品、成品不得存放于同一场地或仓库内,以免造成交叉污染。

2. 食品运输、装卸过程中需注意

(1) 监管交通运输工具(车厢、船舱)等应符合卫生要求,应具备防雨防尘设施。

(2) 根据食品特点和卫生需要,还应具备保湿、冷藏、保鲜等设施。

(3) 运输作业应防止污染,操作要轻拿轻放,不使食品受损伤,不得与有毒、有害物品同时装运。

(4) 盛装容器、运输工具应建立卫生管理制度,定期清洗、消毒,保持洁净卫生。

不履行上述义务的,可依照《流通环节食品安全监督管理办法》第五十七条规定处理。第五十七条的规定为:"违反本办法第十七条的规定,食品经营企业未按照要求进行食品运输的,责令改正,给予警告;拒不改正的,责令停产停业,并处两千元以上五万元以下罚款;情节严重的,由原发证部门吊销许可证。"

在贮存、运输和装卸过程中被污染的食品不得销售。对此《流通环节食品安全监督管理办法》第九条有明确规定:"禁止食品经营者经营下列食品:……(七)被包装材料、容器、运输工具等污染的食品;……"

违反此一义务的,应依照《流通环节食品安全监督管理办法》第五十六条的规定处理。相关规定为:"违反本办法第九条第一款……第(七)项……规定的,没收违法所得、违法经营的食品和用于违法经营的工具、设备等物品;违法经营的食品货值金额不足一万元的,并处两千元以上五万元以下罚款;货值金额一万元以上的,并处货值金额两倍以上五倍以下罚款;情节严重的,责令停产停业,直至吊销许可证。"

（七）处理不服监督检查的食品经营者

《行政处罚法》第三十七条规定："当事人或者有关人员对于行政机关的调查或者检查,应当如实回答询问,并协助调查或者检查,不得阻挠。"食品生产经营者接受监督部门的监督检查是其法定义务。

拒绝履行此一义务的,可以依照《流通环节食品安全监督管理办法》第六十二条的规定处理。相关规定为："有下列行为之一的,责令改正,拒不改正的,处以一万元以下罚款:……(三)食品经营者拒绝工商行政管理机关依法开展监督检查的。"

二、食品许可档案的建立

（一）建立健全食品许可档案管理制度

许可证的管理档案包括许可档案、信用档案,将许可档案与登记注册、市场巡查、经济户口和食品安全监管等信息衔接,作为信用分类监管的参考依据。按照"一户一档"、"谁发证、谁建档、谁管理"的原则,依法建立食品流通许可文书档案工作机制。档案资料主要内容包括:食品流通许可申请(变更许可申请、注销许可申请)书、经营场所使用证明、食品安全管理制度、负责人及食品安全管理人员、专业技术人员身份证明、经营场所现场核查登记表等涉及的相关原始资料,以及自治区工商行政管理局规定的其他材料等。同时,要加强食品许可档案的规范化管理,严格管理责任,切实保障档案的完整、真实和安全。

（二）建立健全食品流通许可管理数据库

县级及其以上地方工商行政管理机关应当建立食品流通许可申请受理、审核发放、变更、注销及吊销情况等许可管理数据库。积极推进食品流通许可信息化管理,应用食品流通许可软件,规范食品流通许可证受理、审核、发放管理等工作。

依托金信工程,建立健全食品流通许可工作的信息化网络体系。将食品经营者的食品安全信用情况作为企业信用分类监管、个体工商户分层分类监管、市场信用分类监管制度的重要内容,对有不良信用记录的食品经营者增加监督检查频次,加强监督管理。

（三）整合管理资源,实现资源共享

要创造条件建立食品流通许可电子档案,实行信息化网络管理,整合资源,互联互通,信息共享。许可机构与登记注册机构应当整合食品流通许可信息与登记注册信息,加强对各类基础数据的统计、分析和利用,建立食品流通许可和登记注册管理情况内部通报制度,许可机关应当及时把撤销、注销、吊销食品流通许可的食品经营者名单以及相关处罚等情况告知登记机关,由登记机关依法处理。登记机关在办理企业年检、个体工商户验照时,应当按照企业年检、个体工商户验照的有关规定,核查食品流通许可证是否被撤销、吊销或者有效期限届满,并依法严格把关。

(四) 利用网络平台,加强信息沟通

通过媒体、政府网站等形式,定期公告取得或注销、撤销和吊销食品流通许可证的食品流通经营者名录。同时,要加强与卫生行政、质量监督、农业行政、食品药品监督管理等食品安全监管部门的工作联系,及时通报食品流通许可的有关信息。对被吊销许可证或许可证到期的,及时责令其限期办理变更登记或依法办理注销登记,逾期不办的,依法吊销其营业执照;对被吊销营业执照的食品市场主体,要在工商行政管理网站或者当地主要媒体及时予以公布。

第五章　食品经营的监督管理

流通领域的食品安全,不仅直接关系到广大消费者的身体健康,而且与经济发展、社会和谐关系密切。因此,长期以来流通领域的食品安全管理始终是普遍关注的焦点。根据 2004 年国务院出台《关于进一步加强食品安全工作的决定》(国发〔2004〕第 23 号),工商部门开始对流通领域的食品安全实施监督管理;2009 年颁布并实施的《中华人民共和国食品安全法》更是在法律层面上明确了工商行政管理部门对食品流通实施监督管理的职责。

为了更好地指导食品流通的监管工作,国家工商总局先后出台了《工商行政管理所食品安全监督管理工作规范》(工商消字〔2005〕第 71 号)、《国家工商行政管理总局关于规范食品索证索票制度和进货台账制度的指导意见》(工商消字〔2007〕227 号)以及《流通环节食品安全监督管理办法》等一系列文件,特别是《流通环节食品安全监督管理办法》把《食品安全法》、《食品安全法实施条例》赋予工商机关的监管职责进行了细化,明确规定了对食品市场进行日常监管的内容;明确了要记录监督检查结果、建立食品经营者信用档案等 14 个方面的职责。由于篇幅所限,本章着重阐述了日常监管、建立食品经营者信用档案等方面的监管职责。日常监管职责介绍了进货查验和记录监管(第一节)、销售记录监管(第二节)、食品安全制度和从业人员健康证明监管(第三节)、批发市场、集贸市场履行食品安全管理责任监管(第四节)、食品贮存监督管理(第五节)、食品标识管理(第六节)等内容;食品安全信用档案管理职责在本章第七节进行了介绍;此外,由于乳制品行业的特殊性,本章专门拿出一节(第八节)的篇幅介绍了乳制品的监督管理。

第一节　进货查验和记录监管

一、进货查验和记录内容

对于食品经营的安全控制而言,采购进货是控制的源头。对此,《食品安全法》第三十九条作了明确的规定:"食品经营者采购食品,应当查验供货者的许可证和食品合格的证明文件。食品经营企业应当建立食品进货查验记录制度,如实记录食品的名称、规格、数量、生产批号、保质期、供货者名称及联系方式、进货日期等内容。食品进货查验记录应当真实,保存期限不得少于两年。实行统一配送经营方式的食品经营企业,可以由企业总部统一查验供货者的许可证和食品合格的证明文件,进行食品进货查验记录。"《食品安全法实施条例》在《食品安全法》规定的基础上,又对食品生产经营采购控制体系作了更具体的规定。2009 年 7 月,国家工商总局颁布的《流通环节食品安全监督管理办法》第十三、第十五、第十六条也作了详细的规定。

食品经营采购控制体系主要通过采购索证查验制度、采购进货验收制度、采购进货查验记录制度以及其他保障制度来加强对食品经营采购物品的质量保障。

（一）采购索证查验制度

在我国,食品安全管理的产品溯源制度主要是以索证索票为手段来实施的。目前,由于我国食品行业企业规模、管理者素质、守法意识等差别大,造成食品生产经营者对法律、法规规定的食品索证工作的重要性认识不足,存在不同程度的被动应付和盲目索证的问题。有些是一证多用,有些是品种规格或批次不符,甚至是把工商营业执照、税务登记证、法人证、优质产品证书、免检产品证或 QS、ISO 认证证书等都作为产品批检合格的凭证,严重影响了采购食品及其原料索证工作的有效性。

2007 年 10 月,国家工商总局根据相关法律法规就规范食品索证索票制度和进货台账制度提出指导意见(《国家工商行政管理总局关于规范食品索证索票制度和进货台账制度的指导意见》),指出相关企业要建立健全进货索证索票制度,严格审查供货商的经营资格,仔细验明食品合格证明和食品标识并要索取正式销售发票和销售凭证,并加以规范整理归档保存不少于两年等。《食品安全法》第三十九条对食品经营者规定在采购时"要查验供货者的许可证和产品合格证明文件"。

具体实施时,首先要对供货者资格进行查验。《食品安全法》第二十九条规定,我国对食品生产经营实行许可制度,从事食品生产、食品流通、餐饮服务应当依法取得食品生产许可、食品流通许可、餐饮服务许可。因此,食品经营者查验供货者的许可证时,对于食品生产经营者在本法施行前已经取得相应许可证的,可以查验供货者的卫生许可证;对于实施之后的申请办证的食品生产经营企业,要注意对食品生产许可、食品流通许可、餐饮服务许可进行查验。此外,《食品安全法实施条例》第二十条规定:"食品生产许可、食品流通许可和餐饮服务许可的有效期为3年。"因此,在查验时要注意供货者的卫生许可有无过期。

其次,是对产品的合格证明文件的查验,主要是指对产品的产品质量认证证书、检验检疫合格证明、进口商检证明、质量检验报告等的查验,采购前要注意以下事项:第一,要查验产品的一般卫生状况、产品合格证明和产品标识是否符合国家的法律、法规的规定;第二,批量采购食品时,应该查验食品是否按照产品生产批次并有相应的检验报告或是复印件;第三,对于动物性食物,尤其是肉类产品,必须查验其检验检疫合格证明;第四,对于从固定供货商或供货基地采购食品的,要索取并保存其资质证明,并签订保证食品卫生质量的采购供货合同。

实践中,要重点查验合格凭证的完整性、真实性及准确性。对于食品原料采购,某些供货者不能提供合格证明文件的,《食品安全法》要求应该依照食品安全标准进行检验并保存检验记录,合格的方能采购,不合格的不予采购;对于实行统一配送经营的食品企业,可以由总部统一查验供货者的许可证和食品合格的证明文件。

（二）采购进货验收制度

进货验收的目的是验证采购来源是否来自合格的基地或供应商,拒绝来源不明的食品、食品原料、食品添加剂、食品相关产品;验收采购物品的安全卫生,检查是否有检验、检疫合格证明,是否符合食品安全标准。在进货验收环节中,验收依据是相关食品安全标准,验收手段是检验。以食品原料为例,由于食品原料种类繁多、成分复杂,根据不同的食品原料需要采用不同的检验方法。通常把食品原料检验分为感官检验、理化检验和微生物检验,这里不再一一赘述。

（三）采购进货查验记录制度

采购进货查验记录制度的实施应注意以下几个问题:

（1）对产品本身信息的记录。食品生产企业要如实记录食品原料,食品添加剂,食品相关产品的名称、规格、数量、进货日期等,食品经营企业要如实记录食品的名称、规格、数量、生产批号、保质期、进货日期等内容。

（2）对供货者信息的记录。食品经营企业要对供货者名称及联系方式等内容加以记录。

（3）对于进货查验记录本身的要求。由于进货查验记录是实施食品溯源的重要依据,是实现"企业是食品安全第一责任人"的重要保证,这些相关记录必须真实、可靠,并且保存期限不得少于两年。

(4) 对于实行统一配送经营的食品企业,可以由总部统一查验供货者的许可证和食品合格的证明文件,进行食品进货查验记录。《流通环节食品安全监督管理办法》第十三条对此又作了详细的规定:实行统一配送经营的食品企业总部可将有关资料复印件留存所属相关经营企业备查,也可以采用信息化技术,联网备查。

二、相关行政处罚

(一) 对食品生产者采购、使用不符合食品安全标准的食品原料、食品添加剂、食品相关产品的处罚

食品生产经营的采购是食品质量控制和安全保障的源头,根据法律规定,食品生产经营者在采购食品原料、食品添加剂、食品相关产品时必须严把质量关,不得采购或者使用不符合食品安全标准的食品原料、食品添加剂、食品相关产品。不论主观是故意或是过失,凡是没有认真查明产品的相关证明文件、检验货物,致使购买或者使用不符合食品安全标准的食品原料、食品添加剂、食品相关产品的,就要依法承担责任。法律依据参见《食品安全法》第八十六条第三款之规定,关于有上述行为的行政处罚,由有关主管部门按照各自职责分工,没收违法所得、违法生产经营的食品和用于违法生产经营的工具、设备、原料等物品;违法生产经营的食品货值金额不足一万元的,并处两千元以上五万元以下罚款;货值金额一万元以上的,并处货值金额两倍以上五倍以下罚款;情节严重的,责令停产停业,直至吊销许可证。

(二) 对未对采购的食品原料进行检验及进货时未查验许可证和相关证明文件的处罚

在食品生产经营者采购食品原料时,对无法提供产品合格证明文件的食品原料,应当依据食品安全标准进行检验,这是确保食品安全生产的首要关口。食品生产者没有尽到检验义务,无论是否造成危害后果,都应当承担法律责任。食品生产经营者在采购时没有查验供货方许可证和相关文件证明的,也要依法承担相应的法律责任。依据《食品安全法》第八十七条的规定:有上述行为的,由有关主管部门按照各自职责分工,责令改正,给予警告;拒不改正的,处两千元以上两万元以下罚款;情节严重的,责令停产停业,直至吊销许可证。

第二节　销售记录监管

一、流通许可

食品批发、零售业即食品流通是有别于食品生产加工的,有其独特的卫生问题。总的说来,批发、零售业较生产加工业数量多,且较为分散、不集中。凡是有人居住、活动的地方,都有食品销售者存在。销售环节是食品生产经营过程中的最后一个环节,销售后的食品直接进入消费领域,销售过程中食品卫生的好坏,将直接影响消费者权益及其身体健康。

食品销售首先必须取得流通许可,并具有与生产经营的食品品种、数量相适应的场所、生产经营设备或者设施;其次,食品经营者要做好销售记录。

按照《食品安全法》第二十九条的规定,从事食品流通应当依法取得食品流通许可。2009 年 7 月 30 日国家工商总局颁布并实施了《食品流通许可证管理办法》,按照《食品安全法》和《食品流通许可证管理办法》的要求,工商部门在办理食品流通许可时应注意以下几个问题:

(一)办理流通许可证需现场核查的情形

《食品流通许可证管理办法》第十六条规定:许可机关应当审核申请人提交的相关材料是否符合《食品安全法》第二十七条第一项至第四项以及本办法的要求。必要时,可以按照法定的权限与程序,对其经营场所进行现场核查。需要现场核查的情形包括:①食品批发商;②大中型商场(超市);③散装食品经营者;④冷冻、冷藏食品经营者;⑤经营场所或者经营活动可能造成重大食品安全隐患或者可能危害公众身体健康等。

(二)流通许可现场核查的具体内容

1. 现场核查周边环境有无污染源

经营场所距离垃圾场、公用旱厕、粪池等污染源应在 25 米以上,远离工业污染源。

2. 现场核查经营场所是否符合条件

经营场所应有良好的照明、采光、通风条件;食品批发商应有专用库房;经营场所、贮存场所完好,地面、墙面、屋面整洁,室内无脱落、无尘絮。

3. 现场核查场内布局是否合理

经营场所应做到食品与非食品、生鲜食品与熟食品、清真食品与非清真食品分区经营。经营食品场所不能同时销售农药、兽药、化肥、工业酒精等有害有毒商品。洗涤剂、消毒剂、杀虫剂要单独存放。

4. 现场核查设施是否齐全

经营场所应配置防蝇、防尘的纱门、纱窗,处理废水、存放垃圾、废弃物的设施或设备。食品经营区配备食品货架(柜),食品贮存区配备垫板,货架、垫板离地面、墙面 10 cm,食品存放与屋顶保持足够距离。冷藏冷冻食品应当配置相应的冷藏冷冻设施。直接入口食品应有防蝇、防尘、防鼠、防虫设施和食品包装材料、售货工具。大中型商场、超市应设立与食品从业人数相适应的更衣间、洗手消毒设施。

二、销售记录要求

《食品安全法》对于食品经营相关文件资料加强了管理,明确流通企业的义务包括:①供应商资质证明材料和食品相关资料的审核保管义务;②经营进出货相关资料、证明和票据的保管义务。

为满足上述义务要求,食品流通企业应在内部建立如下制度:①应当按供货商名称或者食品种类整理建档,妥善保存所有相关证、票、文件,定期整理、更新档案备查,保管期限自该种食品购入之日起不少于两年;②建立详细的出货台账,如实记录售出食品的名称、规格、数量、生产批号、流向、购货者名称及联系方式、出货日期等。

详细的法律规定如下:

(1)《食品安全法》第六十七条:进口商应当建立食品进口和销售记录制度,如实记录食品的名称、规格、数量、生产日期、生产或者进口批号、保质期、出口商和购货者名称及联系方式、交货日期等内容。食品进口和销售记录应当真实,保存期限不得少于两年。

(2)《食品安全法实施条例》第二十九条:从事食品批发业务的经营企业销售食品,应当如实记录批发食品的名称、规格、数量、生产批号、保质期、购货者名称及联系方式、销售日期等内容,或者保留载有相关信息的销售票据。记录、票据的保存期限不得少于两年。

(3)《流通环节食品安全监督管理办法》第十四条在《食品安全法实施条例》第二十九条的基础上进一步规定:从事批发业务的食品经营企业应当向购货者开具载有前款规定信息的销售票据或者清单,同时加盖印章或者签字;《流通环节食品安全监督管理办法》第二十一条规定:食品经营者应当主动向消费者提供销售凭证,对不符合食品安全标准的食品履行更换、退货等义务。鼓励食品经营者在其销售食品的包装上附加特殊身份标记,将其销售的食品与其他食品经营者销售的食品相区分。

三、相关行政处罚

对于违反上述法律规定的行为,相关行政部门可以依据以下法律、法规对当事人或经营单位进行处罚:

(1) 依据《食品安全法》第八十七条第四款规定的"未按规定要求储存、销售食品或者清理库存食品"的,由有关主管部门按照各自职责分工,责令改正,给予警告;拒不改正的,处两千元以上两万元以下罚款;情节严重的,责令停产停业,直至吊销许可证。

(2) 依据《食品安全法实施条例》第五十七条第四款规定的"从事食品批发业务的经营企业未依照本条例第二十九条规定记录、保存销售信息或者保留销售票据的",依照《食品安全法》第八十七条的规定给予处罚。

(3) 依据《流通环节食品安全监督管理办法》第五十五条:"违反本办法第十四条第一款规定的,责令改正,给予警告;拒不改正的,处两千元以上两万元以下罚款;情节严重的,责令停产停业,直至吊销许可证";第六十二条规定的"食品经营者未主动向消费者提供销售凭证,或者拒不履行不符合食品安全标准的食品更换、退货等义务的,责令改正;拒不改正的,处以一万元以下罚款"。

第三节 食品安全制度和从业人员健康证明监管

一、建立健全食品安全管理制度要求

《食品安全法》第三十二条规定:"食品生产经营企业应当建立健全本单位的食品安全管理制度,加强对职工食品安全知识的培训,配备专职或者兼职食品安全管理人员,做好对所生产经营食品的检验工作,依法从事食品生产经营活动。"

在食品生产销售的链条中,食品生产经营是最重要的环节,它既是食品原料到成品不安全生产的集中地,又是控制食品安全的有力环节。《食品安全法》第四章中对此所作的一些原则性规定背后蕴藏的则是食品及其相关企业在生产经营过程中开展和推行的一系列保障食品安全的有力制度支撑,如食品从业

人员管理制度(第三十二条和第三十四条)、农产品生产记录制度(第三十五条)、食品生产经营采购控制体系(第三十六条和第三十九条)、食品及其相关企业出厂检验制度(第三十七条和第三十八条)、食品储存制度(第四十条和第四十一条)等。《食品安全法实施条例》第二十六条规定,食品生产企业应当建立并执行原料验收、生产过程安全管理、储存管理、设备管理、不合格产品管理等食品安全管理制度。《食品安全法实施条例》第二十二条也规定了食品生产经营企业应当依照《食品安全法》第三十二条的规定组织职工参加食品安全培训,学习食品安全法律、法规、标准和食品安全知识,明确食品安全责任,并建立培训档案。

《流通环节食品安全监督管理办法》第十一条规定:"食品经营企业应当建立健全本单位的食品安全管理制度,组织职工参加食品安全知识培训,学习食品安全法律、法规、规章、标准和其他食品安全知识,并建立培训档案;配备专职或者兼职食品安全管理人员,做好对所经营食品的检验工作,依法从事食品经营活动。"

二、提交健康证明要求

食品生产经营者在维护食品安全中扮演着举足轻重的角色。食品从业人员的健康是维系食品安全的关键要素,直接关系着广大消费者的饮食安全和身体健康。《食品安全法》第三十四条规定:"食品生产经营者应当建立并执行从业人员健康管理制度。患有痢疾、伤寒、病毒性肝炎等消化道传染病的人员,以及患有活动性肺结核、化脓性或者渗出性皮肤病等有碍食品安全的疾病的人员,不得从事接触直接入口食品的工作。食品生产经营人员每年应当进行健康检查,取得健康证明后方可参加工作。"这条是规范食品生产经营者自身对从业人员健康管理的规定,是保障食品安全的重要措施。

具体实施时应注意以下几点:

(一)从业人员应当每年定期进行健康检查,取得健康证明后方可参加工作,严禁未体检先上岗,或体检不合格继续上岗。检查的主体,即食品生产经营人员,是指一切食品的生产(不包括种植业和养殖业)、采集、收购、加工、储存、运输、陈列、供应、销售等活动的人员,包括职工食堂工作人员(专职财务人员等不接触食品操作的除外)和食品商贩等,新参加工作和临时工、合同工、季节性食品加工人员以及在一些宾馆、大中型餐饮单位常见的烹饪实习生等都属于该范围。参照卫生部《预防性健康检查管理办法》(卫生部令第41号)中对"从业人员健康检查表"中相关项目的设置,我国规定的体检项目包括胸部X线透视、肝脾触诊、皮肤检查、粪便检查、肝功能检查和病毒性肝炎检查等。检查应该由企业负责人统一组织,由食品安全管理人员负责。检查的重点是既要查出有症状的急性传染病病人,还要查出无症状的病原携带者。健康检查仅能够证明体检时的健康状况,并不能保证一年之内不患有碍于食品安全的疾病。因此,除每年一度的健康检查之外,各企业还要对从业人员进行随时检查,及时发现并控制疾病。同时,从业人员在发现身体异常时,也要主动向单位申报情况,进行健康检查。确实患有碍于食品安全的疾病时,要及时进行治疗并调离工作岗位。

(二)建立从业人员健康档案。健康档案主要记录从业人员身体的基本情况、每年体检情况、有无疾病史、有无定期体检及体检结果、健康证明的取得事项等。此外,员工离职后,企业应该将其健康档案继续完整地保存一定时间。建立健康档案有利于简化执法环节,降低执法难度,食品安全事故发生后能够及时高效地进行源头追溯。

(三)无证食品经营者的健康检查。许多街头食品经营者或者小作坊不办理卫生许可证,从业人员也不进行健康体检,无形中加大了食品安全的隐患。对于这些主体,应主要依靠执法机关的监督检查和不定期抽查,加大处罚力度,同时加强对其食品安全知识的培训,督促其进行健康检查并办理健康证明。

三、相关行政处罚

依据《食品安全法》第八十七条规定,对于安排患有《食品安全法》第三十四条所列疾病的人员从事接触直接入口食品的工作的,由有关主管部门按照各自职责分工,责令改正,给予警告;拒不改正的,处两千元以上两万元以下罚款;情节严重的,责令停产停业,直至吊销许可证。对此,《流通环节食品安全监督管理办法》第五十五条也作了相同的规定。

《食品安全法》第九十二条规定:"被吊销食品生产、流通或者餐饮服务许可证的单位,其直接负责的主管人员自处罚决定作出之日起五年内不得从事食品生产经营管理工作。食品生产经营者聘用不得从事食品生产经营管理工作的人员从事管理工作的,由原发证部门吊销许可证。"被吊销许可证的单位往往是由于缺乏健全的食品安全管理制度,例如疏于对本单位人员的食品安全知识培训,未配置专职或兼职的食品安全管理人员等,进而发生了违法的食品生产经营行为,造成了严重后果。此时,在五年内该单位的主管人员就不能从事食品生产经营的管理工作,否则聘用单位也要被吊销许可证。

第四节　批发市场、集贸市场履行
食品安全管理责任监管

一、批发市场、集贸市场履行食品安全管理责任要求

批发及集贸市场监管是食品安全保障体系的一个重要组成部分,是对市场流通环节采取措施,通过监管发现问题产品,追溯其来源,找出问题发生的原因并确定责任者。《食品安全法》第五十二条规定:集中交易市场的开办者、柜台出租者和展销会举办者,应当审查入场食品经营者的许可证,明确入场食品经营者的食品安全管理责任,定期对入场食品经营者的经营环境和条件进行检查,发现食品经营者有违反本法规定的行为的,应当及时制止并立即报告所在地县级工商行政管理部门或者食品药品监督管理部门。集中交易市场的开办者、柜台出租者和展销会举办者未履行前款规定义务,本市场发生食品安全事故的,应当承担连带责任。《食品安全法》落实了集中交易市场的开办者、柜台出租者和展销会举办者作为"食品安全第一责任人"的责任,强化了食品安全的事先预防和生产经营过程控制,以及食品发生安全事故后的可追溯。

《流通环节食品安全监督管理办法》第二十二条进一步规定了食品集中交易市场的开办者、食品经营柜台的出租者和食品展销会的举办者应当依法履行的管理义务:

(一)审查入场食品经营者的《食品流通许可证》和营业执照。

(二)明确入场食品经营者的食品安全管理责任。

(三)定期对入场食品经营者的经营环境和条件进行检查。

(四)建立食品经营者档案,记载市场内食品经营者的基本情况、主要进货渠道、经营品种、品牌和供货商状况等信息。

(五)建立和完善食品经营管理制度,加强对食品经营者的培训。

(六)设置食品信息公示媒介,及时公开市场内或者行政机关公布的相关食品信息。

(七)其他应当履行的食品安全管理义务。

食品集中交易市场的开办者、食品经营柜台的出租者和食品展销会的举办者发现食品经营者不具备经营资格的,应当禁止其入场销售;发现食品经营者

不具备与所经营食品相适应的经营环境和条件的,可以暂停或者取消其入场经营资格;发现经营不符合食品安全标准的食品或者有其他违法行为的,应当及时制止,并立即将有关情况报告辖区工商行政管理机关。

二、相关行政处罚

《食品安全法》第九十条规定,集中交易市场的开办者、柜台出租者、展销会的举办者允许未取得许可的食品经营者进入市场销售食品,或者未履行检查、报告等义务的,由有关主管部门按照各自职责分工,处两千元以上五万元以下罚款;造成严重后果的,责令停业,由原发证部门吊销许可证。《流通环节食品安全监督管理办法》第五十八条规定:"违反本办法第二十二条第一款第(一)、(二)、(三)项及第二款的规定的,处两千元以上五万元以下罚款;造成严重后果的,责令停业,由原发证部门吊销许可证。"

第五节　食品贮存监督管理

一、食品贮存要求

《食品安全法》第四十条规定:"食品经营者应当按照保证食品安全的要求储存食品,定期检查库存食品,及时清理变质或者超过保质期的食品。"第四十一条规定:"食品经营者储存散装食品,应当在储存位置标明食品的名称、生产日期、保质期、生产者名称及联系方式等内容。食品经营者销售散装食品,应当在散装食品的容器、外包装上标明食品的名称、生产日期、保质期、生产经营者名称及联系方式等内容。"以上是规范食品经营者科学合理地储存食品、保障食品安全的有效措施。

(一)食品贮存管理制度的构建

1983 年起实施的《食品卫生法(试行)》就规定了食品生产经营企业应当有与产品品种、数量相适应的食品原料处理、加工、包装、储存等厂房或者场所。2007 年《流通领域食品安全管理办法》都对该制度作了完善。《流通领域食品安全管理办法》对现场制作、散装及生鲜食品的贮存作了规定,即市场现场制作食品、散装食品及生鲜食品销售应当具备保障食品安全的设施设备和条件,远离污染源,并符合国家有关食品安全标准。鼓励市场现场制作食品在消费者可视范围内操作。市场生、熟食品应分区销售,防止交叉污染。

《食品安全法》在上述规定的基础上正式确立了食品储存管理制度。《食品流通安全监督管理办法(征求意见稿)》规定:食品经营者委托他人提供食品储存、保管、运输等物流服务的,应当对被委托人是否具备相应的食品储存、保管、运输条件进行审查,确保食品储存、保管、运输的安全。

(二)食品储存管理制度的实施

食品储存是食品生产经营的重要一环,必须加强食品储存的安全管理,才能防止食品污染,保证食品安全。

1. 食品仓库的卫生要求

(1)食品仓库的选址要合理。食品仓库周边应具备良好的运输条件,以利于食品运输。仓库周围要具备良好的卫生条件,远离污水、空气、粉尘等有害物质和化工企业。仓库还应具备良好的供水、供电、排污等设施。

(2)食品仓库应该具有相应的货架及其他设施容器,并安装通风、除湿、防霉、防鼠、防尘等基本设备,禁止存放有毒、有害物品及个人生活物品。

(3)仓库要按时进行清理和消毒,并装配温度、湿度监控设施。

2. 食品储存的卫生要求

(1)食品经营单位需配备具有专业知识,经过健康检查的仓库管理人员,并建立"食品入库验收制度"、"定期检查库存食品制度"和"不合格食品处置制度"等食品安全管理制度。

(2)建立入库出库食品登记制度。食品入库时要详细记录入库产品的名称、数量、产地、进货日期、生产日期、保质期、包装情况、索证情况,并按入库的先后批次、生产日期和保质期限分类存放,做到先进先出,以免储存时间过长而生虫、发霉。仓库管理人员要对库存食品进行定期的卫生安全质量检查,发现问题及时汇报处理,避免造成不应有的损失。

(3)选用合理的储存方式。按照温度的不同,储存方式可分为常温储存和低温储存两种,其中低温储存又分为冷藏储存和冷冻储存。冷藏储存主要适用于蔬菜、水果、熟食、乳制品等;冷冻储存主要适用于水产品、畜禽制品、速冻食品等。常温储存的要求是储存场所清洁卫生,阴凉干燥,无蟑螂、老鼠等虫害,主要适用于粮食、食用油、调味品、糖果、瓶装饮料等不易腐败的食品。

(4)对于食品运输中的储存制度,食品经营者应当参照《食品安全法》对食品储存制度的规定进行具体操作:①记录运输食品的名称、数量、产地、运输日期、生产日期、保质期、包装、索证情况等；②对于运输食品的工具应该保持清洁卫生，严禁任何污染源接触食品运输工具，严禁同时装载农药、化肥等有毒物品与食品；③运输工具要配备储存食品的必要设施，包括防尘、防雨、保鲜、保温、冷藏等措施。

二、相关行政处罚

食品生产经营者未按规定要求储存、销售食品或者清理库存食品的，按照《食品安全法》第八十七条的规定给予行政处罚，即由有关主管部门按照各自职责分工，责令改正，给予警告；拒不改正的，处两千元以上两万元以下罚款；情节严重的，责令停产停业，直至吊销许可证。

第六节　食品标识管理

一、预包装食品标识

（一）法律对预包装食品标识内容的规定

《食品安全法》第四十二条建立了完备的食品标签制度，要求：预包装食品的包装上应当有标识。标识应当标明下列事项：①名称、规格、净含量、生产日期；②成分或者配料表；③生产者的名称、地址、联系方式；④保质期；⑤产品标准代号；⑥贮存条件；⑦所使用的食品添加剂在国家标准中的通用名称；⑧生产许可证编号；⑨法律、法规或者食品安全标准规定必须标明的其他事项。专供婴幼儿和其他特定人群的主辅食品，其标识还应当标明主要营养成分及其含量。

《食品安全法》的规定比《食品卫生法》规定的内容要详细得多，增加了生产者的联系方式，产品标准代号，储存条件，所使用的食品添加剂在国家标准中的通用名称，专供婴幼儿和其他特定人群的主辅食品的标签还应当标明主要营养成分及其含量，法律、法规或者食品安全标准规定必须标明的其他事项。尤其是加上了法律、法规或者食品安全标准规定必须标明的其他事项这一兜底条款，有利于协调法律、法规与标准间的关系。

（二）标准对预包装食品标识内容的规定

《预包装食品标签通则》规定预包装食品标识的内容包括：①强制标识内

容,具体包括食品名称,配料表,配料的定量标示,净含量和规格,生产者、经销者的名称、地址和联系方式,日期标示和贮存条件,食品生产许可证编号,产品标准代号,其他强制标示内容(辐照食品、转基因食品、营养标签、质量(品质)等级);②强制标示内容的免除;③推荐标示内容(批号、食用方法、致敏物质)。

对于特殊膳食用预包装食品而言,其食品标签内容有特殊的规定。《预包装特殊膳食用食品标签通则》主要对特殊营养食品的营养标签进行规范,强调了此类产品的营养标签要求,而其他食品无论进行营养宣传与否均不在管理之列。该标准规定了预包装特殊膳食用食品标签的内容包括:①强制标示内容,具体包括食品名称,配料清单和配料定量标示,能量和营养素,净含量和沥干物(固形物)含量,制造者、经销者的名称和地址,日期标示及贮藏指南,食用方法和适宜人群,产品标准号,质量(品质)等级,其他强制标示内容;②强制标示内容的免除;③非强制标示内容(如产品的批号);④允许标示内容(能量、营养素含量水平的声称,能量、营养素含量比较的声称,营养素作用的声称);⑤推荐标示内容。

(三) 预包装食品标识的标注要求

《食品安全法》第四十八条规定:食品和食品添加剂的标签、说明书,不得含有虚假、夸大的内容,不得涉及疾病预防、治疗功能。生产者对标签、说明书上的内容负责。食品和食品添加剂的标签、说明书应当清楚、明显,容易辨识。食品和食品添加剂与其标签、说明书所载明的内容不符的,不得上市销售。参考《预包装食品标签通则》、《食品标识管理规定(修订版)》(国家质量监督检验检疫总局令〔2009〕第123号)、《预包装特殊膳食用食品标签通则》、《食品安全法》有关预包装食品标签的标注要求可以归结如下:

1. 真实标注

预包装食品标签的所有内容,不得以虚假、使消费者误解或欺骗性的文字、图形等方式介绍食品;也不得利用字号大小或色差误导消费者。应通俗易懂、准确、有科学依据。

2. 合法标注

预包装食品标签的所有内容应符合国家法律、法规的规定,并符合相应产品标准的规定。食品添加剂必须标示具体的名称。不得标示封建迷信、黄色、贬低其他食品或违背科学营养常识的内容。

3. 直接标注

直接标注的要求主要体现在以下几个方面:①食品标识不得与食品或者其

包装分离。②食品标识应当直接标注在最小销售单元的食品或者其包装上。③在一个销售单元的包装中含有不同品种、多个独立包装的食品,每件独立包装的食品标识应当按照规定进行标注。④透过销售单元的外包装,不能清晰地识别各独立包装食品的所有或者部分强制标注内容的,应当在销售单元的外包装上分别予以标注,但外包装易于开启识别的除外;能够清晰地识别各独立包装食品的所有或者部分强制标注内容的,可以不在外包装上重复标注相应内容。

4. 清晰标注

预包装食品标签的所有内容应清晰、醒目、持久;标识的背景和底色应当采用对比色,应使消费者购买时易于辨认和识读。食品标识所用文字应当为规范的中文,但注册商标除外。食品标识可以同时使用汉语拼音或者少数民族文字,也可以同时使用外文,但应当与中文有对应关系,所用外文不得大于相应的中文,但注册商标除外。

5. 显著标注

食品名称必须在标签的醒目位置,食品名称和净含量应排在同一视野内。食品或者其包装最大表面面积大于 35 cm^2 时,食品标识中强制标注内容的文字、符号、数字的高度不得小于 1.8 mm。食品或者其包装最大表面面积小于 10 cm^2 时,其标识可以仅标注食品名称、生产者名称和地址、净含量以及生产日期和保质期。但是,法律、行政法规规定应当标注的,依照其规定。预包装食品标签的所有内容,不得以直接或间接暗示性的语言、图形、符号,导致消费者将购买的食品或食品的某一性质与另一产品混淆。

二、散装食品标识

散装食品因其方便快捷和经济实惠而深受广大消费者的欢迎,但由于其简包装或经分包装,在销售过程中可能会受到二次污染,给消费者的食用安全带来隐患。

对于散装食品,《食品安全法》第四十一条规定,食品经营者储存散装食品,应当在储存位置标明食品的名称、生产日期、保质期、生产者名称及联系方式等内容。食品经营者销售散装食品,应当在散装食品的容器、外包装上标明食品的名称、生产日期、保质期、生产经营者名称及联系方式等内容。

散装食品在流通销售环节容易受到二次污染已是不争的事实,为了确保散装食品的销售安全,以预包装食品取代散装食品,是世界上发达国家早已采取的有效方法,也是我国食品安全销售的方向。

三、进口食品标识

《食品安全法》第六十六条规定:"进口的预包装食品应当有中文标签、中文说明书。标签、说明书应当符合本法以及我国其他有关法律、行政法规的规定和食品安全国家标准的要求,载明食品的原产地以及境内代理商的名称、地址、联系方式。预包装食品没有中文标签、中文说明书或者标签、说明书不符合本条规定的,不得进口。"《食品安全法实施条例》第四十条规定:"进口的食品添加剂应当有中文标签、中文说明书。标签、说明书应当符合《食品安全法》和我国其他有关法律、行政法规的规定以及食品安全国家标准的要求,载明食品添加剂的原产地和境内代理商的名称、地址、联系方式。食品添加剂没有中文标签、中文说明书或者标签、说明书不符合本条规定的,不得进口。"从这两项条款的规定可知,对于进口的预包装食品和食品添加剂,应对其标签、说明书进行严格要求,没有中文标签、中文说明书或者标签、说明书不符合本条规定的,不得进口。因为对于进口的食品,消费者只有通过标签、说明书的描述才可获得信息。如果没有中文标签、说明书,消费者无法选择食品,也无法了解食品的信息,在食用后出现问题时,无法投诉乃至追究责任。如果对进出口食品的标签没有严格规定,既不符合保护消费者的理念,也不符合食品溯源制度的监管要求。

我国对进出口预包装食品标签管理的主要内容是实行标签的审核制度。根据《进出口食品标签管理办法》(国家出入境检验检疫总局令〔2000〕第219号)的规定,对进出口预包装食品标签实施审核、检验管理制度。对经过审核合格的,可取得《进出口食品标签审核证书》。对审核合格的食品标签,国家质检总局统一对外公布,对未经审核或检验不合格的,进口食品不准销售,出口食品不准出口。

四、食品添加剂的标识要求

食品添加剂除满足食品标签的内容、标示要求外,还应标明食品添加剂的使用范围、用量、使用方法,并在标签上载明"食品添加剂"字样;生产许可证编号;食品添加剂有适用禁忌与安全注意事项的,应当在标识上给予警示性标示;复合食品添加剂还应当同时标示出各单一品种的名称,并按含量由大到小排列;各单一品种必须使用与《食品添加剂使用卫生标准》相一致的名称。

食品添加剂应当标示其在《食品添加剂使用卫生标准》中的食品添加剂通

用名称。食品添加剂通用名称可以标示为食品添加剂的具体名称,也可以标示为食品添加剂的功能类别名称并同时标示食品添加剂的具体名称或国际编码(INS 号)。在同一预包装食品的标签上,应选择《预包装食品标签通则》附录 B 中的一种形式标示食品添加剂。当采用同时标示食品添加剂的功能类别名称和国际编码的形式时,若某种食品添加剂尚不存在相应的国际编码,或因致敏物质标示需要,可以标示其具体名称。食品添加剂的名称不包括其制法。加入量小于食品总量 25% 的复合配料中含有的食品添加剂,若符合《食品添加剂使用卫生标准》规定的带入原则且在最终产品中不起工艺作用的,不需要标示。

五、食品广告的要求

近年来,食品安全问题备受社会关注,与之相关的食品广告违法现象也日益突出。2010 年,工商机关共查处广告违法案件 46 889 件,其中 9.62% 是食品及保健食品广告。

有关食品广告的发布和管理,相关部门历年来相继出台了一系列制度加以规范。1993 年 8 月 30 日国家工商行政管理局和卫生部联合颁布了《食品广告管理办法》(国家工商总局,卫生部令〔2003〕第 15 号),同年 10 月 1 日实施;1996 年 12 月 30 日国家工商行政管理局令第 72 号文件公布《食品广告发布暂行规定》;1998 年 12 月 3 日国家工商行政管理局令第 86 号文件又做了修订;2009 年 2 月 28 日通过的《食品安全法》对食品广告的内容作了原则性的规定;2009 年 9 月 28 日国家工商总局根据《食品安全法》、《食品安全法实施条例》以及《食品流通许可证管理办法》、《流通环节食品安全监督管理办法》的规定制定了《食品广告监管制度》等八项制度(工商食字〔2009〕176 号)。上述法律、法规的一些具体条文如下:

(一)《食品广告发布暂行规定》的有关内容

(1) 食品广告必须真实、合法、科学、准确,符合社会主义精神文明建设的要求,不得欺骗和误导消费者。

(2)《食品卫生法》禁止生产经营的食品及违反国家食品卫生有关规定生产经营的食品不得发布广告。

(3) 食品广告不得含有"最新科学"、"最新技术"、"最先进加工工艺"等绝对化的语言或者表示。

(4) 食品广告不得出现与药品相混淆的用语,不得直接或间接地宣传治疗作用,也不得借助宣传某些成分的作用明示或者暗示该食品的治疗作用。

(5) 食品广告不得明示或者暗示可以替代母乳,不得使用哺乳妇女和婴儿的形象。

(6) 食品广告中不得使用医疗机构、医生的名义或者形象。食品广告中涉及特定功效的,不得利用专家、消费者的名义或者形象做证明。

(二)《食品安全法》的有关内容

《食品安全法》第五十四条规定:食品广告的内容应当真实合法,不得含有虚假、夸大的内容,不得涉及疾病预防、治疗功能。食品安全监督管理部门或者承担食品检验职责的机构、食品行业协会、消费者协会不得以广告或者其他形式向消费者推荐食品。《食品安全法》第五十五条进一步规定:社会团体或者其他组织、个人在虚假广告中向消费者推荐食品,使消费者的合法权益受到损害的,与食品生产经营者承担连带责任。

(三)《食品广告监管制度》的有关内容

根据《食品广告监管制度》,工商机关将依法严厉打击发布虚假违法食品广告的行为,重点查处以下六类虚假违法食品广告:

(1) 含有虚假、夸大内容的食品广告特别是保健食品广告。

(2) 涉及宣传疾病预防、治疗功能的食品广告。

(3) 未经广告审查机关审查批准发布的保健食品广告。

(4) 含有使用国家机关及其工作人员、医疗机构、医生名义或者形象的食品广告,以及使用专家、消费者名义或者形象为保健食品功效做证明的广告。

(5) 利用新闻报道形式、健康资讯等相关栏(节)目发布或者变相发布的保健食品广告。

(6) 含有食品安全监督管理部门或者承担食品检验职责的机构、食品行业协会、消费者协会推荐内容的食品广告。

实践中,食品广告的问题突出表现在两点:一是将普通食品混同于保健食品进行宣传;二是将保健食品混同于药品进行宣传。其中,保健食品广告问题比较严重,一些保健食品企业在广告中夸大或宣传超出核准的保健功能,通过夸大某种疾病或通过描述疾病容易导致的身体危害欺骗、误导消费者,使用易于药品混淆的用语,甚至把保健食品功能混同为药品宣传保健食品的治疗作用。

六、相关行政处罚

(一) 对违反食品标识行为的处罚

《食品安全法》第八十六条、第八十七条对违反食品预包装食品标签要求的行为规定了罚则。

违反《食品安全法》第八十六条第二款规定的"生产经营无标签的预包装食品、食品添加剂或者标签、说明书不符合本法规定的食品、食品添加剂",由有关主管部门按照各自职责分工,没收违法所得、违法生产经营的食品和用于违法生产经营的工具、设备、原料等物品;违法生产经营的食品货值金额不足一万元的,并处两千元以上五万元以下罚款;货值金额一万元以上的,并处货值金额两倍以上五倍以下罚款;情节严重的,责令停产停业,直至吊销许可证。

违反《食品安全法》第八十七条第六款规定的"生产的食品、食品添加剂的标签、说明书涉及疾病预防、治疗功能",由有关主管部门按照各自职责分工,责令改正,给予警告;拒不改正的,处两千元以上两万元以下罚款;情节严重的,责令停产停业,直至吊销许可证。

(二) 对违反食品广告的处罚

《食品安全法》第九十四条规定:违反本法规定,在广告中对食品质量作虚假宣传,欺骗消费者的,依照《广告法》的规定给予处罚。违反本法规定,食品安全监督管理部门或者承担食品检验职责的机构、食品行业协会、消费者协会以广告或者其他形式向消费者推荐食品的,由有关主管部门没收违法所得,依法对直接负责的主管人员和其他直接责任人员给予记大过、降级或者撤职的处分。

《食品广告发布暂行规定》第十五条规定:违反本规定发布广告,依照《广告法》有关条款处罚。《广告法》无具体处罚条款的,由广告监督管理机关责令停止发布,视其情节予以通报批评,处以违法所得额三倍以下的罚款,但最高不超过三万元,没有违法所得的,处以一万元以下的罚款。

第七节　食品安全信用档案管理

一、食品安全信用档案建立规范

建立食品安全信用档案,是严格市场准入的有效形式,是规范市场经济秩序和创新食品安全管理模式的需要，是建设我国食品安全信用体系的一项重要内容。自《食品安全法》颁布实施后，以制度和诚信构筑"民以食为天"的安全防线，不仅为食品安全构筑了较完备的法律制度，推动了食品行业的诚信建设，还对食品行业信用档案的管理和规范提供了法律保障。

《食品安全法》第七十九条规定：县级以上质量监督、工商行政管理、食品药品监督管理部门应当建立食品生产经营者食品安全信用档案，记录许可颁发、日常监督检查结果、违法行为查处等情况；根据食品安全信用档案的记录，对有不良信用记录的食品生产经营者增加监督检查频次。

二、食品安全信用档案使用规范

食品安全信用档案由县以上质监、工商、食品药品监管部门共同建立，食品安全信用档案主要包括三方面：一是企业填报的信用基础信息，包括企业基本情况、企业资信情况、企业良好信用记录、企业不良信用记录、企业产品信用信息。二是地方食品监管部门报送的有关食品安全工作信息以及日常监督检查结果、违法行为查处情况；同时，《食品安全法实施条例》第三十三条规定，县级以上质量监督、工商行政管理、食品药品监督管理部门应当将食品生产者召回不符合食品安全标准的食品的情况，以及食品经营者停止经营不符合食品安全标准的食品的情况，记入食品生产经营者食品安全信用档案。三是社会信用信息，包括行业协会的评价、新闻媒体舆论监督信息、认证机构的认证情况、消费者的投诉情况等有关食品生产经营者的食品安全信息。

《流通环节食品安全监督管理办法》第三十二条详细规定：县级及其以上地方工商行政管理机关应当建立食品经营者食品安全信用档案，记录许可证照颁发、日常监督检查结果、违法行为的查处和食品经营者停止经营不符合食品安全标准的食品等情况。依托金信工程，将食品经营者的食品安全信用情况作为企业信用分类监管、个体工商户分层分类监管、市场信用分类监管制度的重要内容，对有不良信用记录的食品经营者增加监督检查频次，加强监督管理。

总之，建立食品安全信用档案，对于打击食品生产经营者的失信行为，防范和化解食品不安全因素，强化食品生产经营者的责任意识，引导企业诚信守法，促进食品行业的稳定和发展，保护群众消费权益等，具有重要的现实意义。

第八节　乳制品监督管理

一、乳制品监管要求

"三鹿牌"婴幼儿奶粉事件给婴幼儿的生命健康造成很大危害,也给我国乳制品行业带来了严重影响。这一事件的发生,暴露出我国乳制品行业还存在一些比较突出的问题,如生鲜乳收购环节管理缺失、生产流通秩序混乱,一些企业诚信缺失,市场监管存在缺位,有关部门配合不够等。正是在上述背景下,有关部门制定了《乳品质量安全监督管理条例》(国务院令〔2008〕第 536 号),并于2008 年 10 月 6 日国务院第 28 次常务会议通过,10 月 9 日公布并施行。条例的颁布与实施为确保乳品质量安全提供了有效的法律制度保障。

(一)《乳品质量安全监督管理条例》对监管部门职责的规定

《乳品质量安全监督管理条例》采用了分段管理为主、分品种管理为辅的食品安全监管机制,进一步明确了地方各级政府和畜牧兽医、质量监督、出入境检验检疫、工商行政管理、食品药品监督、卫生行政等部门的职责。《条例》第四条规定,县级以上地方人民政府对本行政区域内的乳品质量安全监督管理负总责。畜牧兽医部门负责奶畜饲养以及生鲜乳生产环节、收购环节的监督管理。质量监督检验检疫部门负责乳制品生产环节和乳品进出口环节的监督管理。工商管理部门负责乳制品销售环节的监督管理。食品药品监督部门负责乳制品餐饮服务环节的监督管理。卫生部门负责乳品质量安全监督管理的综合协调,组织查处食品安全重大事故,组织制定乳品质量安全国家标准。《乳品质量安全监督管理条例》规定,监管部门对乳品要定期监督抽查,公布举报方式和监管信息,并建立违法生产经营者"黑名单"制度。

(二)贯彻《乳品质量安全监督管理条例》实施意见

2008 年 10 月 24 日,国家工商行政管理总局出台了"贯彻《乳品质量安全监督管理条例》实施意见"(工商办字〔2008〕第 227 号)。为确保国务院《乳品质量安全监督管理条例》全面、正确、有效地施行,结合工商行政管理部门的职责,"意见"指出各级工商部门应认真贯彻落实以下工作:

1. 认真做好乳品市场主体准入工作

(1)奶畜养殖场的登记

根据《乳品质量安全监督管理条例》规定,设立奶畜养殖场,应当符合法定条件,开办者应当依法向养殖场所在地县级人民政府畜牧兽医主管部门备案。工商部门对于申请办理奶畜养殖场的,应当要求申请人提交县级人民政府畜牧兽医主管部门出具的相关备案文件。

(2) 奶农专业生产合作社的登记

申请设立奶农专业生产合作社,应当符合《农民专业合作社法》和《农民专业合作社登记管理条例》的有关规定,向工商部门申请办理登记,取得法人营业执照。

(3) 生鲜乳收购站的开办

根据《乳品质量安全监督管理条例》的规定,生鲜乳收购站应当由取得工商登记的乳制品生产企业、奶畜养殖场、奶农专业生产合作社开办,并取得所在地县级人民政府畜牧兽医主管部门颁发的生鲜乳收购许可证。

(4) 关于《乳品质量安全监督管理条例》实施前已经登记注册生鲜乳收购站的清理

对已经登记注册但未取得畜牧兽医主管部门颁发的生鲜乳收购许可证的生鲜乳收购站,限期办理注销登记,逾期未办的,依法吊销营业执照。

(5) 关于乳制品生产企业的登记

根据《乳品质量安全监督管理条例》和《食品卫生法》规定,从事乳制品生产活动,应当取得食品生产许可证和卫生许可证后,到工商部门办理登记手续。法律对许可机关和许可文件另有规定的,从其规定。

(6) 关于乳制品销售者的登记

根据《乳品质量安全监督管理条例》规定,从事乳制品销售应当按照食品安全监督的有关规定,依法向工商部门和有关部门申请领取有关证照。目前,从事乳制品销售应当持卫生许可证到所在地工商部门办理登记。法律对许可机关和许可文件另有规定的,从其规定。

2. 加强乳制品销售环节的监督管理

(1) 监督乳制品销售者建立进货查验制度和进货台账制度

监督落实乳制品销售者建立并执行进货查验制度,审验供货商的经营资格,验明乳制品合格证明和产品标识;监督落实乳制品销售者建立乳制品的进货台账,如实记录乳制品的名称、规格、数量、供货商及其联系方式、进货时间等内容;监督落实从事乳制品批发业务的销售企业建立乳制品销售台账,如实记录批发的乳制品的品种、规格、数量、流向等内容。鼓励经营者对进货查验和购销台账实行计算机网络化管理,建立健全电子台账。对经营者不履行建立并执行进货查验、购销台账制度义务的,要依照有关法律、法规的规定处理。

(2) 严格监督市场开办企业、柜台出租企业、展销会举办企业实施乳制品安全管理制度

监督市场开办企业、柜台出租企业、展销会举办企业按照有关法律、法规的规定建立并落实乳制品安全管理制度和责任制度。监督其对入场销售者的经营资格、入场销售者的经营环境、条件、销售者是否遵守内部安全管理制度以及经营的乳制品是否符合法定要求进行检查并做好检查记录。对市场开办企业、柜台出租企业、展销会举办企业没有及时审核、检查或者伪造检查记录、发现销售不符合法定要求的乳制品以及其他违法行为不报告,或者为违法销售者提供庇护的,应根据违法情节依法处罚;展销会举办企业不立即停止违法行为的,取消其举办展销会的资格;因市场开办企业、柜台出租企业、展销会举办企业不履行法定责任和义务,造成严重后果的,应依法吊销营业执照。

(3) 加大市场巡查力度,监督销售者合法经营乳制品

工商部门要将乳制品安全监管重心下移并落实到基层工商所。加大基层工商所对乳制品市场的巡查力度,监督乳制品销售者明确内部质量管理人员和岗位职责,销售需要低温保存乳制品的还要配备冷藏设备或者采取冷藏措施,监督乳制品销售者及时清理过期、变质乳制品,确保销售乳制品的质量。对购进、销售无质量合格证明、无标签、标签残缺不清或者标签不符合法律规定乳制品,购进、销售过期、变质或者不符合乳品质量安全国家标准的乳制品,销售伪造产地、伪造或者冒用他人的厂名、厂址、伪造或者冒用认证标志等质量标志乳制品等违法行为,要依法进行查处。

(4) 监督销售者实施乳制品的退市制度

监督乳制品销售者建立健全乳制品的退市制度。销售者在接到生产者实施乳制品召回的告知、工商部门通报或者自行发现的不符合乳品质量安全国家标准、存在危害人体健康和生命安全或者可能危害婴幼儿身体健康和生长发育的乳制品时,应当立即采取措施停止销售、追回已售出的乳制品并记录追回情况;通知乳制品生产企业,并将退市情况以及乳制品销售范围向辖区工商部门报告。工商部门要把乳制品退市作为乳制品监管的重要环节,建立健全行政监管责令退市和销售者主动退市相结合的管理机制。工商部门要会同有关部门监督销售者对退市的乳制品造册登记,严格封存,跟踪监管,依法销毁,严防再次流入市场。对不主动退市和责令退市后仍不退市,或者表面上退市实际改头换面继续销售的,要依法处罚;造成严重后果的,依法吊销营业执照。

(5) 监督销售者履行不合格乳制品的更换、退货义务

监督乳制品销售者向消费者提供购货凭证,自觉履行不合格乳制品的更换、退货等义务,及时处理与消费者之间的乳制品质量纠纷。销售者对消费者购买的不合格乳制品,消费者要求退货的,销售者要及时按销售价格凭实物和购货凭证全额支付退款。销售者与销售者之间的退货按照双方原购销价格全额退款;购销合同另有约定的,按合同约定和有关法律、法规的规定处理。对因生产者一时出现资金支付困难导致销售者因资金问题无法向消费者支付不合格乳制品退款的,应在销售者所在地人民政府的组织协调下,确保销售者及时为消费者支付不合格乳制品的退款。销售者依法履行更换、退货义务后,属于乳制品生产企业或者供货商的责任的,销售者可以向乳制品生产企业或者供货商追偿。

3. 充分发挥职能,整顿和规范乳制品市场秩序

"贯彻《乳品质量安全监督管理条例》实施意见"要求各级工商部门积极开展生鲜乳购销合同帮扶指导工作、打击不正当竞争行为、依法受理和处理对不合格乳制品的举报三个方面的工作,以充分发挥工商部门的职能,整顿和规范乳制品市场秩序。

二、相关行政处罚

(一) 对未取得销售许可的处罚

《乳品质量安全监督管理条例》第六十一条规定:乳制品生产企业和销售者未取得许可证,或者取得许可证后不按照法定条件、法定要求从事生产销售活动的,由县级以上地方质量监督部门、工商行政管理部门依照《国务院关于加强食品等产品安全监督管理的特别规定》(国务院令〔2007〕第 503 号)等法律、行政法规的规定处罚。依据《特别规定》第三条规定,依法应当取得许可证照而未取得许可证照从事生产经营活动的,由农业、卫生、质检、商务、工商、药品等监督管理部门依据各自职责,没收非法所得、产品和用于违法生产的工具、设备、原材料等物品,货值金额不足 1 万元的,并处 10 万元罚款;货值金额 1 万元以上的,并处货值金额 10 倍以上 20 倍以下的罚款;构成非法经营罪的,依法追究刑事责任。

(二) 对生产、销售不符合乳品质量安全国家标准乳品的处罚

《乳品质量安全监督管理条例》第五十五条规定:生产、销售不符合乳品质量安全国家标准的乳品,依照《刑法》第一百四十三条的规定,构成犯罪的,依法

追究刑事责任,并由发证机关吊销许可证照;尚不构成犯罪的,由畜牧兽医主管部门、质量监督部门、工商行政管理部门依据各自职责没收违法所得、违法乳品和相关的工具、设备等物品,并处违法乳品货值金额 10 倍以上 20 倍以下罚款,由发证机关吊销许可证照。

(三) 涉及婴幼儿乳制品的处罚

《乳品质量安全监督管理条例》第五十七条规定:乳制品销售者违反本条例第四十二条的规定,对不符合乳品质量安全国家标准、存在危害人体健康和生命安全或者可能危害婴幼儿身体健康和生长发育的乳制品,不停止销售、不追回的,由工商行政管理部门责令停止销售、追回;拒不停止销售、拒不追回的,没收其违法所得、违法乳制品和相关的工具、设备等物品,并处违法乳制品货值金额 15 倍以上 30 倍以下罚款,由发证机关吊销许可证照。

(四) 涉及乳品质量安全事故的处罚

《乳品质量安全监督管理条例》第五十九条规定:奶畜养殖者、生鲜乳收购者、乳制品生产企业和销售者在发生乳品质量安全事故后未报告、处置的,由畜牧兽医、质量监督、工商行政管理、食品药品监督等部门依据各自职责,责令改正,给予警告;毁灭有关证据的,责令停产停业,并处 10 万元以上 20 万元以下罚款;造成严重后果的,由发证机关吊销许可证照;构成犯罪的,依法追究刑事责任。

(五) 监管部门不履行职责的法律责任

《乳品质量安全监督管理条例》第六十二条规定:畜牧兽医、卫生、质量监督、工商行政管理等部门,不履行本条例规定职责、造成后果的,或者滥用职权、有其他渎职行为的,由监察机关或者任免机关对其主要负责人、直接负责的主管人员和其他直接责任人员给予记大过或者降级的处分;造成严重后果的,给予撤职或者开除的处分;构成犯罪的,依法追究刑事责任。

第六章　食品检验及食品质量监测

食品的质量要素包括其感官(色、香、味、体)、组成成分(理化指标)及卫生(安全)指标。食品检验是保证食品安全、加强食品安全监管的重要技术支撑,是保障食品安全的一系列制度中不可或缺的环节。为了保证食品源头的安全,《食品安全法》要求食品生产者采购食品原料、食品添加剂及食品相关产品时,必须查验供货者的许可证和产品合格证明文件,这些文件必须是建立在检验合格基础上的。对无法提供合格证明文件的食品或食品原料,必须依据食品安全标准进行检验。为了保证食品的安全,《食品安全法》要求食品生产企业建立食品出厂检验记录制度,出具检验合格证。另外,食品安全风险评估是建立在食品检验基础上的,国务院卫生行政部门通过食品安全风险监测或者发现食品可能存在安全隐患时,必须立即组织食品检验,作出食品安全评估。食品生产经营企业的自律是食品安全的根本,食品质量的监督检验则是维护食品市场秩序所必需的。

第一节　食品检验

食品检验是指食品检验机构根据有关国家标准,对食品原料、辅助材料及成品的质量和安全性进行的检验,包括对食品理化指标、卫生指标、外观特性以及外包装、内包装、标志等进行的检验。食品检验的方法主要有感官检验法和理化检验法。

食品的监督检验必须由具有法定资质的食品检验机构依据国家法律、法规和有关标准对食品进行检验,为食品质量监督管理部门提供准确、可靠的检验数据,并据此对被检验食品的品质和质量作出正确客观的判断和评定,防止质量低劣的食品进入市场,危害消费者的身心健康。

抽样检验是工商部门监管流通领域食品、进行食品质量监测的主要工作方式,也是发现案源的重要途径,由此产生的食品质量检验报告是工商部门查办食品案件的有力证据。食品安全抽样检验包括定期和不定期的抽样检验两种,我国《食品安全法》第六十条规定：县级以上质量监督、工商行政管理、食品药品监督管理部门应当对食品进行定期或者不定期的抽样检验。定期检验主要是指各监管部门根据职责范围和监管工作的需要，作出明确规定和安排，在确定的时间，对食品进行抽样检验。不定期检验主要是针对特定时期的食品安全形势、消费者和有关组织反映的情况，或者因其他原因需要在定期检验的基础上，不定期地对某一类食品、某一生产经营者的食品或者某一区域的食品，进行抽样检验。定期检验和不定期检验的最大区别是实施抽样检验的时间是否确定，定期检验一般是常规的工作安排；不定期检验具有一定的灵活性，有利于迅速检查发现问题，及时排除食品安全隐患。

在实施过程中，为提高食品抽样检验工作的系统性、针对性和有效性，根据食品安全风险程度和食品安全整顿工作的需要，食品抽样检验又可分为法定检验和快速检验（测）。其中法定检验是指依据相关法律、法规和标准及监管部门的抽样检验计划，或根据食品安全工作的需要而开展的，委托具备法定资质的食品检验机构进行的抽样检验；快速检验是指食品质量监督管理部门在对食品进行监督检查过程中，借助各类快速检测仪器、试剂，对面包、糕点、熟肉制品、蔬菜等保质期短、消费量大、食品安全风险相对较高的食品和农产品进行的现场监督筛查。

一、法定检验

法定检验是指依据相关法律、法规和标准及监管部门的抽样检验计划，或根据食品安全工作的需要而开展的，委托具备法定资质的食品检验机构进行的抽样检验。国家工商总局《食品抽样检验工作制度》、《江苏省流通环节食品抽样检验工作规范（试行）》规定的抽样检验程序包括：食品抽样检验计划制定、《检验细则》编制、检验机构的选择、抽样、检测、复检、样品处理、检验结果处理等。

（一）检验计划制定

（1）县级以上工商行政管理机关应当依照《食品安全法》第七十六条、《食品安全法实施条例》第四十七条的规定和当地人民政府的食品监管计划，对流通环节食品进行定期或不定期的抽样检验。

（2）县级以上工商行政管理机关应当按照当地人民政府制定的本行政区域的食品安全年度监督管理计划中确定的重点食品、消费者申（投）诉及举报比较多的食品、市场监督检查中发现问题比较集中的食品，以及根据查办案件、有关部门通报的情况,对流通环节的食品是否符合食品安全标准进行定期或不定期抽样检验。

(3) 检验计划应包括检验目的、检验场所、检验食品种类(参照《江苏省流通环节食品抽样检验工作规范(试行)》检验食品种类,见附件一)和批次、检验时间安排、经费预算等内容。

(二) 检验机构的选择及管理

《流通环节食品安全监督管理办法》第三十八条规定,县级及其以上地方工商行政管理机关在执法工作中需要对食品进行检验的,应当委托符合《食品安全法》规定的食品检验机构进行检验,并支付相关费用。国家认监委《食品检验机构资质认定评审准则》规定,食品检验机构是指依法设立或者批准,从事食品检验活动并向社会出具具有证明作用的数据和结果的检验机构。

对于食品检验机构的要求,《产品质量法》第十九条规定:产品质量检验机构必须具备相应的检测条件和能力,经省级以上人民政府产品质量监督部门或者其授权的部门考核合格后,方可承担产品质量检验工作;《食品安全法》第五十七条规定:食品检验机构按照国家有关认证认可的规定取得资质认定后,方可从事食品检验活动。法律另有规定的除外。

食品检验机构的资质认定有相应的法规要求,如卫生部发布的《食品检验机构资质认定条件》(卫监督发〔2010〕29 号)及《食品检验工作规范》(卫监督发〔2010〕29 号)、国家质量监督检验检疫总局发布的《食品检验机构资质认定管理办法》(国家质量监督检验检疫总局令第 131 号)及国家认监委《食品检验机构资质认定评审准则》等法规均对食品检验机构的资质认定及管理作出了相应规定。食品检验机构必须在符合《实验室资质认定评审准则》(国认实函〔2006〕第 141 号)及《食品检验机构资质认定评审准则》关于管理和技术要素的要求的基础上,具备《食品检验机构资质认定条件》所规定的食品检验机构应当具备的有关条件,按照国家有关认证认可规定通过资质认定后,在批准的检验能力范围内,按《食品检验工作规范》和食品安全标准开展检验活动。

1. 食品检验机构的选择

在实施食品抽样检验前,县级以上工商行政管理机关应对检验机构的资质进行评定,坚持"质量优先、服务满意、价格合理"的原则,对符合要求的检验机构应采取招标和议标相结合的方式确定,确定承担本地区流通环节食品抽样检验任务的检验机构名录。对突发性的食品抽检专项任务,应根据检验机构的能力和优势确定。

对食品检验机构的审查从检验资质、检验范围和执业水平等方面进行。

对食品检验机构资质审查包括以下几个方面：

（1）食品检验机构应当符合《食品检验机构资质认定条件》，具备国家认监委印制的食品检验机构资质认定证书及标志。

① 食品检验机构资质认定证书

食品检验机构资质认定证书如图6-1所示。

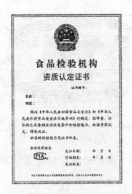

图 6-1　食品检验机构资质认定证书

食品检验机构资质认定证书编号采用11位编号方法，第1位为字母，第2～11位为阿拉伯数字，如下所示：

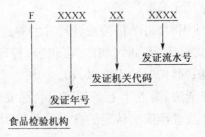

其中：第1位字母"F"：代表食品检验机构；

第2～5位数字：发证年号；

第6～7位数字：发证机关代码；

第8～11位数字：发证流水号。

31个省、自治区、直辖市发证机关的编码规则分别为：01北京　02天津　03河北　04山西　05内蒙古　06辽宁　07吉林　08黑龙江　09上海

10 江苏　11 浙江　12 安徽　13 福建　14 江西　15 山东　16 河南　17 湖北
18 湖南　19 广东　20 广西　21 海南　22 重庆　23 四川　24 贵州　25 云南
26 西藏　27 陕西　28 甘肃　29 青海　30 宁夏　31 新疆,国家认监委代码
为00。

② 食品检验机构资质认定标志

食品检验机构资质认定标志如图 6-2 所示。

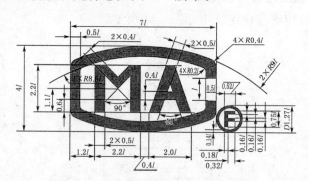

图 6-2　食品检验机构资质认定标志

标志的含义:沿用中国实验室资质认定的 CMA 标志;右下角中的 F 是英文 Food 的第一个大写字母,表明食品检验机构资质认定。

标志的整个图形由字母 CMA 和组成。C 上下对称,MA 在 C 内上下居中;Ⓕ的左切线与 C 的右边线重合;Ⓕ的下切线与 CMA 的下切线在同一水平线上。其他以图上所标尺寸为准。

标志的规格:标志使用时,可酌情按设计尺寸的等比例缩放。

标志的颜色:在正式采用标志时(如广告、包装、打印文件等),其颜色应印制成红色。色值为:C:0;M:100;Y:100;K:10。

此外,根据《食品安全法》第五十七条规定,《食品安全法》施行前经国务院有关主管部门批准设立或者经依法认定的食品检验机构,也可以依法继续从事食品检验活动。

(2) 食品检验机构的检验项目应在其批准的检验能力范围内。

《食品检验机构资质认定条件》第九条规定,食品检验机构应当具备下列一项或多项检验能力:

① 能对某类或多类食品相关食品安全标准所规定的检验项目进行检验,包括物理、化学与全部微生物项目,也包括对食品中添加剂与营养强化剂的检验。

② 能对某类或多类食品添加剂相关食品安全标准所规定的检验项目进行检验，包括物理、化学与全部微生物项目。

③ 能对某类或多类食品相关产品的食品安全标准所规定的检验项目进行检验，包括物理、化学与全部微生物项目。

④ 能对食品中污染物、农药残留、兽药残留等通用类食品安全标准或相关规定要求的检验项目进行检验。

⑤ 能对食品安全事故致病因子进行鉴定。

⑥ 能为食品安全风险评估和行政许可进行食品安全性毒理学评价。

⑦ 能开展《食品安全法》规定的其他检验活动。

因此，在确定食品检验机构前，监管部门应详细了解检验机构的检验项目范围，根据检验项目的要求，委托具有检验能力的机构进行检验。通常情况下，食品检验机构接受委托检验应当在其通过资质认定的范围内，依据工商总局《食品抽样检验工作制度》的规定，采用食品安全国家标准对食品进行检验。没有国家标准的，应当采用食品安全地方标准；没有国家标准和地方标准的，应当采用依法备案的企业标准作为对该企业食品抽样检验的判定依据，合法出具检测报告、合法使用资质认定标志。

为了确保对受检食品安全性进行全面、准确的评价，食品检验机构应在其出具的检验报告中同时列出全部检验结果。当检验报告中同时有获得资质认定（计量认证）的检验项目和未获得资质认定（计量认证）的检验项目时，《食品检验工作规范》第二十二条规定应对未获得资质认定（计量认证）的检验项目予以说明。可直接在检测结果旁注明，或对未获得的项目进行标注并统一说明，但标注和说明应在同一页上显示。

在特殊情况下，如《食品安全法》第十四条规定"国务院卫生行政部门通过食品安全风险监测或者接到举报发现食品可能存在安全隐患的，应当立即组织进行检验和食品安全风险评估"。对在食品种养殖和生产加工及销售过程中来自外界污染的、生产经营过程中自身所带（或被污染）的有毒有害物质和人为添加的物质的检验，具有临时性和针对性等特点。可能没有相应的食品安全标准，食品安全部门在食品安全执法检验或处理此类突发事件时，紧急委托食品检验机构开展特定项目检测（如未知物检测）出具报告的情况下，食品检验机构可以在食品安全监督管理部门的授权或委托下，按照食品安全监督管理部门的要求，对此类无标准检测方法、不在"国家资质认定批准的检验能力范围内"的检验项目进行检测时，建立和使用食品检验非标准方法。但必须按《食品检验工作规范》的要求,采用经过验证、确认的方法开展食品检验活动。

《食品检验工作规范》对食品检验机构非标准方法的建立和使用在第十八条及第十九条中作了规定。第十八条规定:食品检验机构在建立和使用食品检验非标准方法时,应当制定并符合相应程序,对其可靠性负责。即食品检验非标准方法的建立和使用程序必须满足《食品检验机构资质认定条件》的要求,在人员、设备设施、技术要求等方面符合所建立和使用的食品安全非标准方法要求的条件,必要时符合委托方要求的特殊条件。第十九条规定:接受食品安全监管部门委托建立和使用的非标准方法应当交由委托检验的部门进行确认,食品检验机构应当提交下述材料:①定性检验方法的技术参数包括方法的适用范围、原理、选择性、检测限等。定量检验方法的参数包括方法的适用范围、原理、线性、选择性、准确度、重复性、再现性、检测限、定量限、稳定性、不确定度等。②突发食品安全事件调查检验时,可仅提交方法的线性范围、准确度、重复性、选择性、检测限或定量限等确认数据。此外,食品检验非标准方法的建立、确认及使用必须遵照《检测和校准实验室能力的通用要求》(GB/T 27025—2008)执行。

建立和使用非标准方法进行检验活动的食品检验机构,必须不断提高检验能力,按照食品安全监管部门的指令(授权)或接受委托人委托,在没有食品安全标准的情况下,依据相关法律、法规、技术规程规定的程序完成指令(授权)或委托项目的检验方法的建立或验证,完成检验工作。

(3)监管部门应对食品检验机构的执业水平进行审查

对食品检验机构的实验条件进行审查,使之满足《实验室资质认定评审准则》、《食品检验机构资质认定条件》和食品安全标准对于实验场所、仪器设备、配套设施及环境条件的要求,配备与检验能力相适应的、数量足够的仪器设备、标准物质和标准菌(毒)种。建立健全相关程序,不断进行工作量和工作任务、工作性质分析,依据市场和食品检验工作的要求,及时调整硬件资源配置,使之与检验能力相适应。

2. 食品检验机构的管理

根据《江苏省流通环节食品抽样检验工作规范(试行)》的要求,组织实施抽样检验的工商行政管理机关应当与检验机构签订《食品抽样检验合作协议》。检验机构应当根据工商行政管理机关的要求,依照食品安全标准和检验规范开展流通环节食品抽样检验工作,对检验数据和结论的客观性、公正性负责,不得出具虚假的检验报告。

自样品抽取之日起,检验机构必须在约定时间内,按照有关标准规定的检验项目和方法完成检验工作及报告工作,不得少检或漏检。检验结论应采用以下用语:样品检验项目全部合格时,其检验结论为"样本经检验,所检项目符合 ＊＊＊＊＊＊—＊＊＊＊《××××××》标准规定的要求,通过本次监督检验";样品检验项目有一项及以上不合格时,其检验结论为"样本经检验,×××项目不符合＊＊＊＊＊＊—＊＊＊＊《××××××》标准规定的要求,判该批食品不合格"。

检测结束后,检验单位应当及时汇总检测情况相关材料,包括检验报告、汇总表、食品质量分析报告等。食品抽样检验分析报告内容应包括:基本情况、所检项目概念及理由、不合格项目及原因分析、措施和建议、消费警示等;相关材料应在检验结果出来后 5 个工作日内发送到相关单位,其中汇总表和食品抽样检验分析报告还应提供电子档文件。

对承担检验工作的检验机构,监管部门还要按照《食品抽样检验委托合同》的要求,定期下达检验机构参加实验室比对试验任务,并不定期地进行"飞行"检查,确保抽样检验数据的准确性和抽样检验工作的权威性。对检验能力测试不达标以及违反合同约定的食品检验机构将终止委托合同。

此外,食品检验机构应按照监督管理部门的要求报告工作情况,至少包括任务完成情况、发现的问题和趋势分析等。建立年度食品检验工作报告制度,建立报告程序,确立责任部门或责任人,进行年度或定期、不定期食品检验工作报告。定期/年度报告内容应至少包括任务完成情况、发现的问题和趋势分析等,为食品安全监管提供技术支撑。监管部门对报告时间和内容有明确规定的,应遵照规定执行;如监管部门无明确规定,原则上每年均应撰写工作情况报告。

(三)《检验细则》编制

(1)《检验细则》由组织实施检验的工商行政管理机关委托相关检验机构编制,并报组织实施检验的工商行政管理机关备案。

(2)《检验细则》应根据检验计划的有关要求事先制定,内容包括抽样方法、检验项目、检验标准、判定原则等。

(3)检验项目应依据检验计划、食品标准(国家标准、地方标准、企业标准、行业标准)、标签明示值确定。

(4)抽样方法、检验标准、判定原则应依据食品标准(国家标准、地方标准、企业标准、行业标准)以及国家质量监督检验检疫总局《产品质量监督抽查实施规范(第一批)(2010 年版)》《国家质量监督检验检疫总局令〔2010〕第 65 号)的有关要求编制,涉及安全性指标的项目不得低于国家强制性标准要求。

(5) 标签的单项判定,应按《食品安全法》和国家质量监督检验检疫总局《食品标识管理规定》的要求判定。

(6) 检验结论应采用以下用语:样品检验项目全部合格时,其检验结论为"样本经检验,所检项目符合＊＊＊＊＊＊—＊＊＊＊《××××××》标准规定的要求,通过本次监督检验";样品检验项目有一项及以上不合格时,其检验结论为"样本经检验,×××项目不符合＊＊＊＊＊＊—＊＊＊＊《×××××× ×》标准规定的要求,判该批食品不合格"。

《检验细则》样本可参照《江苏省流通环节食品抽样检验工作规范(试行)》检验细则样本进行制作,见附件二。

(四) 食品抽样

《食品安全法》、《食品安全法实施条例》以及国家工商行政管理总局《流通环节食品安全监督管理办法》、《食品抽样检验工作制度》对食品的抽样检验均有相应的规定。

工商行政管理机关对样品进行抽样检验前,应先与产品检验机构联系,掌握产品抽样的有关要求后再抽样检查,以确保样品送检得出的产品质量检验报告的合法性;也可以委托食品检验单位进行抽检工作。工商行政管理机关执法人员应当会同检验机构抽样人员抽取样品。现场抽样的工商行政管理机关执法人员不得少于两人。

1. 现场抽样流程(见图 6-3)

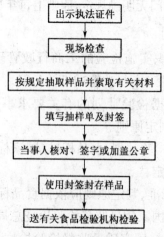

图 6-3　食品检验现场抽样流程

(1) 抽样时,工商行政管理机关执法人员应出示《食品抽样检验通知书》和执法证件。

(2) 现场检查所抽检食品的相关票证、货源、进货量、库存量等,并填写《食品抽样检验工作单》(以下称"工作单",其制作可参照《江苏省流通环节食品抽样检验工作规范(试行)》工作单格式,附件三),由工商行政管理机关执法人员、检验机构抽样人员、被抽检人的负责人共同签字或盖章。抽取的样品必须来源清晰、票证相符。

抽样检查的样品应当在市场上或者食品生产经营者成品仓库内的待销产品中抽取,而且应是经生产经营者检验合格的产品,以保证检验结果的公平和代表性。

所经营食品被抽样检验的食品经营者(以下简称"被抽检人")应当配合工商行政管理机关的抽样检验工作,如实提供被抽样检验食品的相关票证、货源、数量、存货地点等信息。

(3) 检验机构抽样人员应当按照国家规定的采样规则抽取样品,并填写工作单,如实记录被抽检人、所抽样品标称的生产者或境内代理商(以下统称"标称的食品生产者")以及样品的名称、规格、生产日期或批次等信息,工作单、封条及现场抽样记录由抽样人员、工商执法人员、被抽检人共同签字确认,其中工作单应各由两名或两名以上抽样人员和工商执法人员签字方为有效;应确保工作单与现场抽样记录一致;要确保工作单能够按照其说明及时传递到相应的部门,被检验样品标称的食品生产者由被抽检人负责传递。

在现行抽检工作规则中,抽检结果的效力仅限于同一规格、同一批次的食品,因此,弄清经营者的进货数量和存货数量是抽检工作中重要的一环。在这里需要明确一个概念,即食品的"批次"问题。相关法律、法规没有"批次"的概念,"批次"是通俗的讲法,法律法规只有"批号"的概念。但"批号"不等于"批次",不能认为同一批号的食品就是同一批次的食品,因为批号是由食品的生产或分装单位自行确定方法,标明食品的生产(分装)批号,按照《食品安全法》,生产批号不是食品标签必须标注的内容,同时,《预包装食品标签通则标准》规定生产批号是推荐标注内容。因此,要判断食品是否为同一批次,最主要的标准是食品的生产日期。确定抽样食品样本的进货和存货数量必须以同一生产日期为标准。一般情况下,预包装食品有大包装和小包装两种包装形式,小包装是最小的销售单位,同一大包装中的小包装食品的生产日期是一致的,因此可以从大包装的数量入手确定进货和存货数量。对于生产日期精确到"时、分、秒"的食品,建议以"日"为标准进行判定。

（4）抽样检验的检验用样品和备份样品应当按规定当场封样,并由工商执法人员、食品检验机构抽样人员和被抽检人在封条上签字确认。必要时应将封存样品的现场予以摄像和拍照留存。

备份样品由检验机构按照样品的储存条件予以封存及保管。

（5）将样品送食品检验机构检验。县级以上工商行政管理部门对食品抽样检验的,应当将购买的样品送符合国务院卫生行政部门制定的资质认定条件和检验规范,并依法进行资质认定的食品检验机构,以及食品安全法实施前经国务院有关主管部门批准设立的食品检验机构。有的食品监督管理部门在进行抽样检验时采用快速检验方法进行检验,但这种快速检验方法有一定的缺陷,都只能定性,不能定量,当事人对检验结论有异议时,监管部门应当送经资质认定的检验机构进行复检。

2. 抽样方法及样品数量

抽取样品数量可参照《江苏省流通环节食品抽样检验工作规范（试行）》抽取样品总量（参照附件四）。

食品抽样采取随机方式,采样时应关注样品的生产日期、批号、代表性和均匀性（掺伪产品和食物中毒样品除外）。抽样方法应依据食品标准（国家标准、地方标准、企业标准、行业标准）以及国家质量监督检验检疫总局《产品质量监督抽查实施规范》的有关要求而定。一般皆取可食部分。不同食品应使用不同的采样方法。

（1）液体、半液体均匀食品:采样以一池、一缸、一桶为一个采样单位,搅拌均匀后采集一份样品;若采样单位容量过大,可按高度等距离分上、中、下三层,在四角和中央的不同部位每层各取等量样品,混合后再采样;流动液体可定时定量地从输出的管口取样,混合后再采样;大包装食品,如用铝桶、铁桶、塑料桶包装的液体、半液体食品,采样前需用采样管插入容器底部,将液体吸出放入透明的玻璃容器内作现场感官检查,然后将液体充分搅拌均匀,用长柄勺或采样管取样。

（2）固体散装食品:大量的散装固体食品,如粮食、油料种子、豆类、花生等,可采用几何法、分区分层法采样。几何法即把一堆物品视为一种几何立体（如立方体、圆锥体、圆柱体等）,取样时首先把整堆物品设定或想象为若干体积相等的部分,从这些部分中各取出体积相等的样品混合为初级样品。对在粮堆、库房、船舱、车厢里堆积的食品进行采样,可采用分层采样法,即分上、中、下三层或等距离多层,在每层中心及四角分别采取等量小样,混合为初级样品;对大面积平铺散装食品可先分区,每区面积不超过 50 m²,并各设中心、四角 5 个点,两区以上者相邻两区的分界线上的两个点为共有点,例如两区共设 8 个点,三区共设 11 个点,以此类推。边缘上的点设在距边缘 50 cm 处。各点采样数量一致,混合为初级样品;对正在传送的散装食品,可从食品传送带上定时、定量地采取小样;对数量较多的颗粒或粉末状固体食品,需用"四分法"采样,即把拟取的样品(或初级样品)堆放在干净的平面瓷盘、塑料盘或塑料薄膜上,然后从下面铲起,在中心上方倒下,再换一个方向进行,反复操作直至样品混合均匀。然后将样品平铺成正方形,用分样板画两条对角线,去掉其中两对角的样品,剩余部分再按上述方法分取,直到剩下的两对角样品数量接近采样要求为止。袋装初级样品也可事先在袋内混合均匀,再平铺成正方形分样。

(3) 完整包装食品:大桶、箱、缸的大包装食品在各部分取一定件数样品,然后打开包装,使用上述液体、半液体或固体样品的采样方法采样;袋装、瓶装、罐装的定型小包装食品(每包<500 g),可按生产日期、班次、包装、批号随机采样;水果可取一定的个数。

(4) 不均匀食品:蔬菜、鱼、肉、蛋类等食品应根据检验目的和要求,从同一部位采集小样,或从具有代表性的各个部位采取小样,然后经过充分混合得到初级样品。肉类应从整体各部位取样(不包括骨及毛发);鱼类,大鱼从头、体、尾各部位取样,小鱼可取 2～3 条;蔬菜,如葱、菠菜等可取整棵,青菜等可从中心剖开成两个或四个对称部分,取其中一个或两个对称部分;蛋类,可按一定个数取样,也可根据检验目的将蛋黄、蛋清分开取样。

(5) 变质、污染的食品及食物中毒可疑食品:可根据检验目的,结合食品感官性状、污染程度、特征等分别采样,切忌与正常食品相混。

采样数量应能反映该食品的卫生质量和满足检验项目对样品量的需要,同一批次食品抽样基数不得少于抽取样品量,抽取样品总量应能满足检验要求;备用样品量为抽取样品量的 1/2～1/3。

下面以葡萄酒抽样方法为例。

抽样依据标准:GB/T 15037—94

(1) 批次

同一生产期内所生产的、同一类别且经包装出厂的、具有同一批号的产品为同一批次产品。

（2）按表 6-1 抽取样本。样本以瓶为单位。

表 6-1 抽样方案

批 量	<1 500 箱		≥1 500 箱	
样本大小 n（瓶数）	≤375 mL/瓶	8	≤375 mL/瓶	12
	≥500 mL/瓶	4	≥500 mL/瓶	8

（3）抽样方式

从每批产品中随机抽取 n 箱,再从 n 箱中各抽取一瓶,抽取的样品一半作该产品的样本进行检测,另一半由供需双方共同封存,留做复核、仲裁用。

（4）抽样单上必须标明的内容

葡萄酒的标签应注明:酒名、类别、酒精度、原汁含量、净容量、厂名、厂址、批号、商标、封装年月、标准代号及编号,符合本标准的产品可不标保质期。

3. 抽样检验费用

对食品实施抽样检验,是食品安全监督管理部门代表国家对食品安全进行监督检查的执法行为,其执法过程所需要的有关费用应当由国家财政拨付。如果收取被检查的食品生产经营者费用,或者不支付食品监督管理部门检验费用,不仅会增加被检查单位、人员的负担,不利于保证检验机构的中立和检验结果的真实公正,甚至可能造成乱执法的现象发生。因此,为减轻企业负担,规范食品安全监督管理部门的抽样检验行为,《食品安全法》明确规定进行抽样检验,应当购买抽取的样品,并且不得收取检验费和其他任何费用;委托食品检验机构进行检验的,应当支付相关费用。无偿提供的样品,检测合格的,退回被监测人;检验不合格的,按照有关规定处理。

（三）样品管理

食品样品采集后在运输和保存过程中,必须保持其原有的状态和性质,尽量减少离开总体后的变化。但是由于食品本身是动植物组织,是活细胞,有酶的活动,又因食品中的营养成分是微生物天然的培养基,容易生长繁殖,因而食品具有易变性。特别是通过采集操作,经切碎混匀过程,破坏了一部分组织,使汁液流出,一些本来处于食品表面的微生物也混入内部组织,更加速了食品样品的变化,而样品的任何变化都将影响检验结果的正确性,因此,检验机构应根据所检验食品的特性及其贮存要求配备必要的运输和贮存设施,以确保样品在检验前不受毁损、不变质。食品检验机构要按照《实验室资质认定评审准则》要求制定和实施《样品管理程序》，对检验样品进行全程控制和管理，建立健全样品的唯一性标识，控制样品采集、接收、流转和留样、处置等各个环节，满足食品安全标准或委托方在检验、复检工作中对样品管理和数量的要求。

食品样品的保存应注意以下几个方面：

首先，应防止污染。凡采集好的样品必须密封加盖。其次是要防止腐败变质，通常可采取低温冷藏。第三，应稳定水分，因为水分的含量将直接影响食品中各物质的浓度和组成比例。对一些含水分多，分析项目多，一时不能做完的样品，可先测其水分，保存烘干样品。分析结果可通过折算。第四，应固定待测成分，某些待测成分不够稳定（如维生素 C）或容易挥发损失的，应结合分析方法，在采样时加入某些溶剂或试剂，使待测成分处于稳定状态，而不致引起损失。

因此，抽取的样品应当严格按照样品的物理、化学和生物学等特性，或其标签标识上注明的储运条件储藏运输，以确保样品在检测前的完整性和原始性。在样品储运过程中，应当配备温度、湿度测量仪表，建立温度、湿度测量记录。

保存时要做到以下几点：采集样品的一切工具和容器必须保持清洁干净，不得含有被分析的物质，保持干净也是防止污染和腐败变质的措施；样品包装应密闭以稳定水分，防止挥发成分的损失，并避免在运输、保存过程中引起污染；在冷藏下运输和保存，以降低食品内部化学反应速度，抑制细菌生长繁殖，同时也可减少较高温度下的氧化损失；采样后应尽快进行分析，避免引起变化。

进行微生物检验的样品，抽样结束后应尽快将样品送往实验室检验。如不能及时运送，冷冻样品应存放在 $-15℃$ 以下冰箱或冷藏库内；冷却和易腐食品存放在 $0\sim4℃$ 冰箱或冷却库内；其他食品可放在常温冷暗处。运送冷冻和易腐食品应在包装容器内加适量的冷却剂或冷冻剂，保证途中样品不升温或不融化，必要时可于途中补加冷却剂或冷冻剂。如不能由专人携带送样时，也可托运。托运前必须将样品包装好，应能防破损、防冻结或防易腐和防冷冻样品升温或融化。在包装上应注明"防碎"、"易腐"、"冷藏"等字样。做好样品运送记录，写明运送条件、日期、到达地点及其他需要说明的情况，并由运送人签字。

（四）食品检测

（1）自样品抽取之日起，检验机构必须在约定时间内完成检验和报告工作。

（2）检验机构应按《检验细则》规定的检验项目和方法完成全部检验工作，不得少检或漏检。

（3）检验机构应按《检验细则》规定的检验结论用语出具检验报告。

（4）检测结束后，检验单位应当及时汇总检测情况相关材料，包括检验报告、汇总表、食品质量分析报告等。

① 食品抽样检验分析报告内容应包括：基本情况、所检项目概念及理由、不合格项目及原因分析、措施和建议、消费警示等。

② 相关材料应在检验结果出来后 5 个工作日内发送到相关单位（表 6-2），其中汇总表和食品抽样检验分析报告还应提供电子档文件。

表 6-2　材料发送要求

序号	相关材料名称		数量（份）	发送单位
1	检验报告	合格报告	3	组织实施检验的工商部门（1 份），被抽样检验人（1 份），检验机构寄送标称的食品生产者（1 份）
		不合格报告	5	组织实施检验的工商部门（1 份） 被抽样产品所在地工商部门（3 份），并由该工商部门转交给被抽样检验人（1 份） 检验机构寄送标称的食品生产者（1 份）
2	汇总表		1	组织实施检验的工商部门
3	食品检验分析报告		1	组织实施检验的工商部门

（五）样品复检

（1）被告知的被抽检人或标称的食品生产者对抽样检验结果有异议的，应当自收到检验报告之日起十五日内（该产品保质期应满足检验周期要求）向抽样所在地的工商部门提出书面复检申请。

① 复检申请人在申请复检时应提交以下资料，并对所提供资料的真实性和有效性负责：加盖申请复检单位公章的复检申请；原食品检验机构的检验报告书复印件；申请复检单位的授权书原件。

② 抽样所在地工商部门应将复检申请书的复印件报送组织实施检验的工商部门统一安排复检工作，并及时通知检验机构和复检申请人。

（2）复检样品应为备份样品。

① 被抽检人或标称的食品生产者提出复检时，样品必须为备份样品，且符合以下条件之一者不得复检：

a. 微生物检测。

b. 样品超过保质期的。

c. 复检项目指标性质不稳定的。

d. 已经申请过复检并有复检结论的。

e. 样品性状与原检验报告描述不一致的。

② 组织实施抽样检验的工商行政管理机关应当对备份样品的确认和移交进行监督，并制作《食品抽样检验复检通知书》，由复检申请人、初检机构及复检机构共同签字或盖章确认。

③ 复检申请人可以书面委托复检机构办理备份样品的确认和移交。

（3）复检机构可由复检申请人在国务院认证认可监督管理、卫生行政、农业行政等部门共同公布的复检名录中自行选择，复检机构与初检机构不得为同一机构。在国家复检名录未公布前，按现行规定执行。

（4）复检结果为该次检验的最终结果。

（5）复检结论表明样品合格，复检费用由初检机构承担；复检结论表明样品不合格，复检费用由复检申请人承担。

（六）样品的处理

（1）对合格食品的备份样品处理，由检验组织单位按有关规定处理。

（2）对不合格样品，应按以下方式处理：

① 保存在检验机构的备份样品，应在规定的贮存条件下至少保存至复检程序结束为止；特殊情况下应根据组织实施检验的工商行政管理部门的要求保存。

② 最终确认为不合格的备份样品，由检验机构负责销毁并记录备查。

（七）检验结果处理

（1）组织实施抽样所在地的工商行政管理部门应当自收到检验结果5个工作日内，将抽样检验结果通知被抽检人，责令其停止销售不符合食品安全标准的食品，并监督其他食品经营者对同一批次的食品下架退市。

（2）样品复检结束后按照有关规定，由组织检验的工商部门负责准确、及时、客观地将检验结果报当地政府或卫生行政部门统一公布。

（3）组织实施抽样所在地的工商行政管理部门对抽样检验中发现的不属于自己管辖的食品安全案件线索，应按照总局《流通环节食品安全监督管理办法》第三十四条第二款和第三十五条执行。

（4）检验过程中对被抽检人的处罚应严格按照《食品安全法》、《食品安全法实施条例》、总局《流通环节食品安全监督管理办法》以及其他相关法律、法规、规章的规定处理。

二、快速检测

国家工商管理总局《食品抽样检验工作制度》规定:县级及其以上地方工商行政管理机关在日常监督管理中,应当对消费者申(投)诉、举报多的食品,采用国务院质量监督、工商行政管理和国家食品药品监督管理部门认定的快速检测方法对流通环节食品安全风险较高的食品进行初步筛查。实施快速检测发现可能不符合食品安全标准的食品,应当将食品样本送符合法定资质的食品检验机构检验,并依据检验结果进行处理。初步筛查结果不得作为执法依据。

（一）食品快速监测的目的及意义

快速检测是指包括样品制备在内,能够在短时间内出具检测结果,以快速判定被检食品农药残留等含量是否超标、是否含有毒有害物质成分、是否掺杂使假的一种检查产品质量的方法。实施快速检验的机构一般是食品监督管理机构。

食品安全事件屡屡发生的原因是多方面的,除了法律、法规、标准、管理等方面需要改进的问题外,再就是一些客观因素的不足所致。其中检测技术落后导致的发现不及时和处置措施不利是一项重要原因:

1. 法定检验实验室设置数量有限

食品在生产、贮存、运输及销售等各个环节,都有可能受到污染,需要多部门、多环节加以监控。而实验室的建设成本较大、设置数量有限,满足不了实际要求,由此需要便携式的快速检测设备、试材来实施快速检测行动。

2. 法定检验实验室的样品数量有限

由于实验室更加着重于终端产品的检测,难以满足对大量样品以及对食品原料、生产环节卫生状况等进行适时检测,由此需要快速检测行为,将一旦超标需要复检的样品送实验室做进一步检测。

3. 法定检验实验室的样品检测周期较长

对于许多食物如蔬菜、豆浆、快餐等,如果送实验室检测,在还未得到检测报告之前就已过食用期或已销售殆尽了。为保障此类食品的食用安全性,快速检测是更为有效的手段。

4. 法定检验实验室的样品检测费用较高

许多廉价、普遍食用而又容易出问题的食物如集贸市场出售的食物要用成百上千倍的检测费用由实验室来全面保障食用者的安全是不现实的,而快速检测则是一种可行的补充行为。

5. 法定检验实验室的工作量较大

有些物质如色素,已知的就有三千多种,要想区分哪些是食用色素,哪些是非食用色素,要用常规的方法检测其工作量是相当大的。为了减轻工作强度,提高工作效率,需要快速检测加以筛选定型,条件许可时再加以定量。

6. 社会的发展需要快速检测

随着生活水平的提高,人们的食品安全意识越来越强。随着国家财力的增长,政府在保障百姓饮食安全上的投入越来越多。按理说,社会进步了,食品应该越来越安全了,可我们看到和听到的却有许多不协调的现象和不和谐的音符,如二噁英、疯牛病及苏丹红事件,农药中毒、鼠药中毒、甲醇中毒、亚硝酸盐中毒等。也就是说,虽然社会进步了,新的问题又出现了,或原有的问题还未得到很好的解决。加上在商品经济运行中,由于金钱利益的驱使以及极端思维的存在,不法分子人为地掺杂以及使假等,使食品安全的隐患加大。由此需要快速检测行为来适应社会发展的需要。

7. 监管能力和监管形象需要快速检测

食品安全监管人员,单凭眼看、手摸、鼻闻、嘴尝的管理方法已不适应现代食品安全管理的模式。要将有可能发生的事件消灭在萌芽中,将有可能发生的危害降到最低程度,需要将积累的经验与先进的设备相结合来加以实施。与此同时,也会让被管理者心服于科学的管理,共同创造和谐文明社会。

8. 食物中毒发生时更需要快速检测

在诸多的可疑样品中,快速筛选出是哪一种毒物引起的中毒,加以确认后,赢得抢救伤者的时间。

总之,由于法定检测方法存在设置有限、样品检测数量有限、检验周期较长、操作过程繁琐、无法对常见污染物进行快速筛检等局限,已远远满足不了食品安全保障的需求,而快速检测技术可以扩大对食品安全不利因素的监测范围,增加食品样品的监测数量,及时发现问题,迅速采取控制措施,必要时将监测到的检出的有毒有害阳性样品或超出国家卫生安全标准的样品送食品检验机构进一步检验。既扩大了监督覆盖面,提高了监督效率,又充分利用食品检验机构资源,提高法定检测的针对性,使快速检测方法与常规检测方法彼此互补,形成全方位的食品安全检测技术体系。

快速检测应用在食品安全保障工作中具有重要的意义。无论是在重大社会活动中,还是在日常卫生监督过程中,一些突发食源性事件的现场调查也往往以现场快速检测作为筛查的第一步。除感官检测外,针对常见引发急性中毒的有毒物质或重要控制环节开展现场快速检测,对某些慢性伤害物质可能大量超标以及劣质食品的快速检测,能在现场及时发现可疑问题,迅速采取相应措施,这对提高监督工作的效率和力度,保障卫生安全有着重要的意义。根据我国当前的国情,对农副产品批发市场以及超市等食品零售网点进行食品安全监督,乃至经营商自身管理,都需要配以现场抽样和快速检测。尽管现场快速检测由于灵敏度和特异性方面的限制,不能作为判定样品安全性的最终依据,但作为发现问题的第一步,它具有不可替代的作用。

(二) 食品快速检测方法的分类

1. 按检验对象的学科分类

可分为理化检验及微生物、真菌毒素的检验。

(1) 理化快速检测方法

包括样品在内,能够在两小时以内出具检测结果,即可视为实验室快速检测方法;如果方法能够应用于现场,在 30 分钟内出具检测结果,即可视为现场快速检测方法;如果能够在十几分钟甚至几分钟内得到检测结果,可将其视为比较理想的现场快速检测方法。

实验室快速检测着重于挖掘现有设备潜力、更新仪器设备以及改变样品前处理方式,即利用一切可以利用的仪器设备对样品进行快速检测。而现场快速检测着重于将一切可以利用的手段从实验室拿到现场使用,即利用一切可以利用的仪器设备对样品进行现场快速检测。

现场快速检测的手段主要体现在定性和限量检测上,有些方法可以达到半定量或定量的效果。定性检测能够快速得出被检样品是否含有有毒有害物质,结果可表述为阴性或阳性。限量检测能够快速得出被检样品中有毒有害物质是否超过规定限值或有效成分是否达到标准规定值,结果可表述为合格或不合格;半定量检测,与定性检测相比,其检测结果是一个大约数值,结果可表述为合格或不合格,也可表述为具体数值;定量检测一般在实验室内进行,有些现场检测方法本身就属于定量检测的范畴,如温度、湿度、紫外线辐照强度、电导率等物理指标的检测,结果可表述为具体数值。

现场快速检测方法与实验室检测方法一样,都是将化学反应原理、物理特性应用于检测中。如毒鼠强可与二羟基奈二磺酸反应变为淡紫红色,制成检测管,试管底部会出现淡紫色,且随着毒鼠强浓度的增加,颜色变深;敌鼠钠盐可与三氯化铁反应呈砖红色。依据这些原理,制成可携带到现场使用的检测管、试纸条等现场检测材料。

现场快速检测方法设计与实验室检验方法相比,在实验步骤、条件、样品处理等方面,实际上是一种简化。实验室检测方法设计了去掉干扰因素的步骤,规定了实验条件,且实验室内有稳定的环境条件,检验结果可靠;现场快速检测由于处于不同的环境条件,且去除干扰因素的条件有限,所以结果的准确性受到一定限制,有时会因为干扰因素的存在而产生假阳性,所以,只能给出大致的方向。

（2）微生物及真菌毒素的快速检测

包括细菌总数、大肠菌群、霉菌酵母菌、沙门氏菌、金葡菌、大肠杆菌 O157、副溶血弧菌、阪崎肠杆菌、蜡样芽孢杆菌的快速检验,以及黄曲霉毒素 B1、黄曲霉毒素 M1、玉米赤霉烯酮、赭曲霉毒素 A 等。

与国家标准检验方法相比,能够缩短检测时间（较常规缩短 1/2）,得到具有判断或推断性结果（即阳性或阴性,超标或不超标）的方法,即可视为快速检测方法。

2. 按检测物质和使用目的分类

快速检测的检测物质主要分为急性中毒物质、慢性伤害物质及劣质食品。

（1）急性中毒物质

急性中毒物质是指毒性较强的物质,如毒鼠强、氟乙酰胺、甲胺磷、砷、汞、氰化物、甲醇、亚硝酸盐等,当人体摄入一定剂量后,在几分钟或数小时即可出现中毒症状。当剂量未达到出现急性中毒症状而长时间摄入时,会出现慢性中毒症状。如有机磷和氨基甲酸酯类农药等,砷、汞等无机物,食品本身含有的毒素,如大豆中的皂素、豆角中的凝集素、发芽土豆中的龙葵素等。

（2）慢性伤害物质

慢性伤害物质是指与急性中毒物质相比在同等剂量的情况下毒性弱一些的物质,当人体摄入同等剂量时不会很快出现中毒症状,但累积到一定量会对人体健康产生危害的物质（剂量—效应）。如一次摄入量过大时,也可出现急性中毒,如水产品中的甲醛、苏丹红、瘦肉精、二氧化硫、吊白块、三聚氰胺等。

（3）劣质食品

劣质食品是指食品变质或掺假,如油脂酸败的检测（酸价、过氧化值）、水产品酸碱度的检测、蜂蜜中淀粉的快速检测、食醋中游离矿酸的快速检测等。

(三) 快速检测方法与设备

目前我国已有部分快速检测的标准方法,如 GB/T 5009.199—2003 蔬菜中有机磷和氨基甲酸酯类农药残留量的快速检测;GB/T 4789.32—2002 食品卫生微生物学检验——大肠菌群的快速检测。中国疾病预防控制中心营养与食品安全所的现场快速检测分析方法(CDC/SB),如 CDC/SB 113 食用油脂酸价的快速检测;中国疾病预防控制中心营养与食品安全所实验室验证过的快速检测方法。国家实用新型专利 ZL98 206089.0 速测卡法,半定量检测,酸价测试范围 0~5.0 mg KOH/g,主要用于食用油脂卫生指标的监测和酸败油脂的检测;CDC/SB 106 亚硝酸盐的快速检测:中国疾病预防控制中心营养与食品安全所现场快速检测方法。本方法是在国家标准 GB/T 5009.33—2003 盐酸萘乙二胺检测方法基础上改进的现场快速检测方法——速测管法。定性兼半定量检测,可用作卫生指标检测、投毒监测和食物中毒物质的快速筛选、定性定量。最低检出量为 0.025 mg/L。现场使用,10~15 分钟出结果。

在快检设备的开发方面,已有多种形式的食品安全快速检测系列设备,适用于不同快检目的的需要,如食品安全快速检测箱、常见食物中毒快速检测箱、大型活动卫生保障食品安全快速检测箱、食品微生物检测箱及便携式恒温培养箱、便携式酒醇(甲醇、乙醇)速测仪、便携式农药残留速测仪、便携式多参数光度仪等。

目前很多地区都有研发相应快速检测设备的公司,各公司的产品各有特色,价格、使用费用、检测精度也不完全一样。选用现场快速检测设备应注意其适用性及检出限。实用性即是否方便使用、是否便于携带、费用高低等;检出限则是衡量快检方法的重要指标。

(四) 快速检测的实施

日常监管工作中,快速检测实施的场所可包括各类食品交易市场(农贸市场、超市、食品批发、零售摊点为主)、提供食品的各类服务消费场所以及食品物流服务场所。对消费者、有关组织投诉和反映问题比较集中、易发生食品安全事故的食品或发生食品安全突发事件需要检测的及按计划应组织实施或上级部门组织的需专项检查的食品进行检测。重点检测的食品种类可集中于米、面制品及食用油,糕点、糖果,新鲜蔬菜、腌制蔬菜,干鲜、新鲜水果、干果、坚果、炒货,肉、禽、蛋,水产品,盐及调味品,饮料及茶叶,豆制品,营养保健品,水发产品等,检测项目根据检测技术条件和市场监管工作的需要确定。重点开展如苏丹红、农药残留、甲醛、吊白块、二氧化硫、亚硝酸盐、双氧水、硝酸盐、硼砂、甲醇、肉类水分等项目的快速检测。

实施食品快速检测,工商行政管理机关执法人员不得少于两人。

执法人员在取样前,应当向被抽检人出示执法证件和《流通环节食品快速检测通知书》,且事先不得通知被抽检人。

工商行政管理机关执法人员应根据快速检测的需要,随机抽取并购买样品,按照检测规程实施食品快速检测,如实记录样品信息和检测结果,抽样人员应填写《食品质量快速检测抽样单》,抽样单必须由两名抽样人员和被抽检人共同签字。除现场检测外,应当场对样品进行封样编号,并制作抽样笔录,检查笔录。由被抽检人签字确认。

食品快速检测结果出来后,应填写《流通领域食品质量快速检测结果告知书》,并及时送达被抽检人,同时告知其有进行法定检测的权利和途径。被抽检人对检测结果有异议,提出复检要求的,应送法定检验机构检测。快速检测过程中,要求被抽检人当事人签名、盖章或者以其他方式确认的,如当事人拒绝签名、盖章或者以其他方式确认,应当在笔录或其他材料上注明原因,必要时可请相关见证人签名。

第二节　食品质量检测

一、监测组织

食品质量监测是指由有权开展监测工作的工商行政管理部门有计划地组织工商行政管理执法人员和法定的检验机构,通过对流通领域食品抽样检测,而对食品质量进行的监督检查活动,是工商部门保护消费者合法权益的重要手段。

《国务院办公厅关于实施食品药品放心工程的通知》(国办发〔2003〕65号)规定:工商行政管理部门要加强上市食品质量监督检查。食品质量监测是工商机关对上市食品质量监督检查的重要方式。生产领域食品质量由质检部门监管,而一些工厂、不法生产者所生产的不合格食品有可能逃避其监管而流入流通环节,流通领域中食品仓储、运输、销售过程中的不当操作也可能导致食品质量问题,仅仅依靠生产领域的质量监管是不够的。流通环节食品质量监测是生产环节质量监管的必要补充,是适应流通环节特点的食品质量监管的重要执法手段。流通环节食品质量监测的直接目的不在于提高产品质量,而在于净化市场,使不合格食品远离消费者。只有认真地做好流通环节食品质量监测工作,才能更有效地净化市场,使不利于消费安全的不合格食品能及时退出市场,使那些影响或危及人身健康、生命安全的不合格食品远离消费者,切实保障消费者的消费安全。

国家工商总局和各省级工商部门应建立自己的食品安全风险信息收集渠道,如12315食品安全投诉举报信息,国内各主要食品安全网站和报刊披露的食品安全信息;相关部委机构发布的食品安全风险监测和预警信息;省、地市级食品安全监管机构发布的食品监测和抽检信息;各高校、研究机构和质检机构的食品安全研究信息;国内外食品安全相关期刊登载的食品安全信息;国外重要食品安全监管机构发布的食品安全预警和召回信息等。

省级以上工商部门应收集这些食品安全信息,并认真分析,找出常见的食品安全风险因素、各类食品的风险因子,特别是未知物或不明污染物的风险信息、危害后果,并总结出流通领域中主要的食品安全风险规律和潜在的风险因子。根据收集到的食品安全风险信息制定本辖区流通领域食品安全年度监测计划或临时监测计划,对监测目标、监测范围、工作要求、组织保障和承担监测任务的技术机构作出明确规定。制定出流通领域食品安全风险监测体系的组织框架、运行方式、操作程序和管理制度。

(一) 部门合理分工

省市工商局应当按照地方政府和国家工商总局有关食品安全工作的要求,编制本地区流通环节的年度食品抽样检验工作计划,自行或组织工商分局实施抽样检验工作。

县级以上工商行政管理机关对应当按照当地人民政府制定的本行政区域的食品安全年度监督管理计划中确定的重点食品、消费者申(投)诉及举报比较多的食品、市场监督检查中发现问题比较集中的食品,以及根据查办案件、有关部门通报的情况,对流通环节的食品是否符合食品安全标准进行定期或不定期抽样检验。

各工商分局应当按照市工商局和区县政府有关食品安全工作的要求,编制本辖区范围内流通环节的年度食品抽样检验工作计划,组织实施辖区抽样检验工作,执行市工商局下达的抽样检验任务。各工商分局的年度食品抽样检验工作计划应当报市工商局备案。

省、市局的任务是制定全年食品抽样检验及快速检测工作计划,组织实施流通环节食品的抽样检验工作;指导分局开展抽样检验和快速检测工作;对检测结果进行汇总和分析,并按规定向社会发布,提高数据利用水平。各分局的任务是配合市局完成本辖区内的食品抽样检验工作;根据辖区食品安全状况制定年度和季度抽样检验计划并组织实施,对抽样检验结果进行汇总和分析,并上报市局;根据市局下达的快速检测计划制定快速检测方案,开展快速检测工作,并对辖区食品快速检测结果进行汇总和分析;办理市局下发的以及自主抽检食品质量案件,并上报食品案件处理情况。要建立健全抽样检验工作考核机制,各分局要按照市局布置的抽样检验和快速检测任务和要求,认真完成各项抽样检验任务和抽检信息的报送工作。要严格按照法定程序开展食品抽样检验及快速检测工作,确保程序合法、数据客观、记录清晰。

(二) 建立食品质量快速检测室

在快速检测的组织方面,按照《江苏省流通领域食品质量快速检测工作规范(试行)》规定,市、县两级工商行政管理局应建立食品安全质量快速检测室,检测室负责人由市、县两级工商行政管理机关流通领域食品安全管理机构的负责人兼任。市级局应配备专用检测室、流动检测车,配备相应数量的多功能检测仪。县级局应逐步配备专用检测室,配齐食品安全检测仪,也可配备一定的速测检测试剂作为补充,有条件的可配备流动检测车。食品质量快速检测室应根据上级部署和有关法律、法规,制定本地流通领域食品质量快速检测计划和实施方案,确定重点检测品种和每月最低检测批次等内容;组织业务培训、指导和督查;对辖区食品质量快速检测数据进行汇总分析,生成统计报表和统计分析,并及时上报;根据快速检测结果,及时掌握辖区食品安全现状、存在的问题及发展趋势,提出本地流通领域食品安全监管意见和建议;对各单位送检的产品进行检测,并将检测结果及时通报送检单位,对检测不合格的商品,移交辖区工商行政管理部门按有关规定处理;利用流动检测车定期组织开展流动检测工作,对检测不合格的商品,移交辖区工商行政管理部门按有关规定处理;实行电脑网络化管理,做好软件应用、数据录入和系统管理工作。

基层工商行政管理分局(所)应建立食品安全检测站,配备快速检测箱,快速检测箱应至少具备农药残留、吊白块、亚硝酸盐、二氧化硫、甲醛含量、pH 值等定性检测功能。检测站应根据上级部署和本规范要求,结合辖区实际,实施流通领域食品快速检测工作;对检测不合格的食品和经销该食品的经营者按规范规定处理;对辖区食品安全检测数据进行汇总,生成统计报表和统计分析,并及时上报;对快速检测中发现的问题,应及时向上级建议和报告,对重大食品安全问题或隐患,立即上报;根据快速检测结果,及时掌握辖区食品安全现状、存在的问题及发展趋势,提出本地流通领域食品安全监管意见和建议;指导辖区经销生鲜食品的商场、超市等市场主体建立食品快速自检室,开展快速检测工作;实行电脑网络化管理,做好软件应用、数据录入工作。

(三)建立食品质量监测体系

监管部门在制定食品抽样检验工作计划的同时,应积极引导和督促食品经营者建立食品自检体系,严格防范不合格食品进入市场。积极引导有条件的大中型食品经营企业配备必要的食品检测设备和专业技术人员,或委托符合法定资质的食品检验机构,对所经营的食品进行定期或不定期的抽检。并督促食品经营企业以消费者投诉、举报多或销售量大的食品品种为重点,加大自行抽检或送检的力度,严把食品质量入市关。形成工商部门抽检、经营主体自检和消费者送检的食品质量监测体系,按规定适时通报、公布食品质量监测信息,发布消费提示,防范消费风险,强化对食品质量的监管,有计划、有组织、分层次地开展食品质量监测工作,为确保食品安全奠定质量基础。

费用管理方面,市局计划内的抽样检验,检验经费由市局承担。各分局自行安排的抽样检验任务,检验经费由分局承担;快速检测所需仪器设备由市局统一采购;买样费和试剂耗材费用由分局承担;快速检测不合格的样本送检测机构检验,检验费用由分局承担。

二、监测内容及监测计划

《食品安全法》明确规定,国务院卫生行政部门会同国务院有关部门制定、实施国家食品安全风险监测计划。省、自治区、直辖市人民政府卫生行政部门根据国家食品安全风险监测计划,结合本行政区域的具体情况,组织制定、实施本行政区域的食品安全风险监测方案。因此,除国家工商总局应会同相关部门制定全国统一的流通领域食品安全风险监测计划外,各省、自治区和直辖市工商部门也应相应制定适合本地区特点的监测计划。

(一)监测内容

根据食品的消费数量和食品安全风险程度,可以将食品分为Ⅰ类、Ⅱ类、Ⅲ类。

　　(1) Ⅰ类食品主要指粮食(大米、面粉)、蔬菜(叶菜)、水果、熟食卤味、豆制品(非发酵性豆制品)、乳及乳制品(巴氏乳、灭菌乳、酸乳)、食用植物油、婴幼儿食品等与市民关系密切、每日必须消费或消费量大的食品。Ⅰ类食品可每月开展抽样检验。

　　(2) Ⅱ类食品主要指乳制品(奶粉、干酪和奶油)、粮食制品、肉制品、冷冻饮料、饮用水(桶装饮用水)、调味品(食盐、食糖、酱油、食醋、味精)、酱腌菜、休闲食品(饼干、糖果、巧克力、果冻)等市民经常消费或消费量中等的食品。Ⅱ类食品每季度抽检1次。

　　(3) Ⅲ类食品是指饮用水(瓶装水)、休闲食品(肉干肉脯、烘炒食品、蜜饯、膨化食品)、食用菌及其制品、豆制品(发酵性豆制品)、茶叶、酒类、蜂制品等市民消费量相对较低的食品。Ⅲ类食品及白酒、青团、粽子、月饼等季节性食品每半年或一年抽检1次。

　　流通领域食品质量监测主要是发现流通领域中主要的食品安全风险,确认不安全食品和风险因子,重点针对婴幼儿或儿童食品、消费者关注或反映问题较多的食品,以及使用范围广、消费量大的食品。抽样检验工作计划应当统筹兼顾、重点突出。在抽样检验的品种上,以专供婴幼儿、老年人、病人等特定群体的主辅食品和节日性、季节性食品以及其他食品安全风险较大的食品为主。在检验项目上,以致病性微生物、农药残留、兽药残留、重金属以及其他危害人体健康的安全性指标为主,主要包括三项内容:一是食源性疾病,包括常见的食物中毒、肠道传染病、人畜共患传染病、寄生虫以及化学性有毒有害物质所引起的疾病。食源性疾病的发病率居各类疾病总发病率的前列,是全球最突出的食品安全和公共卫生问题。二是食品污染,分为生物性污染和化学性污染两大类。生物性污染是指有害病毒、细菌、真菌以及寄生虫对食品造成的污染;化学性污染是由有害有毒的化学物质对食品造成的污染。三是食品中的有害因素,主要包括食品污染物、食品添加剂、食品中天然存在的有害物质,以及食品加工、保存过程中产生的有害物质。

　　食品抽样检验要以与人民群众日常消费关系密切的食品为重点,同时涵盖其他类食品。在抽检对象上,以超市卖场和集贸、批发市场销售的食品为主;在检验指标上,以致病性微生物、农药残留、食品添加剂、重金属以及其他危害人体健康的安全性指标为主。监管部门应根据不同季节特点,当地市场食品存在的突出问题以及节假日市场交易情况等,有目的、有针对性地制订检测计划,合理安排抽样地点和数量,均衡分布,使抽样结果能全面反映流通环节食品安全的整体状况。根据食品安全风险程度的不同,增加"高风险"食品及重点地区的抽检频次、抽检数量和检测项目。

(二)检测计划

食品抽样检验工作计划包括定期抽样检验计划和快速检测计划。食品抽样检验工作计划应当明确抽样检验的总体要求、时间安排、任务分工、经费保障等内容。要根据辖区食品安全状况,制定年度和季度抽样检验和快速检测计划,加大对高风险食品的快速检测力度,及时发现和有效消除潜在的食品安全隐患。各分局要认真落实年度抽样检验和快速检测计划,按时向市局上报季度和年度抽样检验和快速检测工作情况。

要把抽样检验和快速检测工作与日常监管工作紧密结合起来,根据食品安全监管工作的需要和食品安全状况,适时调整抽样检验工作计划,进一步增强抽样检验工作的针对性和有效性。对抽样检验不合格的食品,要督促企业及时下架召回,必要时予以清查退市。

为及时发现和控制食品安全风险,各分局要按照市局的统一安排,制定食品快速检测计划,将检测设备应用到日常的食品安全监管工作中去。快速检测要以消费量大、保质期短、食品安全风险相对较高的Ⅰ类食品为主,重点加强对农药残留、亚硝酸盐、吊白块、甲醛、克仑特罗、莱克多巴胺和食品添加剂等项目的快速检测。

《食品抽样检验工作制度》规定,县级及其以上地方工商行政管理机关应当按照当地人民政府制定的本行政区域的食品安全年度监督管理计划,对本辖区范围内流通环节的食品进行定期抽样检验;对食品安全年度监督管理计划中确定的重点食品、消费者申(投)诉与举报比较多的食品、市场监督检查中发现问题比较集中的食品,以及案件办理、食品安全突发事件处置和有关部门通报的情况,对流通环节的食品进行不定期抽样检验。

为及时有效地应对突发食品安全事件,加强对重要节日期间食品安全监管,县级以上工商行政管理部门还应当针对本行政区域内的食品安全状况适时开展应急抽检。

三、监测过程管理

工商行政管理机关开展食品抽样检验,应当制定《流通环节食品抽样检验方案》,内容包括:抽样检验的食品品种、抽样地区、抽样场所、抽样方法及数量、检验项目和检验依据。工商行政管理机关委托检验机构对流通环节食品进行抽样检验时,应当出具《流通环节食品抽样检验工作委托书》和《流通环节食品抽样检验方案》。

抽样检验过程中,应做好保密工作,相关工作人员不得将抽检食品、抽样时间、检验机构、检验结果等内容向除组织实施检验的工商行政管理部门和检验机构以外的单位及人员泄露。

县级及其以上地方工商行政管理机关实施食品抽样检验以及快速检测工作,应当购买样品,支付相关费用;不收取食品经营者的检验费和其他任何费用,所需经费由同级财政列支。在抽样检验过程中,要尽快完善配套规定,明确抽检样品购买费用、检验费与政府财政予以保障,确保抽样检验工作的顺利开展。

对实施抽样检验工作的执法人员要加强专业技术培训,学习法律、法规、政策和相关专业技术知识,不断提高依法行政的能力。对因检测工作不正常、监管措施不到位而发生商品质量安全重大事件的,要追究相关人员的责任。

执法机关和执法人员违反法律规定收取被检查单位费用,或者不支付检验机构费用的,有关单位和个人有权拒绝,并可向有关部门进行检举、举报;对直接负责的主管人员和其他责任人员依据《食品安全法》第九十五条的规定,给予记大过或者降级的处分,造成严重后果的,给予撤职或者开除的处分,其主要负责人应当引咎辞职。

四、监测结果处置

(一)依据检验结果及时监督食品销售

检验机构应当按照约定的期限向组织实施抽样检验的工商行政管理机关报送检验报告,并在检验报告出具之日起5个工作日内向样品标称的食品生产者送达《食品抽样检验结果通知书》。组织实施抽样检验的工商行政管理机关在接到检验机构判定送检商品是否合格的检验结论之后,应当注意分析检验机构的判定规则。依次按照执行强制性国家标准、强制性行业标准、推荐性标准中的强制指标、企业明示标准、推荐性标准进行判定,减少对检验报告的争议。并按照有关规定,准确、及时、客观地公布食品安全抽样检验信息。自收到检验报告之日起5个工作日内,向被抽检人送达《食品抽样检验结果送达书》。

抽样检验结果表明食品不符合食品安全标准的,应当附具检验报告,并向被抽检人送达《责令停止销售通知书》,责令被抽检人自收到《食品抽样检验结果送达书》之日起,停止销售该批次食品,并监督辖区内的其他食品经营者对该批次食品下架退市。同时,报告上级工商行政管理机关,抄告相关工商行政管理机关,被抄告的相关地工商行政管理机关应当及时依法采取有效措施,并通报本级卫生行政和相关监管部门,重大情况应及时报告当地人民政府。食品经营者继续销售该批次食品的,工商行政管理机关应当依法予以处理。抽样检验结果表明食品涉及较高程度安全风险,可能导致食品安全事故的,工商行政管理机关应当对该批次食品进行封存,并依法予以查处。对食品抽样检验结果涉及食品安全风险信息的,应当报告当地卫生行政部门,必要时,直接报告国务院卫生行政部门。

复检结论表明食品合格的,工商行政管理机关应当及时发出《恢复销售通知书》,通知被抽检人及其他食品经营者恢复销售该批次食品。

抽样检验结果依法确定后,组织实施抽样检验的工商行政管理机关应及时将不符合食品安全标准的食品信息报告上一级工商行政管理机关,抄告标称的食品生产者所在地工商行政管理机关,遇到重大事件及可能引发食品安全事故的,应按照有关规定准确、及时、客观地将检验结果报当地政府或卫生行政部门统一公布。工商行政管理机关应当对不符合食品安全标准的食品品种加大抽样检验频次,有针对性地开展监督检查工作,及时发现并查处不符合食品安全标准的食品。

对快速检测不合格的食品,工商行政管理机关执法人员应当场制作《流通环节食品快速检测结果不合格告知书》送达被抽检人,并抽取同一批次食品作为样品送符合法定资质的食品检验机构检验,并依据检验结果进行处理。由于快速检测与法定检测在技术、方法上的差异,食品快速检测结果不得作为执法依据,也不得擅自向社会公布。被抽检人应当在检验机构出具检验结果之前,自行采取暂停销售等食品安全的保障措施。被抽检人为食品批发市场、集贸市场的场内经营者的,市场开办者应当依法履行食品安全管理责任,督促被抽检人采取食品安全的保障措施。

对阳性结果以及不合格样品的具体处理情况如下:

(1)对快速检测结果为不合格的,被监测对象未提出异议,且货值较小、危害程度不大、违法行为轻微的,应监督其自行退市或销毁。

(2)对快速检测发现不合格食品货值较大、数量较多,为慎重起见,应送法定检测机构检测,根据检测结果依法处理。

（3）对快速检测结果为不合格的,被监测对象提出异议并要求复检,应先责令其停止销售,再送法定检测机构检测,根据检测结果依法处理。

（4）对快速检测中发现可能产生严重危害人身健康安全的不合格食品,应迅速取样,送法定检测机构检测,并责令其立即停止销售,视情况采取相应的扣留、封存等措施。同时,要对其进货来源情况进行追溯,并报告当地政府和上级机关。

（5）经法定检测部门判定为不合格的食品,应依法查处。对可能危害人身健康安全的,应督促其协助供货商或生产企业召回。

（6）对经检测为不合格后又继续销售的,或性质恶劣、危害程度严重的违法行为,应依据《产品质量法》、《国务院关于加强食品等产品质量安全监督管理的特别规定》从重处罚。

对不易判定结果的样品也应重复测试,对重要样品或可能带来较大社会影响的样品,该采样送食品检测机构检测。快速检测结果可以作为采取临时控制措施的依据,但不得作为处罚的依据。

（二）食品质量监测信息公示

食品质量监测信息公示是食品质量监测制度的重要环节,不仅具有提示消费、指导消费、警示消费的积极作用,而且也是加强经营者自律的有效手段。县级及其以上工商行政管理机关应当及时汇总和综合分析食品安全抽样检验结果,及时发现辖区不符合食品安全标准的食品,有针对性地开展监督检查工作;及时进行消费提示、警示,开展消费引导;对抽样检验中发现的由其他环节引起的食品安全问题,应当按照国家工商总局《食品安全监管执法协调协作制度》（工商食字〔2009〕第 176 号附件）,通报相关部门,促进源头治理;根据工作需要,向行业协会通报抽样检验信息,促进行业自律。

在食品质量监测工作中最应当处理好的问题就是公示信息的共享问题,包括总局与地方、地方与地方以及工商行政管理机关与其他行政执法部门之间食品质量信息的共享。信息共享的问题如果处理不好,会造成重复监测导致执法成本的浪费,也会给经营者造成不必要的负担。根据《流通领域商品质量监测办法》第 28 条的规定,"地方工商行政管理机关可以根据国家工商行政管理总局公布或者通报的监测信息和监督检查信息,对市场上的相关商品组织清查,对销售的不合格商品依法进行处理。组织实施监测的工商行政管理机关对监测中发现的不属于自己管辖的商品质量案件线索,应当及时通报有管辖权的工商行政管理机关或者有关执法机关处理。"各级工商行政管理部门公布的信息应当严格依照相关法律、法规、规章规定的范围，不得越级、越权公布。

公布食品安全抽样检验信息应当满足以下条件：被抽样检验人和生产者对抽样检验结果无异议；被抽样检验人和生产者在收到检验结果 15 日内未提出复检申请；被抽样检验人或生产者提出复检，经复检结论仍为不合格；属于符合法律、法规、规章规定的工商行政管理部门可以公布的食品安全日常监督管理信息。

此外，食品监测信息公示还需要保证信息的真实性和准确性，如少数新闻媒体在报道食品质量信息时，为了达到吸引眼球的目的，故意加重措辞，将轻微不合格问题说成是存在巨大安全隐患，造成消费恐慌；还有的在公布不合格食品名单时只列出食品商标和品名，而不列出被检验样品的规格型号、生产日期、不合格项目等内容。这种做法不利于对消费者的正确引导，严格的信息公示制度必须保证公布内容的真实性和准确性，发布的内容应当准确、科学地反映食品质量的真实状况。出现不实的公示信息，应当由原公布责任机关在原公布范围内予以更正。

附:《江苏省流通环节食品抽样检验工作规范(试行)》相关附件

附件一:

食品检验参考品种及项目

序号	类别	包含食品种类	检测项目	参考标准
1	蔬菜干制品	各种干菜,如笋干、黄花菜等	二氧化硫、铅、镉、汞、总砷、铬	GB 2760《食品添加剂卫生标准》GB 2762《食品中污染物限量》GB 18406.1《农产品安全质量无公害蔬菜安全要求》
2	酱腌菜	各种酱腌菜	亚硝酸盐、甜味剂、防腐剂、着色剂、苏丹红、铅、总砷、菌落总数、大肠菌落、致病菌	GB 2714《酱腌菜卫生标准》GB 2760《食品添加剂卫生标准》
3	食用菌及其制品	鲜食用菌、干制食用菌、腌渍食用菌	二氧化硫、荧光性物质、铅、砷、汞、六六六、DDT、敌敌畏、氯氰菊酯、溴氰菊酯、水分(干制品)	GB 7096《食用菌卫生标准》GB 11675《银耳卫生标准》GB 2763《食品中农药最大残留量》GB 2760《食品添加剂卫生标准》
4	水果干制品	如桂圆、荔枝干、葡萄干、柿饼等	二氧化硫、防腐剂、铅、汞、镉、水分、致病菌、霉菌	GB 16325《干果食品卫生标准》GB 2760《食品添加剂卫生标准》GB 2763《食品中农药最大残留量》
5	蜜饯果脯	各种蜜饯、果脯类食品	二氧化硫(工业硫磺)、防腐剂、甜味剂、着色剂、铅、总砷、铜、菌落总数、大肠杆菌、致病菌、霉菌	GB 14884《蜜饯卫生标准》GB 2760《食品添加剂卫生标准》GB 2762《食品中污染物限量》
6	坚果	如生核桃、松子、杏仁、榛子等	酸价、过氧化值、二氧化硫、黄曲霉毒素 B_1	GB 16326《坚果食品卫生标准》GB 2760《食品添加剂卫生标准》GB 2762《食品中污染物限量》
7	炒货制品	炒制或烘烤的蔬菜籽、果仁、坚果等	酸价、过氧化值、黄曲霉毒素 B_1、二氧化硫、甜味剂、着色剂、大肠杆菌、霉菌、致病菌	GB 19300《烘炒食品卫生标准》GB 16565《油炸小食品卫生标准》GB 2760《食品添加剂卫生标准》
8	大米	各种籼/粳/糯米及糯米粉、汤圆粉等	感官、马拉硫磷、甲基毒死蜱、克百威、铅、镉、无机砷、汞、黄曲霉毒素 B_1	GB 2715《粮食卫生标准》GB 2763《食品中农药最大残留量》GB 2762《食品中污染物限量》GB 2760《食品添加剂卫生标准》

序号	类别	包含食品种类	检测项目	参考标准
9	小麦粉	各种富强粉、标准粉、专用小麦粉等	过氧化苯甲酰、溴酸钾、甲基毒死蜱、克百威、铅、镉、无机砷、汞、铝(硫酸铝钾)、甲醛次硫酸氢钠、二氧化钛	GB 2715《粮食卫生标准》 GB 2763《食品中农药最大残留量》 GB 2762《食品中污染物限量》 GB 2760《食品添加剂卫生标准》
10	速冻面米制品	速冻饺子、馄饨、包子、馒头、花卷等	铝、硼砂、着色剂、甜味剂、挥发性盐基氮、酸价、过氧化值、菌落总数、大肠杆菌、致病菌、霉菌	GB 19295《速冻预包装面米食品卫生标准》 GB 2760《食品添加剂卫生标准》
11	挂面	各种挂面产品	过氧化苯甲酰、溴酸钾、硼砂、甲醛次硫酸氢钠、铝、着色剂、铅、镉、无机砷、总汞	GB 2715《粮食卫生标准》 GB 2762《食品中污染物限量》 GB 2760《食品添加剂卫生标准》
12	杂粮	非大米、小麦粉外的各种谷类、薯类杂粮	铅、镉、汞、无机砷、克百威、着色剂、黄曲霉毒素 B_1	GB 2715《粮食卫生标准》 GB 2763《食品中农药最大残留量》 GB 2762《食品中污染物限量》 GB 2760《食品添加剂卫生标准》
13	豆类	黄豆、绿豆、红小豆等各种食用豆类	甲胺磷、克百威、六六六、DDT、铅、镉、着色剂、黄曲霉毒素 B_1	GB 2715《粮食卫生标准》 GB 2763《食品中农药最大残留量》 GB 2762《食品中污染物限量》 GB 2760《食品添加剂卫生标准》
14	豆制品	各种发酵性、非发酵性豆制品	非发酵性豆制品:感官、铅、总砷、菌落总数、大肠杆菌、致病菌、防腐剂、碱性嫩黄 腐竹、腐皮类:二氧化硫、甲醛次硫酸氢钠、王金黄、块黄、硼砂 发酵性豆制品:铅、黄曲霉毒素 B_1、总砷、防腐剂、大肠菌群、致病菌	GB 2711《非发酵性豆制品及面筋卫生标准》 GB 2712《发酵性豆制品及面筋卫生标准》 GB 2760《食品添加剂卫生标准》
15	其他豆制品	大豆组织蛋白、豆沙、豆蓉类;豆粉类产品	无机砷、铅、黄曲霉毒素 B_1、六六六、DDT、防腐剂、甜味剂、着色剂	GB 2762《食品中污染物限量》 GB 2761《食品中真菌毒素限量》 GB 2763《食品中农药最大残留量》 GB 2760《食品添加剂卫生标准》

序号	类别	包含食品种类	检测项目	参考标准
16	食用油(含动物油脂)	各种食用花生油、玉米油、大豆油、调和油、色拉油等;食用猪油、羊油和牛油等	酸价、过氧化值、羰基价、丁基羟基茴香醚(BHA)、二丁基羟基甲苯(BHT)、没食子酸丙酯(PG)、铅、总砷、皂化值、折光率、脂肪相对不饱和度花生、玉米胚油:加检黄曲霉毒素 B_1 动物油脂检测:酸价、过氧化值、铅、无机砷	GB 2716《食用植物油卫生标准》 GB 10146《食用植物油脂卫生标准》 GB 2763《食品中农药最大残留限量》 GB 2762《食品中污染物限量》
17	猪肉	鲜猪肉	盐酸克伦特罗、沙丁胺醇、磺胺类、四环素族、氯霉素、己烯雌酚、泰乐菌素、喹乙醇、铅、镉、无机砷、总汞	GB 2707《鲜(冻)畜肉卫生标准》 GB 18406.3《农产品安全质量无公害畜禽肉安全要求》 GB 2762《食品中污染物限量》
18	牛羊肉及其他畜肉	鲜牛肉、鲜羊肉、马肉、驴肉、骡肉、兔肉等	盐酸克伦特罗、沙丁胺醇、磺胺类、四环素族、氯霉素、己烯雌酚、泰乐菌素、氢羟吡啶、铅、镉、无机砷、总汞	GB 2707《鲜(冻)畜肉卫生标准》 GB 18406.3《农产品安全质量无公害畜禽肉安全要求》 GB 2762《食品中污染物限量》
19	禽类	鸡、鸭、鹅、鹌鹑、鸽子、火鸡等	己烯雌酚、氯霉素、四环素族、克球酚、磺胺类、硝基呋喃类代谢物、铅、镉、无机砷、总汞	GB 16869《鲜、冻禽产品》 GB 18406.3《农产品安全质量无公害畜禽肉安全要求》 GB 2762《食品中污染物限量》
20	熟肉制品	酱卤肉、腌腊肉、肴肉、肉灌肠、烧烤肉、烟熏肉等	亚硝酸盐、防腐剂、着色剂、铅、无机砷、镉、总汞、菌落总数、大肠杆菌、致病菌、盐酸克伦特罗、沙丁胺醇、己烯雌酚、酸性橙	GB 2726《熟肉制品卫生标准》 GB 2730《腌腊肉制品卫生标准》 GB 2762《食品中污染物限量》 GB 2760《食品添加剂卫生标准》
21	肉干肉脯	肉干、肉脯、肉糜脯等干制肉制品	亚硝酸盐、防腐剂、着色剂、铅、无机砷、镉、总汞、菌落总数、大肠杆菌、致病菌、盐酸克伦特罗、沙丁胺醇、己烯雌酚	GB 2726《熟肉制品卫生标准》 GB 2730《腌腊肉制品卫生标准》 GB 2762《食品中污染物限量》 GB 2760《食品添加剂卫生标准》
22	鲜蛋	鲜鸡蛋、鲜鸭蛋、鲜鹌鹑蛋等	无机砷、铅、镉、总汞、六六六、DDT、苏丹红、己烯雌酚、硝基呋喃类代谢物	GB 2748《鲜蛋卫生标准》 GB 18406.3《农产品安全质量无公害畜禽肉安全要求》 GB 2760《食品添加剂卫生标准》

序号	类别	包含食品种类	检测项目	参考标准
23	蛋制品	皮蛋、咸蛋、糟蛋、蛋黄粉、蛋粉、冰蛋、冰蛋白、蛋白片等	苏丹红、无机砷、铅、总汞、六六六、DDT、己烯雌酚、硝基呋喃类代谢物、菌落总数、大肠杆菌、致病菌	GB 2749《蛋制品卫生标准》 GB 2762《食品中污染物限量》 GB 2760《食品添加剂卫生标准》
24	液态奶	巴氏杀菌乳、灭菌乳	三聚氰胺、硫氰酸钠、铅、无机砷、盐酸克伦特罗、沙丁胺醇、己烯雌酚、菌落总数、大肠菌群、致病菌	GB 19645《巴氏杀菌、灭菌乳卫生标准》
25	酸牛奶	各种酸牛奶	三聚氰胺、亚硝酸盐、铅、无机砷、黄曲霉毒素 M_1、大肠菌群、致病菌	GB 19302《酸乳卫生标准》
26	乳酪类	干酪、黄油、奶油、芝士、炼乳等	三聚氰胺、硫氰酸钠、亚硝酸盐、过氧化值、铅、总砷、锡、镍、六六六、DDT、黄曲霉毒素 M_1、菌落总数、大肠菌群、致病菌霉菌	GB 19646《奶油、稀奶油卫生标准》 GB 15196《人造奶油卫生标准》 GB 5420《干酪卫生标准》 GB 13102《炼乳卫生标准》
27	婴幼儿配方乳粉	各种婴幼儿阶段配方奶粉	三聚氰胺、硫氰酸钠、蛋白质、亚硝酸盐、水分、六六六、DDT、营养指标（钙、铁、锌、碘）、铅、无机砷、黄曲霉毒素 M_1、菌落总数、大肠菌群、致病菌	GB 19644《乳粉卫生标准》 GB 10765《婴儿配方乳粉Ⅰ》 GB 10766《婴儿配方乳粉Ⅱ、Ⅲ》
28	其他乳粉	中老年奶粉、孕妇奶粉、全脂奶粉等	三聚氰胺、硫氰酸钠、亚硝酸盐、水分、六六六、DDT、铅、无机砷、黄曲霉毒素 M_1、菌落总数、大肠菌群、致病菌	GB 19644《乳粉卫生标准》 GB 11674《乳清粉卫生标准》
29	婴幼儿及其他配方谷粉	婴幼儿补充谷粉、断奶期辅助或补充食品、谷基类配方粉；其他人群配方谷粉；即食或加热食用的麦片	三聚氰胺、硫氰酸钠、蛋白质、水分、亚硝酸盐、无机砷、铅、六六六、DDT、黄曲霉毒素 B_1、菌落总数、大肠菌群、致病菌、霉菌、脲酶定性	GB 10767《婴幼儿配方乳粉及婴幼儿补充谷粉通用技术条件》 GB 10769《婴幼儿断奶期辅助食品》 GB 10770《婴幼儿断奶期补充食品》 GB 19640《麦片类卫生标准》

序号	类别	包含食品种类	检测项目	参考标准
30	婴幼儿及其他食品	婴幼儿阶段专用各种菜、果、肉泥(糜)等	六六六、DDT、防腐剂、着色剂、甜味剂、营养指标(钙、铁、锌、碘)、铅、镉、总汞、无机砷、亚硝酸盐、菌落总数、大肠杆菌、致病菌、脲酶定性	GB 10770《婴幼儿断奶期补充食品》 GB 2760《食品添加剂卫生标准》
31	水产品	各种鱼、虾、蟹、贝类等水产品	铅、无机砷、镉、甲基汞、氯霉素、硝基呋喃类代谢物、己烯雌酚、孔雀石绿、结晶紫、致病菌、一氧化碳	GB 2733《鲜、冻动物性水产品卫生标准》 GB 18406.4《农产品安全质量无公害水产品安全要求》
32	水产加工品	干制水产品、盐渍水产品、鱼糜制品	铅、无机砷、甲基汞、镉、铅、山梨酸(即食水产品)、着色剂(虾米、虾片)、二氧化硫(烤鱼片、脱皮鱿鱼丝)、工业甲醛、工业火碱 生食产品增检:菌落总数、大肠菌群、致病菌 水发产品增检:甲醛	GB 10144《动物性水产干制品卫生标准》 GB 18406.4《农产品安全质量无公害水产品安全要求》 GB 10136《腌制生食动物性水产卫生标准》 GB 10138《盐渍鱼卫生标准》 GB 10132《鱼糜制品卫生标准》 GB 2760《食品添加剂卫生标准》
33	藻类制品	各种海带、紫菜产品	铅、甲基汞、无机砷 即食藻类制品增检:菌落总数、大肠菌群、致病菌	GB 19643《藻类制品卫生标准》 GB 2762《食品中污染物限量》
34	瓶/桶装水	各种瓶装和桶装纯净水、矿泉水	铅、总砷、亚硝酸盐、菌落总数、大肠菌群、致病菌 纯净水增检:铜、游离氯、氯化物 矿泉水增检:镉、汞、余氯、氯化物、溴酸盐	GB 17324《瓶(桶)装饮用纯净水卫生标准》 GB 19298《瓶(桶)装饮用水卫生标准》
35	饮料	包括含乳饮料、乳酸菌饮料、碳酸饮料、植物蛋白饮料、茶饮料、果蔬汁饮料、固体饮料、可可粉固体饮料等	防腐剂、甜味剂、着色剂、铅、无机砷、铜、蛋白质、茶多酚、咖啡因、水分、亚硝酸盐、菌落总数、大肠菌群、霉菌、酵母菌、致病菌(视具体产品检测)	GB 2759.2《碳酸饮料卫生标准》 GB 19296《茶饮料卫生标准》 GB 19297《果、蔬汁饮料卫生标准》 GB 16322《植物蛋白饮料卫生标准》 GB 7101《固体饮料卫生标准》 GB 19642《可可粉固体饮料卫生标准》 GB 11673《含乳饮料卫生标准》 GB 16321《乳酸菌饮料卫生标准》 GB 16322《植物蛋白饮料卫生标准》 GB 2760《食品添加剂卫生标准》

序号	类别	包含食品种类	检测项目	参考标准
36	冷冻饮品	冰淇淋、雪糕、冰棍、食用冰块等	着色剂、甜味剂、蛋白质、总砷、铅、铜、菌落总数、大肠菌群、致病菌	GB 2759.1《冷冻饮品卫生标准》 GB 2760《食品添加剂卫生标准》
37	茶叶	各种茶叶产品	感官、水分铅、溴氰菊酯、三氯杀螨醇、氯氰菊酯、乙酰甲胺磷、杀螟硫磷、美术绿、稀土	GB 2763《食品中农药最大残留限量》 GB 2762《食品中污染物限量》
38	食盐	各种食用盐产品	碘含量、亚硝酸盐、总砷、总汞、铅、镉、氟	GB 2721《食用盐卫生标准》
39	酱油	各种酿造及配制酱油产品	氨基酸态氮、防腐剂、总砷、铅、黄曲霉毒素 B_1、大肠菌群、致病菌、玫瑰红 B	GB 2717《酱油卫生标准》 GB 18186—2000《酿造酱油》 GB 2760《食品添加剂卫生标准》
40	食醋	各种酿造及配制食醋产品	游离矿酸、不挥发酸、防腐剂、总砷、铅、黄曲霉毒素 B_1、菌落总数、大肠菌群、致病菌	GB 2719《食醋卫生标准》 GB 18187—2000《酿造食醋》 GB 2760《食品添加剂卫生标准》
41	味精	各种味精产品	谷氨酸钠、铅、总砷、锌、硫化钠	GB 2720《味精卫生标准》
42	鸡精调味料	各种鸡精产品及其调味料	谷氨酸钠、陈味核苷酸二钠、总氮、铅、总砷、着色剂(日落黄、柠檬黄)	GB 2720《味精卫生标准》 GB 2760《食品添加剂卫生标准》
43	食用糖	绵白糖、白砂糖、红糖、冰糖、方糖等	二氧化硫、铅、总砷、螨、细菌总数。大肠菌群、致病菌	GB 13104《食糖卫生标准》 GB 2760《食品添加剂卫生标准》
44	酱类	除辣椒酱外的各种黄酱、面酱及其干酱,以及非灌装芝麻酱、沙拉酱、海鲜酱、蛋黄酱、果酱等	氨基酸态氮、甜味剂、防腐剂、玫瑰红 B、酸价、过氧化值、铅、总砷、总汞、镉、甲基汞、黄曲霉毒素 B_1、展青霉素、菌落总数、大肠菌群、致病菌(视具体情况检测)	GB 2718《酱卫生标准》 GB 10133《水产调味品卫生标准》 GB 2749《蛋制品卫生标准》 GB 2760《食品添加剂卫生标准》
45	辣椒制品	干辣椒、辣椒面、辣椒粉、辣椒酱等	苏丹红、防腐剂、着色剂 辣椒酱增检:大肠菌群、致病菌	GB 2762《食品中污染物限量》 GB 2718《酱卫生标准》 GB 2760《食品添加剂卫生标准》

序号	类别	包含食品种类	检测项目	参考标准
46	其他调味品	料酒、蚝油、虾油、花椒、八角、桂皮、咖喱、胡椒粉等	总酸、防腐剂、甜味剂、着色剂、菌落总数、大肠菌群、铅、砷、二氧化硫、玫瑰红 B(视具体情况检测)	GB 2763《食品中农药最大残留限量》 GB 2762《食品中污染物限量》 GB 10133《水产调味品卫生标准》 GB 2760《食品添加剂卫生标准》
47	白酒	各种类型白酒	杂醇油、锰甲醇、酒精度、铅、无机砷	GB 2757《蒸馏酒剂配制酒卫生标准》
48	啤酒	各种啤酒	甲醛、原麦汁含量、双乙酰、总酸、铅、无机砷、菌落总数、大肠菌群、致病菌	GB 2758《发酵酒卫生标准》 GB 4927《啤酒》 GB 7103—1986《汽酒卫生标准》 GB 2762《食品中污染物限量》
49	黄酒	各种黄酒、加饭酒(料酒)	氧化钙、β-苯乙醇、铅、无机砷、防腐剂、甜味剂、菌落总数、大肠菌群、致病菌	GB 2758《发酵酒卫生标准》 GB 2757《蒸馏酒剂配制酒卫生标准》 GB 2760《食品添加剂卫生标准》 GB 2762《食品中污染物限量》
50	葡萄酒及果露酒	各种葡萄酒、果酒(如枸杞果酒、五味子酒等);各种花果型、动植物芳香型、滋补营养酒等露酒	葡萄酒:二氧化硫、总糖、挥发酸、着色剂、防腐剂、甜味剂、铅、无机砷、铁、展青霉素 果露酒:酸度、甲醇、杂醇油、锰 酒精度低于 20% 的露酒:加检菌落总数、大肠菌群	GB 2758《发酵酒卫生标准》 GB 2757《蒸馏酒剂配制酒卫生标准》 GB 2760《食品添加剂卫生标准》 GB 2762《食品中污染物限量》
51	方便面	方便面、方便米粉等	着色剂(柠檬黄、日落黄)、防腐剂(检调味包)、水分、过氧化值、菌落总数、大肠菌群、致病菌	GB 17400《方便面卫生标准》 GB 2760《食品添加剂卫生标准》
52	罐头食品	各种蔬菜、水果、肉类、食用菌类罐头	商业无菌、亚硝酸盐、着色剂、甜味剂、维胺、甲基汞、总汞、无机砷、锡、总砷、铅、铝、防腐剂、二氧化硫、六六六、DDT(视具体情况检测)	GB 13100《肉类罐头卫生标准》 GB 14939《鱼类罐头卫生标准》 GB 11671《果、蔬罐头卫生标准》 GB 7098《食用菌罐头卫生标准》 GB 2760《食品添加剂卫生标准》
53	饼干	各种饼干	过氧化值、总砷、铅、水分、甜味剂、着色剂、菌落总数、大肠菌群、霉菌、致病菌	GB 7100《饼干卫生标准》 GB 2760《食品添加剂卫生标准》

序号	类别	包含食品种类	检测项目	参考标准
54	糕点及面包	各种糕点、面包、月饼等	过氧化值、着色剂、防腐剂、甜味剂、乳化剂(蔗糖脂肪酸酯、乙酰化单甘脂肪酸酯)、磷酸盐类、增稠剂(黄原胶、黄属葵胶)、铅、总砷、铝、菌落总数、大肠菌群、致病菌	GB 7099《糕点、面包卫生标准》GB 2762《食品中污染物限量》GB 2760《食品添加剂卫生标准》
55	膨化食品	各种薯片、膨化食品	过氧化值、甜味剂、着色剂、防腐剂、总砷、铅、铝、黄曲霉毒素 B_1、菌落总数、大肠菌群、致病菌	GB 17401《膨化食品卫生标准》GB 2760《食品添加剂卫生标准》
56	果冻制品	各种果冻	规格、着色剂、防腐剂、总砷、铅、菌落总数、大肠菌群、致病菌、己二酸	GB 19299《果冻卫生标准》GB 2760《食品添加剂卫生标准》
57	糖果巧克力	各种糖果、巧克力	铅、总砷、铜、着色剂、甜味剂、二氧化硫、细度、菌落总数、大肠菌群、致病菌(视具体情况检测)	GB 96780.1《糖果卫生标准》GB 96780.2《巧克力卫生标准》GB 15203《淀粉糖卫生标准》GB 17399《胶基糖果卫生标准》GB 2760《食品添加剂卫生标准》
58	可可及其制品	可可液块、可可粉、可可脂等	总砷、铅、菌落总数、大肠菌群(可可制品)	GB 2762《食品中污染物限量》
59	烘烤咖啡	各种咖啡制品	咖啡因、铅、砷、六六六、DDT	GB 2762《食品中污染物限量》GB 2763《食品中农药最大残留量》
60	淀粉及其制品	淀粉、藕粉、粉丝、粉皮等	二氧化硫、甲醛次硫酸氢钾(粉丝)、总砷、铅、菌落总数、大肠菌群	GB 271《淀粉制品卫生标准》GB 2760《食品添加剂卫生标准》
61	蜂产品	蜂蜜、蜂王浆、蜂花粉、蜂胶等	四环素族、氯霉素、C-4 植物糖、葡萄糖和果糖、蔗糖、铅、菌落总数、大肠菌群、霉菌 蜂王浆增检:10-羟基-2-癸烯酸、蛋白质、总糖、淀粉 蜂花粉增检:水分、铅、菌落总数、大肠菌群、霉菌	GB 14963《蜂蜜卫生标准》GB 18796《蜂蜜》GB 9697《蜂王浆》

序号	类别	包含食品种类	检测项目	参考标准
62	其他食品	不能归入以上类别的食品,如无糖食品等	依据食品相关标准确定检测项目	GB 7718《预包装食品标签通则》 GB 13432《预包装特殊膳食用食品标签通则》

注:1. 表中的磺胺类包括:磺胺二甲基嘧啶、磺胺间甲氧嘧啶、磺胺甲恶唑、磺胺间二甲氧嘧啶、磺胺喹恶啉。四环素族包括:四环素、土霉素、金霉素。硝基呋喃类包括:呋喃唑酮、呋喃它酮、呋喃妥因、呋喃西林。着色剂包括:柠檬黄、日落黄、胭脂红、苋菜红、诱惑红、亮蓝等人工合成色素,检测时应根据产品的颜色确定。甜味剂包括:糖精钠、甜蜜素、安赛蜜。防腐剂包括:苯甲酸、山梨酸。糕点、面包类还包括丙酸钙、丙酸钠。

2. 各种食品类别对应的检测项目,应视产品的不同具体确定。

附件二：

食品质量检验细则式样

婴幼儿配方乳粉

××××××起草
食品质量检验细则
婴幼儿配方乳粉

1 范围

本细则规定了婴幼儿配方乳粉的检验和判定依据、检验项目、检验依据、抽样规则、判定原则。

本规则适用于婴幼儿配方乳粉商品质量的抽查型检验。

2 检验和判定依据

GB 10765 婴儿配方乳粉 I

GB 10766 婴儿配方乳粉 II、III

GB 10767 婴幼儿配方乳粉及婴幼儿补充谷粉通用技术条件

GB 13432 预包装特殊膳食用食品标签通则

标签明示值

3 检验项目、检验依据

3.1 检验项目、检验依据见表 1

表 1 检验项目、检验依据

序号	检验项目	检验依据
1	蛋白质	GB 10765、GB 10766、GB 10767、标签明示值
2	脂肪	GB 10765、GB 10766、GB 10767、标签明示值
3	水分	GB 10765、GB 10766、GB 10767、标签明示值
4	维生素 C	GB 10765、GB 10766、GB 10767、标签明示值
5	磷	GB 10765、GB 10766、GB 10767、标签明示值

序号	检验项目	检验依据
6	硝酸盐	GB 10765、GB 10766、GB 10767
7	亚硝酸盐	GB 10765、GB 10766、GB 10767
8	菌落总数	GB 10765、GB 10766、GB 10767
9	大肠菌群	GB 10765、GB 10766、GB 10767
10	酵母和霉菌	GB 10765、GB 10766、GB 10767
11	标签	GB 13432

4　抽样规则

4.1　抽样方法

抽样人员在事先不通知经销单位的情况下,按规定随机抽取样本。样本一经抽取,立即封样,不允许调换。

4.2　抽样地点

抽查人员应在经销场所、库房等处抽取食品。

4.3　样本大小

在流通环节抽样时,样本基数不受限制,同一品种、同一规格、同一批号产品抽取 3 个包装单位,总量不少于 1 kg 作为检验用样本,备份样 6 个包装单位分两份封存并保存在检验机构。

5　判定原则

5.1　检验项目全部合格时,判定:"样本经检验,所检项目符合××××××—××××《×××××××》标准或标签明示值规定的要求,通过本次监督检验。"

5.2　检验项目有不合格项时,判定:"样本经检验,×××项目不符合×××××—××××《×××××××》标准或标签明示值规定的要求,判该批商品不合格。"

附件三：

食品抽样检验工作单

_____工商行政管理局   年第   次食品抽样检验

编号：

被抽样检验人	名称			法人代表或负责人	
	地址			联系电话	
	营业执照	有□ 无□	经济类型	邮编	
标称食品生产者	名称			联系电话	
	地址			邮编	
食品名称				规格型号	
商标		生产日期或批号		执行标准	
进货量	进货价	销售量		销售价	存货量	
抽样数量		备份样品数量		备份样品封存地	
抽样说明					
被抽样检验人签字（盖章）		年 月 日		执法人员签名：	工商行政管理局 年 月 日
检验抽样人员签名		年 月 日			年 月 日

备注：《食品抽样检验通知书》(   )工商消监(   )第   号

备注：食品抽样检验工作单一式五联，一至四联分别由组织实施的工商行政管理部门、被抽样检验人、食品检验机构、实施检验的工商行政管理部门留存，第五联寄送标称食品生产者。

附件四：

食品检验抽样参考数量

序号	产品名称		抽样数量	留样数量	总量（不小于）
1	乳制品	液态奶	4	2	1 200 mL
		乳粉	2	1	1 200 g
		酸牛乳	4	2	1 200 mL
		干酪	4	2	600 g
2	熟制酱卤肉制品(散称)		2	0	500 g
3	糕点及面包		4	2	1 000 g
4	婴幼儿辅助食品		3	2	2 000 g
5	葡萄酒		3	2	2 000 mL
6	黄酒		3	2	2 000 mL
7	炒货		4	2	1 000 g
8	蜜饯		4	2	1 000 g
9	方便面		10	5	1 000 g
10	腌腊肉		2	2	1 000 g
11	酱腌菜		4	2	1 000 g
12	干果及干菜		3	2	1 000 g
13	肉类罐头		4	2	1 500 g
14	鱼类罐头		4	2	1 500 g
15	果、蔬类罐头		4	2	1 500 g
16	食用菌类罐头		4	2	1 500 g
17	饼干		4	2	1 000 g
18	糖果		2	2	1 000 g
19	巧克力		4	2	1 000 g
20	白酒		3	2	2 000 mL
21	蜂蜜		2	2	1 000 g

序号	产品名称	抽样数量	留样数量	总量(不小于)
22	粉丝	2	2	1 000 g
23	藻类制品	4	2	600 g
24	月饼	4	2	1 000 g
25	小麦粉	2	1	2 000 g
26	淀粉	2	2	2 000 g
27	膨化食品及油炸小食品	6	3	1 000 g
28	食用植物油	2	1	2 000 mL

备注:抽样数量指独立包装的数量,总量包括抽样和留样数量。

附件五:

食品抽样检验工作参考格式文书

(一)

食品抽样检验通知书

( )工商消监( )第 号

_____:

兹由_____工商行政管理局_____等_____人与工商部门委托的法定检验机构_____等_____人前往你处,依法对你单位销售的_____等_____食品执行抽样检验任务。

请接洽配合

_____工商行政管理局(章)

年 月 日

签收人:_____　　　　　　工商执法人员:_____

签收日期: 年 月 日

第一联:工商局存档

食品抽样检验通知书

（　）工商消监（　）第　　　　号

_____：

　　兹由_____工商行政管理局_____等_____人与工商部门委托的法定检验机构_____等_____人前往你处，依法对你单位销售的_____等_____食品执行抽样检验任务。

　　请接洽配合

_____工商行政管理局（章）

年　月　日

签收人：_____　　　　　　　工商执法人员：_____

签收日期：　年　月　日

第二联：被抽样检验人留存，并注意背页的《食品抽样检验须知》。

食品抽样检验须知

1. 为了维护良好的市场秩序,保护广大消费者和经营者的合法权益,依据《产品质量法》、《食品安全法》、《食品安全法实施条例》、《流通环节食品安全监督管理办法》、《国家工商总局流通环节商品抽样检验办法》等法律、法规、规章,县级以上工商行政管理部门依法履行辖区流通环节食品质量监管职能。

2. 抽样检验包括定向检验和不定向检验。定向检验是指按计划对选定的食品定期进行检验。不定向检验是指根据流通环节食品质量状况和消费者申诉举报情况,适时确定具体食品进行检验。检验工作由工商行政管理部门持《行政执法证》、抽样人员持《检验员证》,凭《食品抽样检验通知书》直接到食品经营主体按照检验抽样标准抽取样品,并填写《食品抽样检验工作单》所列内容。因瑕疵标有处理品字样的食品不属抽样范围。

3. 工商行政管理部门依法实施抽样检验,任何单位不得拒绝或拖延。被抽样检验人应如实提供被检验食品的相关票证账簿、货源、数量、存货地点、存货量、销售量等信息。备份样品由检验机构封存和保管。对拒绝、拖延食品检验的,依据《食品安全法》等法律、法规相关规定处理。

4. 县级及其以上地方工商行政管理部门实施食品抽样检验,应当购买样品,食品抽样检验不向被抽样检验人收取检验费用和其他任何费用。检验合格的样品如期退回组织实施的工商行政管理机关;检验不合格的样品由组织实施检验的工商行政管理部门依法处理。

5. 被抽样检验人或标称食品生产者对检验结果有异议的,应当自收到检验结果之日起十五日内,向抽样所在地的工商部门提出书面复检申请。抽样所在地工商部门应将复检申请书的复印件报送组织实施检验的工商管理部门统一安排复检工作。逾期未提出申请的,视为承认检验结果。对隐匿、转移、损毁、遗失、拆封、调换备份样品的,视为放弃复检。

6. 复检应当对备份样品进行检验,复检机构与初检机构不得为同一机构。复检结论表明样品合格,复检费用由初检机构承担;复检结论表明样品不合格,复检费用由被抽样检验人或标称食品生产者承担。

7. 销售不合格食品的被抽样检验人由工商行政管理部门依法进行处理。

8. 被抽样检验人若对食品抽样检验工作及人员有意见或建议,请用书面形式向组织实施的工商行政管理部门反映(地址:××市×××路××号,邮政编码:××××××,联系电话:××××××,传真:××××××)。

×××工商行政管理局

（二）

食品抽样检验复检通知书

（　）工商消复（　）第　　　　　号

经审查,本局同意＿＿＿＿＿＿提出的对本次被检验＿＿＿＿＿＿＿

牌＿＿＿＿＿食品(规格型号:＿＿＿＿;生产日期或批号:＿＿＿＿＿＿＿)

＿＿＿＿检验项目的复检申请。按规定,复检机构与初检机构不得为同一机

构。复检费用按国家相关规定执行。请提出复检的被抽样检验人,于＿＿＿年

＿＿月＿＿日前,与＿＿＿＿＿＿检测所(院)联系,联系人＿＿＿＿,电话:

＿＿＿＿＿＿,逾期视作放弃复检。检验机构请将复检结果直接报组织实施检

验的工商局。

年　　　月　　　日

(备注:食品抽样检验复检通知书一式四联,第一联由组织实施检验的工商局留存,第二至四联分别寄送提出复检申请的被抽样检验人、复检机构和食品抽样所在地工商局。)

第七章 食品召回及退市管理

第一节 食品召回

为了加强食品安全监管,避免和减少不安全食品的危害,保护消费者的身体健康和生命安全,2007 年 7 月,国家质量监督检验检疫总局局务会议审议通过《食品召回管理规定》(国家质量监督检验检疫总局令第 98 号)。按照该规定,食品召回即指食品生产者按照规定程序,对由其生产原因造成的某一批次或类别的不安全食品,通过换货、退货、补充或修正消费说明等方式,及时消除或减少食品安全危害的活动。2011 年 5 月,质监总局再次发布了修订《食品召回管理规定》的征求意见稿。本章根据《食品安全法》及《食品召回管理规定》征求意见稿的规定介绍食品召回管理相关知识。

一、食品召回制度

(一) 食品召回制度的发展过程

召回制度最早是在汽车行业实施的,随着汽车召回制度的实施,产品召回制度的范围开始向玩具和食品等领域延伸。伴随着我国食品安全体系的逐步发展,食品召回制度也日渐完善。食品召回是近十年来,伴随着食品安全体系建立,参考了其他各类产品的召回而不断建立起来的一个新方法、新制度。从国际范围来看,美国、欧盟、加拿大、澳大利亚及日本都建立了较为完善的食品召回制度。我国食品召回制度的建立有如下一些重要的发展历程:

2002 年北京市人民政府第 117 号令颁布了《北京市食品安全监督管理规定》,规定了"食品公告追回"制度。

2004 年《国务院关于进一步加强食品安全工作的决定》(国发〔2004〕第 23 号)。

2006 年上海市食品药品监督管理局出台的《缺陷食品召回管理规定》(试

行），是我国首部较为系统的、具有操作性的关于食品召回的地方性规定。

2007年《国务院关于加强食品等产品安全监督管理的特别规定》（国务院令第503号），明确规定了主动召回与责令召回制度，并设置了相应的法律责任。

2007年国家质检总局公布了《食品召回管理规定》，对食品安全危害调查和评估、主动召回与责令召回的实施以及相应的法律责任等问题做了具体规定。

2008年广东、北京分别开始实施《广东省食品安全条例》和《北京市食品安全条例》，都对食品召回制度作出规定。

2009年《食品安全法》通过，第53条对我国食品召回作出了相关规定。

2011年国家质检总局发布修订《食品召回管理规定》征求意见稿。

目前，国务院法制办正在就《缺陷产品召回管理条例》（送审稿）向公众征求意见。

（二）食品召回制度的法律规定

食品召回制度是顺应食品安全和市场经济法治化的必然要求而建立的，它通过抑制企业的机会主义行为，并通过制度向消费者作出质量承诺，消除消费者的信息恐慌，最终实现市场稳定。我国《食品安全法》对食品召回做了如下规定：

第五十三条　国家建立食品召回制度。食品生产者发现其生产的食品不符合食品安全标准，应当立即停止生产，召回已经上市销售的食品，通知相关生产经营者和消费者，并记录召回和通知情况。

食品经营者发现其经营的食品不符合食品安全标准，应当立即停止经营，通知相关生产经营者和消费者，并记录停止经营和通知情况。食品生产者认为应当召回的，应当立即召回。

食品生产者应当对召回的食品采取补救、无害化处理、销毁等措施，并将食品召回和处理情况向县级以上质量监督部门报告。

食品生产经营者未依照本条规定召回或者停止经营不符合食品安全标准的食品的，县级以上质量监督、工商行政管理、食品药品监督管理部门可以责令其召回或者停止经营。

二、食品召回程序

食品召回程序是食品召回过程中必须按照规定执行的一系列活动，是食品召回在实际实施之中最重要的过程,该过程决定了食品召回的体系架构,是食品召回制度在实践中的体现,是食品召回的行动指南。

食品生产经营企业是不安全食品召回的实施主体,国家质检总局在职权范围内统一组织、协调全国食品召回监督工作;县级以上地方质量监督部门按照职责分工负责本行政区域内食品召回监督工作。根据《食品召回管理规定》征求意见稿的规定,属下列情况之一的不安全食品必须召回:

(1) 不符合食品安全标准的食品。

(2) 已经诱发食品污染、食源性疾病或对人体健康造成危害甚至死亡的食品。

(3) 可能引发食品污染、食源性疾病或对人体健康造成危害的食品。

(4) 含有对特定人群可能引发健康危害的成分而在食品标签和说明书上未予以标识,或标识不全、不明确的食品。

(5) 有关法律、法规规定的其他不安全食品。

（一）食品召回类型

食品召回可分为主动召回及责令召回两种类型。

1. 主动召回

食品生产经营者通过自行检查,或者通过销售商、消费者的报告或投诉,或者通过有关监管部门通知等方式,获知其生产经营的食品存在缺陷时,主动实施的不安全食品的召回活动。

2. 责令召回

食品生产企业应当召回而不召回不安全食品的,或在食品安全事故调查处理中,确认食品及其原料属于被污染的,省级质量监督部门责令食品生产企业召回并向社会公告的活动。

（二）召回程序

1. 主动召回程序

(1) 企业向监管部门提出食品召回报告

食品生产企业发现其生产的食品属于不安全食品的,应当立即停止生产,并在 3 日内向地方质量监督部门提交食品召回计划,并采取必要措施,将须召回食品信息通知有关生产经营者和消费者,采取退货等有效措施,召回已经销售的食品。食品召回计划的内容包括:

① 食品名称、数量、批次、销售区域。

② 可能存在的危害。

③ 拟采取的措施、期限及预期效果。

④ 其他需要说明的内容。

（2）召回过程记录及报告

食品生产企业在实施召回过程中，应当记录通知有关生产经营者和消费者的情况，以及已召回食品的数量和处理情况，并及时向地方质量监督部门报告。记录保存期限不得少于 2 年。

（3）不安全食品处理

食品生产企业应当及时对被召回的不安全食品进行无害化处理或者予以销毁。

① 如对被召回的食品采取无害化处理措施，不得将无害化处理后的产品重新用于食品生产和销售。

② 如对被召回的食品采取销毁措施，销毁过程应当符合环境保护等有关法律、法规的规定。

对因标签、标识或者说明书不符合食品安全标准而被召回的食品，食品生产企业在采取通过加贴标签、另附补充说明等形式完善原有标签、标识或者说明书等补救措施，且能保证食品安全的情况下可以继续销售；销售时应当向消费者明示补救措施。

（4）召回总结及上报

食品生产企业应当在召回期限届满 7 日内，向地方质量监督部门提交召回总结。

食品召回期限届满但未完成召回的，食品生产企业应当继续或者再次进行食品召回，每隔 2 日向地方质量监督部门提交召回阶段性报告，并在完成食品召回后 7 日内向地方质量监督部门提交召回总结。

2. 责令召回程序

（1）责令召回的三种情形

① 食品生产企业应当召回而不召回不安全食品的，省级质量监督部门可以发出责令召回通知书，责令其召回并向社会公告。

② 在食品安全事故调查处理中，确认食品及其原料属于被污染的，省级质量监督部门应当责令食品生产企业召回并向社会公告。

③ 必要时，由国家质检总局责令食品生产企业召回并向社会公告。

（2）责令召回的程序

① 质量监督部门责令食品生产企业召回食品的,应当责令食品生产企业按照上述主动召回程序的要求实施召回,并可以责令其每隔2日提交食品召回阶段性进展报告。

② 责令召回完成后,省级质量监督部门应当将有关情况上报国家质检总局备案。

(三)召回监督

(1)质量监督部门对食品生产企业实施食品召回行为进行监督,可以依法采取下列措施:

① 进入生产场所实施现场检查。

② 查阅、复制召回通知记录、召回过程记录、召回食品处理记录等有关的合同、票据、账簿以及其他有关资料。

③ 对企业未确定是否符合食品安全标准,自愿召回的食品进行抽样检验。

(2)质量监督部门应当将食品生产企业召回食品的情况,记入食品生产经营者食品安全信用档案。

三、相关法律责任

《食品安全法》、《乳品质量安全监督管理条例》等法律、法规、规章对食品经营者的缺陷食品召回义务和职责都作了明确规定,对因违反相关规定的都将受到法律的惩罚。

(一)食品经营者的召回义务

《食品安全法》第五十三条:国家建立食品召回制度。食品生产者发现其生产的食品不符合食品安全标准,应当立即停止生产,召回已经上市销售的食品,通知相关生产经营者和消费者,并记录召回和通知情况。

食品经营者发现其经营的食品不符合食品安全标准,应当立即停止经营,通知相关生产经营者和消费者,并记录停止经营和通知情况。食品生产者认为应当召回的,应当立即召回。

食品生产者应当对召回的食品采取补救、无害化处理、销毁等措施,并将食品召回和处理情况向县级以上质量监督部门报告。

《食品安全法实施条例》第三十三条对依照《食品安全法》第五十三条规定被召回的食品,食品生产者应当进行无害化处理或者予以销毁,防止其再次流入市场。对因标签、标识或者说明书不符合食品安全标准而被召回的食品,食品生产者在采取补救措施且能保证食品安全的情况下可以继续销售,销售时应当向消费者明示补救措施。

《乳品质量安全监督管理条例》第三十六条规定:乳制品生产企业发现其生产的乳制品不符合乳品质量安全国家标准、存在危害人体健康和生命安全危险或者可能危害婴幼儿身体健康或者生长发育的,应当立即停止生产,报告有关主管部门,告知销售者、消费者,召回已经出厂、上市销售的乳制品,并记录召回情况。乳制品生产企业对召回的乳制品应当采取销毁、无害化处理等措施,防止其再次流入市场。

(二)缺陷食品不予召回的法律责任

《食品安全法》第九章法律责任对食品经营者未对缺陷产品进行召回的法律责任作了明确规定。

第八十五条 违反本法规定,有下列情形之一的,由有关主管部门按照各自职责分工,没收违法所得、违法生产经营的食品和用于违法生产经营的工具、设备、原料等物品;违法生产经营的食品货值金额不足一万元的,并处两千元以上五万元以下罚款;货值金额一万元以上的,并处货值金额五倍以上十倍以下罚款;情节严重的,吊销许可证:

(1)用非食品原料生产食品或者在食品中添加食品添加剂以外的化学物质和其他可能危害人体健康的物质,或者用回收食品作为原料生产食品。

(2)生产经营致病性微生物、农药残留、兽药残留、重金属、污染物质以及其他危害人体健康的物质含量超过食品安全标准限量的食品。

(3)生产经营营养成分不符合食品安全标准的专供婴幼儿和其他特定人群的主辅食品。

(4)经营腐败变质、油脂酸败、霉变生虫、污秽不洁、混有异物、掺假掺杂或者感官性状异常的食品。

(5)经营病死、毒死或者死因不明的禽、畜、兽、水产动物肉类,或者生产经营病死、毒死或者死因不明的禽、畜、兽、水产动物肉类的制品。

(6)经营未经动物卫生监督机构检疫或者检疫不合格的肉类,或者生产经营未经检验或者检验不合格的肉类制品。

(7)经营超过保质期的食品。

(8)生产经营国家为防病等特殊需要明令禁止生产经营的食品。

(9)利用新的食品原料从事食品生产或者从事食品添加剂新品种、食品相关产品新品种生产,未经过安全性评估。

（10）食品生产经营者在有关主管部门责令其召回或者停止经营不符合食品安全标准的食品后,仍拒不召回或者停止经营的。

第五十六条　乳制品生产企业违反本条例第三十六条的规定,对不符合乳品质量安全国家标准、存在危害人体健康和生命安全或者可能危害婴幼儿身体健康和生长发育的乳制品,不停止生产、不召回的,由质量监督部门责令停止生产、召回;拒不停止生产、拒不召回的,没收其违法所得、违法乳制品和相关的工具、设备等物品,并处违法乳制品货值金额 15 倍以上 30 倍以下罚款,由发证机关吊销许可证照。

《食品安全法》第五十三条还规定:食品生产经营者未依照本条规定召回或者停止经营不符合食品安全标准的食品的,县级以上质量监督、工商行政管理、食品药品监督管理部门可以责令其召回或者停止经营。

《食品召回管理规定》第四章法律责任对违反本法规定的各种情形作了如下法律责任处理:

第三十四条　食品生产者在实施食品召回的同时,不免除其依法承担的其他法律责任。

食品生产者主动实施召回的,可依法从轻或减轻处罚。

第三十五条　食品生产者违反本规定第十九条或第二十五条第二款规定未停止生产销售不安全食品的,予以警告,责令限期改正;逾期未改正的,处以 3 万元以下罚款;违反有关法律、法规规定的,依照有关法律、法规的规定处理。

第三十六条　食品生产者有下列情况之一的,予以警告,责令限期改正;逾期未改正的,处以 2 万元以下罚款。

（一）接到质量技术监督部门食品安全危害调查通知,但未及时进行调查的;

（二）拒绝配合质量技术监督部门进行食品安全危害调查的;

（三）未按本规定要求及时提交食品安全危害调查、评估报告的。

第三十七条　食品生产者违反本规定第二十条、第二十一条、第二十二条、第二十三条、第二十四条、第二十六条、第二十七条、第二十九条规定的,予以警告,责令限期改正;逾期未改正的,处以 3 万元以下罚款;违反有关法律、法规规定的,依照有关法律、法规的规定处理。

第三十八条　食品生产者违反本规定第二十八条规定义务的,予以警告,责令限期改正;逾期未改正的,处以 2 万元以下罚款。

第三十九条　食品生产者违反本规定第三十一条规定义务的,予以警告,责令限期改正;逾期未改正的,处以 3 万元以下罚款;违反有关法律、法规规定的,依照有关法律、法规的规定处理。

第二节　食品退市

食品退市是针对不合格食品而提出的具有针对性的一项活动。为加强食品经营单位食品质量管理,严厉打击制售假冒伪劣食品活动,确保其依照法定条件和要求从事食品经营活动、销售符合法定要求的食品,防止不合格食品侵害人民群众生命财产安全,保障消费者的合法权益,实施不合格食品退市及建立食品退市制度尤为重要。

一、食品退市制度

(一) 食品退市的定义

食品退市制度指在我国境内对销售质量不符合国家、地方或者行业标准或有关要求的不合格食品,或存在其他安全隐患的食品,采取停止销售、退回供货方整改、销毁、召回等措施退出市场的行为。

出现下列情形之一者,必须立即停止销售,退出市场:

(1) 已经变质、超过保质期的食品及"三无"食品。

(2) 经法定检测机构和行政执法机关检测为不合格的食品。

(3) 不符合食品安全标准,未取得认证、许可的食品。

(4) 国家明令禁止生产、销售的食品和发现其生产加工的原料、辅助材料、添加剂为不合格产品或者违反国家禁令或其生产工艺不符合法定要求的食品。

(二) 中国食品退市制度的发展

2006 年 11 月 14 日,商务部草拟的《流通领域食品安全管理办法》中规定,市场应建立不合格食品退市制度。

2007 年 5 月实施的《流通领域食品安全管理办法》第七条第五款规定:对有关行政主管部门公布的不合格食品,市场应当立即停止销售,并记录在案。发现在本市场销售的食品存在安全隐患,经具有法定资质的检测机构确认,市场应当立即停止销售,并依法报相关部门处理。

2008 年 10 月发布的《乳品质量安全监督管理条例》中规定建立不合格乳

制品退市制度。条例规定,乳制品不符合乳品质量安全国家标准、存在危害人体健康和生命安全危险的,其经营者应当立即停止销售,追回已经售出的乳制品;经营者发现乳制品不安全的,还应当立即报告有关主管部门,通知乳制品生产者。

2009 年 7 月 30 日颁布实施的《流通环节食品安全监督管理办法》第二十三条规定食品经营者应当建立并执行食品退市制度。

二、食品退市程序

在流通领域,如发现《流通环节食品安全监督管理办法》明确规定禁止销售的食品,应及时下架退市,并做好记录及跟踪监督工作。具体程序如下:

（一）实施食品退市制度

1. 经营者主动退市

食品生产者或经营者应当加强对所生产或经营的食品的管理,对发现的符合退市标准的问题食品应当主动严格执行食品退市制度。

（1）食品召回。对售出的严重危害人体健康、人身安全的食品,应及时采取公示、公告等措施,立即清点不合格食品,并登记造册,通知购货人退货,将不合格食品追回和销毁,并向有关监督管理部门报告。

（2）下架退市。发现《流通环节食品安全监督管理办法》明确规定禁止销售食品的,应及时停止销售,撤下柜台,下架退市,并做好记录,对有毒有害、腐烂变质的食品应交由有关部门进行无害化处理或销毁,立即向当地工商行政管理部门或相关行政监督管理部门报告。

（3）明示补救措施。对因标签、标识或者说明书不符合食品安全标准而被停止经营的食品,销售商应通知生产者召回,在食品生产者采取补救措施且能保证食品安全的情况下方可继续销售,销售时应当向消费者明示生产者采取的补救措施。

2. 监管部门责令退市

工商行政管理部门对经营者进行检查、抽查时,如发现不合格食品或有危及人身健康等不安全食品,可依法责令强制将抽检的同批次食品退出市场。出现不合格食品时,如销售者不主动退市和责令退市后仍不退市,或更换包装继续销售的将依法处罚;造成严重后果的,依法吊销营业执照。根据《流通环节食品安全监督管理办法》第九条,禁止食品经营者经营下列食品:

（1）用非食品原料生产的食品或者添加食品添加剂以外的化学物质和其他可能危害人体健康物质的食品，或者用回收食品作为原料生产的食品。

（2）致病性微生物、农药残留、兽药残留、重金属、污染物质以及其他危害人体健康的物质含量超过食品安全标准限量的食品。

（3）营养成分不符合食品安全标准的专供婴幼儿和其他特定人群的主辅食品。

（4）腐败变质、油脂酸败、霉变生虫、污秽不洁、混有异物、掺杂使假或者感官性状异常的食品。

（5）病死、毒死或者死因不明的禽、畜、兽、水产动物肉类及其制品。

（6）未经动物卫生监督机构检疫或者检疫不合格的肉类制品。

（7）被包装材料、容器、运输工具等污染的食品。

（8）超过保质期的食品。

（9）无标签的预包装食品。

（10）国家为防病等特殊需要明令禁止经营的食品。

（11）食品的标签、说明书内容与实际不符的食品。

（12）没有中文标签、中文说明书或者中文标签、中文说明书不符合规定的进口预包装食品。

（13）其他不符合食品安全标准或者要求的食品。

出现经营以上食品的情况时应责令退市。

（二）进行退市监管

（1）确定不合格食品退市。工商行政管理部门严格按照规定，对流通领域的不合格食品责令其退出市场。

（2）对退市食品进行处理。工商行政管理部门严格按照规定，对不合格食品进行退市处理。针对危险级别不同的不合格食品，处理方法也不同。

（3）发布退市食品公告。对辖区发现的退市食品的有关信息，应当及时向社会公示，为消费者人身安全考虑，向消费者发布消费警示。

（4）退市食品跟踪监督。工商行政管理机关应当对退市的不合格食品记录在案，以备查询。不合格食品一经退市，不得再次投入市场，要适时进行跟踪回访，确保不合格食品真正退出市场。

三、食品退市处置及相关法律责任

对于下架退市的不合格食品，应采取合理措施对其进行处置。

（一）退市食品处置方式

退市食品处理办法应根据其危险程度采取不同的方式进行处理。

（1）不合格食品可以改作他用。针对不合格食品危险程度较低的情况，在确保不供人食用的前提下，可以在更改用途之后继续投入市场。如不合格食用油可改作化工原料，生虫霉变的米、面和某些超过保质期限的食品可用作加工饲料或肥料等等。此种改作他用的活动只能在执法部门的全程监督下进行。①

（2）不合格食品危险程度很高，严重危及人身安全，必须销毁处理。应建立退市食品登记制度，对不合格食品的品种、数量、变质日期等信息详细登记，然后向食品监督检查部门报告。由监管部门工作人员对不合格食品查明导致食品不合格的原因，避免过期、变质食品在市场上再次出现，进行跟踪监督，防止不合格食品"乔装改扮"，杜绝不合格食品"假退市"或者"异地销售"情况的发生。不合格食品应在食品监督人员的监督下进行退市并销毁，在确保不污染环境的前提下，可采用焚烧或者填埋的方式，并由食品监督人员出具销毁证明。

（二）退市的实施

不合格食品的退市活动由于主动退市和责令退市的区别有不同的实施主体。

1. 实施主体

（1）主动退市：实施主体为食品的生产者和经营者。这类实施主体在发现自己生产经营的食品存在食品安全隐患的时候，自己主动实施退市计划，同时报告监管部门进行监督。经营者作为流通领域中与消费者相对应的一方，按照《产品质量法》第三章第二节的规定，对其销售的产品负有重要的产品质量责任和义务，应当采取一定的措施保障其销售的产品质量等方面符合法律的规定。例如，进货检查验收、拥有一定的储存产品的条件等。《江苏省产品质量监督管理办法》第三章经营者的产品质量义务第二十条规定经营者应当对其生产、销售的产品质量负责，第二十一条规定销售者应当执行进货检查验收制度，对进货产品的标识进行查验。对没有质量检验合格证明、标识不符合规定或者有明显质量问题的产品应当拒收；必要时，应当报送当地产品质量监督管理部门或者其他有关部门处理。销售者对所销售的产品应当采取措施，保持其产品质

---

① 史林谦，向恒阳.不合格食品处理方法探讨[J].公共卫生与预防医学，2007，(18)

量。当经营者发现销售的产品不符合法律的规定就应当及时采取措施将产品退出市场,同时将情况通知生产方并报告监管部门。

(2) 责令退市:实施主体为食品安全监管执法机构。这类主体在发现市场上的食品存在食品安全隐患时,依法对这类食品强制实施退市计划,同时对于该类食品的生产者、经营者依法进行相关处置,违背法律的,监管机构可以依法对该类食品的生产经营者进行处罚。

2. 实施要求

(1) 食品经营者在清理查验所经营的食品时,发现有可能或确认为不安全食品的,应当自觉下架,停止销售该种食品,按照与供货商的约定做好退货或者销毁工作,留存相关的凭证票据。

(2) 对经检验确定为内在质量不合格的食品,要及时将同批次食品下架,并依法处理。

(3) 对已经售出的涉及人身健康安全的有毒有害食品,要通过公告、通知等方式追回或责令经营者追回,在经营场所的显著位置张贴醒目告示,告示召回食品名称、品种、规格、批号、上市时间等内容。

(4) 对其他行政机关公布的属于退市的食品,要依法处理,采取退市措施,立即停止销售该种食品,清点库存食品并封存保管,将不合格食品清出市场,经营者还应及时向当地工商机关报告处理进展。

(5) 对不主动退市、责令退市后仍不退市或者名义上退市实际仍以其他方式继续销售的,应依法从重处罚。

(三) 食品退市相关法律、法规及法律责任

1. 食品经营者的退市义务

《流通领域食品安全管理办法》第七条对不合格食品退市作出了相关规定:对有关行政主管部门公布的不合格食品,市场应当立即停止销售,并记录在案。发现在本市场销售的食品存在安全隐患,经具有法定资质的检测机构确认,市场应当立即停止销售,并依法报相关部门处理。

《流通环节食品安全监督管理办法》第二十三条规定食品经营者应当建立并执行食品退市制度。食品经营者发现其经营的食品不符合食品安全标准,应当立即停止经营,下架单独存放,通知相关生产经营者和消费者,并记录停止经营和通知情况,将有关情况报告辖区工商行政管理机关。

《流通环节不符合食品安全标准食品和超过保质期食品退市和销毁管理办

法（征求意见稿）》①第二章食品退市及销毁的实施作了如下规定：

第六条　食品经营者对贮存、销售的食品应当定期进行检查，查验食品的生产日期和保质期，对变质、超过保质期及其他不符合食品安全标准的食品及时进行清理。食品经营者对临近保质期的食品应当在经营场所向消费者作出醒目提示。

第七条　食品经营者对被告知、通报或者自查中发现的不符合食品安全标准的食品和超过保质期的食品，应当立即停止经营，下架封存，通知相关生产经营者和消费者，并记录停止经营和通知情况，将有关情况报告辖区工商行政管理所。不符合食品安全标准的食品和超过保质期的食品不属于食品经营者自身原因造成的，食品经营者应当积极配合食品生产者采取召回等措施。不符合食品安全标准的食品和超过保质期的食品属于食品经营者自身原因造成的，食品经营者应清查并登记造册，及时予以销毁，并如实报告辖区工商行政管理所。辖区工商行政管理所应当由两名以上执法人员现场监销，如实记录销毁的情况。

第八条　凡食品生产者召回的食品，食品经营者应如实记录该不符合食品安全标准食品和超过保质期食品的名称、规格、数量、生产批号（或生产日期）、退货日期等内容，或者保留载有上述信息的退货单据，并建档留存备查。

第九条　食品经营者销毁不符合食品安全标准食品和超过保质期食品，应将外包装一并销毁，并如实记录该食品的名称、规格、数量、生产批号（或生产日期）、销毁时间和地点、销毁方式方法、承销人、监销人等内容。鼓励有条件的经营者一并保留可供追踪的影像资料等。销毁过程应当遵守有关环境保护法律、法规的规定，防止污染环境。相关记录保存期限不得少于三年。

第十条　食品集中交易市场的开办者、食品经营柜台的出租者和食品展销会的举办者发现食品经营者经营不符合食品安全标准的食品或者超过保质期食品的，应当及时制止，采取相应措施，并立即将有关情况报告辖区工商行政管理所。

2. 不合格食品不予退市的法律责任

《流通领域食品安全管理办法》第十四条明确市场违反本办法第六条、第七条、第八条第二款规定的，由商务主管部门予以警告，责令限期改正。逾期不改正的，可处 1 000 元以上 5 000 元以下罚款；情节严重的，可处 5 000 元以上 3 万

① 国家工商行政管理总局于 2011 年 8 月 12 日在网上公布，为征求意见稿，下同。

元以下罚款,并可向社会公告。

《流通环节食品安全监督管理办法》第二十三条还规定食品经营者未依照前款规定停止经营不符合食品安全标准的食品的,工商行政管理机关可以责令其停止经营。

《流通环节不符合食品安全标准食品和超过保质期食品退市和销毁管理办法(征求意见稿)》第四章法律责任对不予退市的情况作了如下惩罚条款:

第十七条　违反本办法第四条第一款的,按照《食品安全法》第八十五条、第八十六条处理。

第十八条　违反本办法第六条第二款的,责令改正,给予警告;拒不改正的,处两千元以上三万元以下的罚款。

第十九条　违反本办法第七条的,按照《食品安全法》第八十五条处理。

第二十条　违反本办法第八条的,责令改正,给予警告;拒不改正的,处两千元以上三万元以下的罚款。

第二十一条　违反本办法第九条的,责令改正,给予警告;拒不改正的,处两千元以上三万元以下的罚款。

第二十二条　违反本办法第十条的,按照《食品安全法》第九十条处理。

第二十三条　对在工商行政管理部门通知退市后仍不退市的经营者,按照《食品安全法》第八十五条处理。

对在工商行政管理部门通知退市后,名义上退市实际改头换面继续销售的经营者,应当依法从重处罚。

第八章 食品安全信息发布及
投诉受理、申诉、咨询

食品安全信息的不对称易于使消费者对市场上的所有食品产生怀疑,一旦发生食品安全事故容易造成公众恐慌,而恰当的信息披露是解决信息不对称的基本途径。在生产经营过程中,卖方(包括产品的生产者、经营者)可能会隐瞒一些不利己的食品安全信息,这就需要政府强势地介入,以"官方信息"满足公众的知情要求。据调查,对所披露的食品安全信息,消费者反映"对政府部门和消费者协会信任度最高"。可见,政府发布食品安全信息在整个监管环节中的重要作用。未来,政府对食品市场的管制方式可能将由传统的直接管制逐渐转向对质量信息的管制,通过信息披露、提供公共信息和教育等方式建立有效的质量信号传递机制,确保食品安全质量目标的实现。

本章主要讲述食品安全信息发布、食品安全的投诉受理及相关申诉、咨询。

第一节 食品安全信息发布

一、食品安全信息发布制度

(一)法律沿袭

1995 年 10 月 30 日通过的《食品卫生法》没有确立食品信息发布法律制度,该法第三十三条第三款只提及了卫生行政部门具有宣传食品卫生、营养知识,进行食品卫生评价,公布食品卫生情况的监督职责。

2004 年 11 月 22 日,国家食品药品监督管理局、公安部、农业部、商务部、卫生部、海关总署、国家工商行政管理总局、国家质量监督检验检疫总局联合发布《食品安全监管信息发布暂行管理办法》,为政府机构发布的"食品安全监管信息发布"的规范性指导文件。

2009 年 2 月 28 日通过《食品安全法》,于 2009 年 6 月 1 日施行,同时废除《食品卫生法》。该法第四条规定,国务院设立食品安全委员会,其工作职责由国务院规定。国务院卫生行政部门承担食品安全综合协调职责,负责食品安全风险评估、食品安全标准制定、食品安全信息公布、食品检验机构的资质认定条件和检验规范的制定,组织查处食品安全重大事故。"食品安全信息公布"的内容首次在法律上予以明确。

2010 年 11 月 3 日为贯彻实施《食品安全法》及其实施条例,规范食品安全信息公布行为,卫生部会同农业部、商务部、工商总局、质检总局、食品药品监管局制定了《食品安全信息公布管理办法》(卫监督发〔2010〕93 号),同时废除《食品安全监管信息发布暂行管理办法》。

(二) 食品安全信息的内涵

根据《食品安全信息公布管理办法》第二条规定,食品安全信息是指县级以上食品安全综合协调部门、监管部门及其他政府相关部门在履行职责过程中制作或获知的,以一定形式记录、保存的食品生产、流通、餐饮消费以及进出口等环节的有关信息。该"有关信息"包括食品安全总体情况、标准、监测、监督检查(含抽查)、风险评估、风险警示、事故及其处理信息和其他食品安全相关信息。

根据食品安全信息的内容及其重要程度、影响范围的不同,公布信息的主要部门有:一是国务院卫生行政部门,即现行体制下的卫生部。卫生部负责公布食品安全总体情况、食品安全风险评估信息和食品安全警示信息、重大食品安全事故及其处理信息,以及其他重要的食品安全信息和国务院确定的需要统一公布的信息。这些信息与公众日常生活以及食品生产经营关系紧密,且影响范围大、力度强、涉及面广,为保证食品安全信息公布的规范性、严肃性,必须由卫生部统一公布。二是省、自治区、直辖市人民政府卫生行政部门负责统一公布限于特定区域的食品安全风险评估信息和食品安全风险警示信息,以及重大食品安全事故及处理信息。这些信息的特点是影响力限于特定的区域。三是农业行政、质量监督、工商行政管理、食品药品监督管理部门。县级农业行政、质量监督、工商行政管理、食品药品监督管理部门,依据各自职责,按照规定的程序和形式公布本部门的食品安全日常监督管理信息。如批准、变更、吊销有关食品生产经营许可的情况,对食品生产经营者进行现场检查、抽样检验的结果,对违法生产经营者的查处情况等。

（三）食品安全信息发布

1. 信息发布途径

（1）《食品安全信息公布管理办法》第五条、第十九条规定：卫生行政、农业行政、质量监督、工商行政管理、食品药品监管以及出入境检验检疫部门应当建立食品安全信息公布制度，通过政府网站、政府公报、新闻发布会以及报刊、广播、电视等便于公众知晓的方式向社会公布食品安全信息。各地应当逐步建立统一的食品安全信息公布平台，实现信息共享。

（2）《食品安全法实施条例》第五十二条规定，食品安全监督管理部门依照《食品安全法》第八十二条规定公布信息，应当同时对有关食品可能产生的危害进行解释、说明。

（3）《食品安全法》第八条规定，国家鼓励社会团体、基层群众性自治组织开展食品安全法律、法规以及食品安全标准和知识的普及工作，倡导健康的饮食方式，增强消费者食品安全意识和自我保护能力。

2. 食品安全信息通报与会商制度

（1）《食品安全信息公布管理办法》第六条、第九条、第十二条规定，县级以上卫生行政、农业行政、质量监督、工商行政管理、食品药品监督管理、商务行政以及出入境检验检疫部门应当相互通报获知的食品安全信息。各有关部门应当建立信息通报的工作机制，明确信息通报的形式、通报渠道和责任部门，依法公布相关信息并及时通报各相关部门。接到信息通报的部门应当及时对食品安全信息依据职责分工进行处理。日常食品安全监督管理信息涉及两个以上食品安全监督管理部门职责的，应当及时通报各相关部门，必要时应当与相关部门进行会商，同时将会商情况报告当地政府，由相关部门联合公布。各食品安全监管部门对于获知涉及其监管职责，但无法判定是否属于应当统一公布的食品安全信息的，可以通报同级卫生行政部门；卫生行政部门认为不属于统一公布的食品安全信息的，应当书面反馈相关部门。对食品安全事故等紧急信息应当按照《食品安全法》有关规定立即进行处理。

（2）《食品安全信息公布管理办法》第三条、第十一条规定，食品安全信息公布应当准确、及时、客观，维护消费者和食品生产经营者的合法权益。各相关部门在公布食品安全信息前，可以组织专家对信息内容进行研究和分析，提供科学意见和建议。在公布食品安全信息时，应当组织专家解释和澄清食品安全信息中的科学问题，加强食品安全知识的宣传、普及，倡导健康生活方式，增强消费者食品安全意识和自我保护能力。

（3）《食品安全法实施条例》第十九条规定，国务院和省、自治区、直辖市人民政府的农业行政、质量监督、工商行政管理、食品药品监督管理、商务、工业和信息化等部门应当收集、汇总食品安全标准在执行过程中存在的问题，并及时向同级卫生行政部门通报。

（4）《食品安全法实施条例》第四十二条规定，食品安全监督管理部门应当及时将获知的涉及进出口食品安全的信息向国家出入境检验检疫部门通报。

（5）《食品安全法实施条例》第十八条规定，省、自治区、直辖市人民政府卫生行政部门应当将企业依照《食品安全法》第二十五条规定报送备案的企业标准，向同级农业行政、质量监督、工商行政管理、食品药品监督管理、商务、工业和信息化等部门通报。

3. 食品安全信息上报制度

《食品安全法》第八十三条规定：县级以上地方卫生行政、农业行政、质量监督、工商行政管理、食品药品监督管理部门获知本法第八十二条第一款规定的需要统一公布的信息，应当向上级主管部门报告，由上级主管部门立即报告国务院卫生行政部门；必要时，可以直接向国务院卫生行政部门报告。县级以上卫生行政、农业行政、质量监督、工商行政管理、食品药品监督管理部门应当相互通报获知的食品安全信息。

4. 流通环节食品安全信息发布内容

县级及其以上地方工商行政管理机关依据职责公布食品安全日常监督管理信息的内容包括：

（1）依照食品流通行政许可的情况。

（2）责令停止经营的食品、食品添加剂、食品相关产品的名录。

（3）查处食品经营违法行为的情况。

（4）专项检查整治工作情况。

（5）法律、行政法规规定的其他食品安全日常监督管理信息。

（6）涉及其他食品安全监督管理部门职责的，应当联合公布。

公布食品安全日常监督管理信息，应当做到准确、及时、客观，同时对有关食品可能产生的危害进行解释、说明。公布日常监管信息时，还应当将不符合食品安全标准食品的名称、生产经营者的名称、产品批号、销售范围等具体信息一并公布。

5. 食品安全信息公布的监督、检查、考核、评议机制

（1）《食品安全信息公布管理办法》第十四条规定,地方各级卫生行政部门和有关部门的上级主管部门应当组织食品安全信息公布情况的监督检查,不定期对食品安全监管各部门的食品安全信息公布、报告和通报情况进行考核和评议。必要时有关部门可以纠正下级部门发布的食品安全信息,并重新发布有关食品安全信息。

（2）各地、各部门要充分发挥新闻媒体信息传播和舆论监督作用,积极支持新闻媒体开展食品安全信息报道,畅通与新闻媒体信息交流渠道,为采访报道提供相关便利,不得封锁消息、干涉舆论监督。对重大食品安全问题要在第一时间通过权威部门向新闻媒体公布,并适时通报事件进展情况及处理结果,同时注意做好舆情收集和分析。对于新闻媒体反映的食品安全问题,要及时调查处理,并通过适当方式公开处理结果,对不实和错误报道要及时予以澄清。

（3）各有关部门应当向社会公布日常食品安全监督管理信息的咨询、查询方式,为公众查阅提供便利,不得收取任何费用。

（4）任何单位和个人有权向有关部门咨询和了解有关情况,对食品安全信息管理工作提出意见和建议。

6. 相关法律责任

（1）《食品安全信息公布管理办法》第十三条规定,依照《食品安全信息公布管理办法》负有食品安全信息报告、通报、会商职责的有关部门,应当依法及时报告、通报和会商食品安全信息,不得隐瞒、谎报、缓报。

（2）《食品安全信息公布管理办法》第十八条规定,公布食品安全信息的部门应当根据《食品安全法》规定的职责对公布的信息承担责任。任何单位或个人违法发布食品安全信息,应当立即整改,消除不良影响。

（3）《突发公共卫生事件应急条例》（国务院令第 376 号）第二十一条规定,任何单位和个人对突发事件,不得隐瞒、缓报、谎报或者授意他人隐瞒、缓报、谎报。

（4）《食品安全法》第九十五条、《食品安全法实施条例》第六十一条、《流通环节食品安全监督管理办法》第六十六条规定,县级及其以上地方工商行政管理机关不履行食品安全监督管理职责、日常监督检查不到位或者滥用职权、玩忽职守、徇私舞弊的,依法对直接负责的主管人员和其他直接责任人员给予记大过或者降级的处分；造成严重后果的，给予撤职或者开除的处分，其主要负责人应当引咎辞职。

二、食品安全预警制度

食品安全关系着人民群众的身体健康，构筑有效的食品安全信息监测网络系统非常重要。目前，我国的食品安全监管机构缺乏对国外食品安全动态信息的系统跟踪，对国内监测数据缺乏系统的汇集和科学评析，难以获取时效性强的第一手预报预警信息，导致政府主管部门对食品安全危机大多是"被动应对"。建设和逐步完善与国际接轨、面向全社会开放的食品安全动态预报预警系统是实现食品安全预警的有效手段。食品安全的监控逐渐由以检测手段为主的质量控制向以风险分析和风险评估为主的风险管理转变。

（一）我国的食品安全预警制度

我国的食品安全预警制度包括食品安全风险监测制度和食品安全风险评估制度。

（1）《食品安全法》第十一条规定，国家建立食品安全风险监测制度，对食源性疾病、食品污染以及食品中的有害因素进行监测。

（2）《食品安全法》第十三条规定，国家建立食品安全风险评估制度，对食品、食品添加剂中生物性、化学性和物理性危害进行风险评估。

（3）《农产品质量安全法》第六条规定，国务院农业行政主管部门应当设立由有关方面专家组成的农产品质量安全风险评估专家委员会，对可能影响农产品质量安全的潜在危害进行风险分析和评估。国务院农业行政主管部门应当根据农产品质量安全风险评估结果采取相应的管理措施，并将农产品质量安全风险评估结果及时通报国务院有关部门。

（4）《食品安全法》第十七条规定，国务院卫生行政部门应当会同国务院有关部门，根据食品安全风险评估结果、食品安全监督管理信息，对食品安全状况进行综合分析。对经综合分析表明可能具有较高程度安全风险的食品，国务院卫生行政部门应当及时提出食品安全风险警示，并予以公布。

（二）国外食品安全监测、预警系统

1. 全球环境监测系统

1975 年，全球环境监测系统（GEMS）成立，主要任务就是监测全球环境，并对环境组成要素的状况进行定期评价。

2. 欧盟食品和饲料快速预警系统

2002年,欧盟发布了178/2002号食品安全基本法,并据此建立了欧盟食品和饲料快速预警系统(RASFF)。

3. 美国食源性疾病监测系统

美国的食源性疾病监测系统主要由美国农业部食源性疾病信息监测系统、美国疾病控制和预防中心食源性疾病监测网、FDA食品安全网与国家食源性疾病分子分类监测网构成。

4. 国际食品安全当局网络

2004年,世界卫生组织(WHO)着手创建了国际食品安全当局(INFOSAN)网络,用于改善国家和国际层面的食品安全主管部门之间的合作,对国际上各国食品安全主管部门间进行日常食品安全信息交换,同时为食品安全紧急事件发生时迅速获取相关信息提供载体。

(三) 国内食品安全监测、预警系统

我国食品安全采用分段监管模式,卫生部、农业部和质检总局分别建立了侧重点不同的食品安全监测和安全预警系统:卫生部参照全球环境监测规划/食品污染监测与评估计划(GEMS/FOOD),开展了食品污染物和食源性疾病监测工作。农业部建立了农产品质量安全例行监测制度,对全国大中城市的蔬菜、畜产品、水产品质量安全状况实行从生产基地到市场环节的定期监督检测,并根据监测结果定期发布农产品质量安全信息。质检总局建立了全国食品安全风险快速预警与快速反应系统,与多个国家食品质检中心日常检验检测数据和国内监督抽查数据动态采集对接,同时加强对食品生产加工环节进行风险监测。

食品安全快速反应系统应包括监测系统、信息收集分析系统、预报通报系统、危机应急处置系统等要素。建立食品安全预警信息渠道,覆盖全国的信息收集和分析网络,负责监控、收集、分析各类食品安全相关信息;建立预测与评价系统,对信息系统收集的信息,依据预报预警评价标准及时向主管部门和社会通报;并采取相应的对策对可能发生的危机进行有效的预防与控制。我国食品安全预报预警系统的完善构想,具体架构如图8-1。

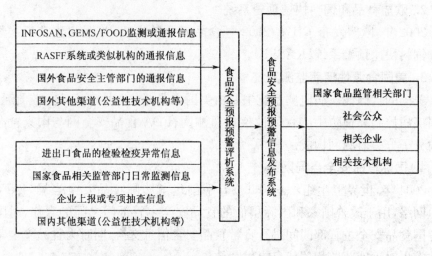

图 8-1 食品安全预报预警系统的建设构想(晏绍庆,2007)

(四) 加强食品安全监测、预警的措施

1. 加强食品安全标准的风险评估

(1)《食品安全法》第二十三条规定,食品安全国家标准应当经食品安全国家标准审评委员会审查通过。食品安全国家标准审评委员会由医学、农业、食品、营养等方面的专家以及国务院有关部门的代表组成。制定食品安全国家标准,应当依据食品安全风险评估结果并充分考虑食用农产品质量安全风险评估结果,参照相关的国际标准和国际食品安全风险评估结果,并广泛听取食品生产经营者和消费者的意见。

(2)《食品安全法实施条例》第十九条规定,国务院卫生行政部门和省、自治区、直辖市人民政府卫生行政部门应当会同同级农业行政、质量监督、工商行政管理、食品药品监督管理、商务、工业和信息化等部门,对食品安全国家标准和食品安全地方标准的执行情况分别进行跟踪评价,并应当根据评价结果适时组织修订食品安全标准。

2. 加强对企业的重点监督

《食品安全法实施条例》第四十八条规定,县级人民政府应当统一组织、协调本级卫生行政、农业行政、质量监督、工商行政管理、食品药品监督管理部门,依法对本行政区域内的食品生产经营者进行监督管理;对发生食品安全事故风险较高的食品生产经营者,应当重点加强监督管理。

3. 生产许可证的现场审核

《食品安全法》第三十一条规定,县级以上质量监督、工商行政管理、食品药品监督管理部门应当依照《行政许可法》的规定,审核申请人提交的本法第二十七条第一项至第四项规定要求的相关资料,必要时对申请人的生产经营场所进行现场核查;对符合规定条件的,决定准予许可;对不符合规定条件的,决定不予许可并书面说明理由。

4. 健全食品安全生产管理制度

(1)《食品安全法》第三十二条规定,食品生产经营企业应当建立健全本单位的食品安全管理制度,加强对职工食品安全知识的培训,配备专职或者兼职食品安全管理人员,做好对所生产经营食品的检验工作,依法从事食品生产经营活动。

(2)《食品安全法》第三十四条规定,食品生产经营者应当建立并执行从业人员健康管理制度。患有痢疾、伤寒、病毒性肝炎等消化道传染病的人员,以及患有活动性肺结核、化脓性或者渗出性皮肤病等有碍食品安全的疾病的人员,不得从事接触直接入口食品的工作。食品生产经营人员每年应当进行健康检查,取得健康证明后方可参加工作。

(3)《食品安全法》第三十五条规定,食用农产品生产者应当依照食品安全标准和国家有关规定使用农药、肥料、生长调节剂、兽药、饲料和饲料添加剂等农业投入品。食用农产品的生产企业和农民专业合作经济组织应当建立食用农产品生产记录制度。县级以上农业行政部门应当加强对农业投入品使用的管理和指导,建立健全农业投入品的安全使用制度。

(4)《食品安全法》第四十四条规定,申请利用新的食品原料从事食品生产或者从事食品添加剂新品种、食品相关产品新品种生产活动的单位或者个人,应当向国务院卫生行政部门提交相关产品的安全性评估材料。国务院卫生行政部门应当自收到申请之日起六十日内组织对相关产品的安全性评估材料进行审查;对符合食品安全要求的,依法决定准予许可并予以公布;对不符合食品安全要求的,决定不予许可并书面说明理由。

(5)《食品安全法》第四十五条规定,食品添加剂应当在技术上确有必要且经过风险评估证明安全可靠,方可列入允许使用的范围。国务院卫生行政部门应当根据技术必要性和食品安全风险评估结果,及时对食品添加剂的品种、使用范围、用量的标准进行修订。

5. 建立企业食品安全信用档案

《食品安全法》第七十九条规定,县级以上质量监督、工商行政管理、食品药品监督管理部门应当建立食品生产经营者食品安全信用档案,记录许可颁发、日常监督检查结果、违法行为查处等情况;根据食品安全信用档案的记录,对有不良信用记录的食品生产经营者增加监督检查频次。

6. 对食品安全信息通报的快速响应

《流通环节食品安全监督管理办法》第四十六条规定,境外发生的食品安全事件可能对我国境内造成影响,或者在进口食品中发现严重食品安全问题的,县级及其以上地方工商行政管理机关接到国家出入境检验检疫部门有关通报后,应当采取相应处理措施。县级及其以上地方工商行政管理机关接到国家出入境检验检疫部门通报的有关进出口食品安全信息,必要时应当采取相应处理措施。

《食品安全法实施条例》第四十八条规定,在国务院卫生行政部门公布食品安全风险警示信息,或者接到所在地省、自治区、直辖市人民政府卫生行政部门依照本条例第十条规定通报的食品安全风险监测信息后,设区的市级和县级人民政府应当立即组织本级卫生行政、农业行政、质量监督、工商行政管理、食品药品监督管理部门采取有针对性的措施,防止发生食品安全事故。

7. 建立食品安全信息网络数据库

《流通环节食品安全监督管理办法》第四十七条规定,鼓励县级及其以上地方工商行政管理机关建立食品经营主体数据库、监督检查数据库、典型案例数据库,依托12315行政执法网络,运用先进技术手段加强食品监督检查工作,提高食品安全监督管理水平。

8. 建立食品安全风险监测方案

《流通环节食品安全监督管理办法》第五十二条规定,省、自治区、直辖市工商行政管理机关应当配合同级卫生行政部门制定本行政区域的食品安全风险监测方案。县级及其以上地方工商行政管理机关应当协助收集《食品安全法实施条例》第十三条第一款规定的食品安全风险评估信息和资料。省、自治区、直辖市工商行政管理机关应当配合同级卫生行政部门对食品安全国家标准和食品安全地方标准的执行情况分别进行跟踪评价。省、自治区、直辖市工商行政管理机关应当收集、汇总食品安全标准在执行过程中存在的问题,并及时向同级卫生行政部门通报。

9. 建立公共卫生信息监测体系

(1) 根据《突发公共卫生事件与传染病疫情监测信息报告管理办法》(修订版)(卫生部令第 37 号)第九条规定,国家建立公共卫生信息监测体系,构建覆盖国家、省、市(地)、县(区)疾病预防控制机构、医疗卫生机构和卫生行政部门的信息网络系统,并向乡(镇)、村和城市社区延伸。

国家建立公共卫生信息管理平台、基础卫生资源数据库和管理应用软件,适应突发公共卫生事件、法定传染病、公共卫生和专病监测的信息采集、汇总、分析、报告等工作的需要。

(2)《突发公共卫生事件应急条例》第十四条规定,国家建立统一的突发事件预防控制体系。县级以上地方人民政府应当建立和完善突发事件监测与预警系统。县级以上各级人民政府卫生行政主管部门,应当指定机构负责开展突发事件的日常监测,并确保监测与预警系统的正常运行。

(3)《突发公共卫生事件应急条例》第十五条规定,监测与预警工作应当根据突发事件的类别,制定监测计划,科学分析、综合评价监测数据。对早期发现的潜在隐患以及可能发生的突发事件,应当依照本条例规定的报告程序和时限及时报告。

(4)《国家突发公共卫生事件相关信息报告管理工作规范(试行)》规定,国家建立突发公共卫生事件相关信息报告管理系统,为全国提供统一的突发公共卫生事件相关信息报告网络平台,用于收集、处理、分析和传递突发公共卫生事件相关信息。信息系统覆盖中央、省、市(地)、县(市)、乡(镇、街道)。卫生行政部门指定的专业机构,负责辖区内网络密码的分配和管理。网络密码定期更换,不能泄露和转让。

第二节　食品安全咨询、申诉、举报处置

就食品安全问题向县级以上卫生行政、质量监督、工商行政管理、食品药品监督管理部门进行咨询、投诉、举报,是公众依法获取食品安全信息,实施监督的权利。咨询、投诉、举报,往往对监督管理部门获取食品安全信息,取得食品生产经营违法行为的证据,有针对性地打击违法行为具有重要意义。因此,及时对咨询、投诉、举报进行处理也是加强食品安全管理的需要。

一、法规要求

（1）《食品安全信息公布管理办法》第十六条规定，任何单位和个人有权向有关部门咨询和了解有关情况，对食品安全信息管理工作提出意见和建议。

（2）依据《消费者权益保护法》第十五条的规定，食品消费者享有对食品和服务及保护消费者权益工作进行监督的权利，有权检举、控告侵害消费者权益的行为。

（3）《食品安全法》第八十条规定，县级以上卫生行政、质量监督、工商行政管理、食品药品监督管理部门接到咨询、投诉、举报，对属于本部门职责的，应当受理，并及时进行答复、核实、处理；对不属于本部门职责的，应当书面通知并移交有权处理的部门处理。有权处理的部门应当及时处理，不得推诿；属于食品安全事故的，依照本法第七章有关规定进行处置。

二、处置措施

（一）属于本部门职责的咨询、投诉、举报处理

（1）县级以上卫生行政、质量监督、工商行政管理、食品药品监督管理部门接到咨询、投诉、举报，对属于本部门职责的，应当受理，不得推诿。受理后，对咨询给予准确答复；对投诉进行调查核实，经核实确实不当的，应当在原公布范围内予以更正，并告知投诉人，经核实没有问题的，也应当告知投诉人；对举报进行处理，告知举报人处理结果。

（2）食品安全监督管理部门应当公布本部门的举报电话或者电子邮件地址或者其他的通讯方式，并依法建立检举奖励制度，对举报立功者予以奖励。

（3）为充分发挥新闻媒体的舆论监督作用，还应当积极支持、合理引导新闻媒体开展食品安全报道，为其准确及时报道提供便利。对新闻媒体反映的食品安全问题，要及时调查处理，并通过适当方式公开处理结果。

（4）食品安全监督管理部门应当采取有效的措施保护投诉人、举报人，为投诉人、举报人保密。接受投诉、举报的有关部门及其工作人员不得透露投诉人、举报人的姓名、住所、投诉举报内容等情况；必要时，还应当依法采取措施，切实保护举报人的生命、财产安全。

（二）不属于本部门职责的咨询、投诉、举报处理

县级以上卫生行政、质量监督、工商行政管理、食品药品监督管理部门接到

咨询、投诉、举报后,经审查,对不属于本部门职责的,应当采取书面的方式通知咨询人、投诉人、举报人,说明原因及其根据,还应当移交有权处理的部门,并将移交情况告知咨询人、投诉人、举报人。有权处理的部门在接到其他部门移交的咨询、投诉、举报后,应当受理,并立即进行答复、核实、处理,不得推诿。

(三)属于食品安全事故的,应当依照有关规定进行处理

县级以上卫生行政、质量监督、工商行政管理、食品药品监督管理部门接到咨询、投诉、举报所反映的问题,属于食品安全事故的,应当立即会同有关农业行政、质量监督、工商行政管理、食品药品监督管理部门进行调查处理,依法采取措施,防止或者减轻社会危害,并会同有关部门进行事故责任调查;属于重大食品安全事故的,接到报告后的县级卫生行政部门应当按照规定向本级人民政府和上级人民政府卫生行政部门报告,再由其按规定上报,并由县级人民政府立即成立食品安全事故处置指挥机构,启动应急预案,由设区的市级以上人民政府卫生行政部门进行事故责任调查。

第九章　食品安全事故应急处置

实践经验证明,食品安全事故发生后,要最大限度地减少事故损失,最短时间内消除食品安全隐患和恢复正常秩序,有两个措施最重要:一是事故发生单位在第一时间采取应急措施,防止危害扩散。二是及时报告,以便及时启动相应的食品安全事故应急预案。

食品安全事故应急预案,是指经过一定程序制定的开展食品安全事故应急处理的事先指导方案。制定食品安全事故应急预案是一项已经被证明行之有效的食品安全领域中的工作制度,在我国已有的法律法规中就有所规定。《中华人民共和国突发事件应对法》和《突发公共卫生事件应急条例》都明确规定,对重大食物中毒等公共卫生事件,国务院和省、自治区、直辖市人民政府应当制定全国突发事件应急预案和各地本行政区域的突发事件应急预案。2006 年《国家突发公共事件总体应急预案》的发布,标志着我国应急预案编制工作基本完成,覆盖了我国经常发生的包括公共卫生事件在内的突发公共事件的主要方面,全国应急预案框架体系初步形成。《国家重大食品安全事故应急预案》的出台,标志着我国食品安全事故应急预案工作进入规范化、制度化阶段。《食品安全法》明确规定,县级以上人民政府、食品生产经营企业都要制定食品安全事故应急预案,对食品安全事故应急预案予以法定化。

为了有效预防、有序处置食品安全事故和其他各类突发事件,提高食品安全监管水平和处置突发事件能力,切实保障食品消费安全,《国家重大食品安全事故应急预案》、《工商行政管理系统流通环节重大食品安全事故应急预案》(工商消字〔2006〕第 79 号)(简称《流通环节重大食品安全事故应急预案》)、《中华人民共和国突发事件应对处置法》、《中华人民共和国食品安全法》及其《实施条例》、《流通环节食品安全监督管理办法》等对食品安全事故处置作出了专门的规定,为食品安全事故程序化处理提供了法律保障。

第一节　食品安全事故分级及其应急响应

一、食品安全事故分级

食品安全事故,指食物中毒、食源性疾病、食品污染等源于食品,对人体健康有危害或者可能有危害的事故。食品安全事故共分四级,即特别重大食品安全事故、重大食品安全事故、较大食品安全事故和一般食品安全事故。事故等级的评估核定,由卫生行政部门会同有关部门依照有关规定进行。国务院所属各部门针对各自监管职责就食品安全重大事故分级进行了细化。

《流通环节重大食品安全事故应急预案》的分级标准为:

(一)Ⅰ级

符合下列情形之一的,为Ⅰ级重大食品安全事故:

(1) 事故危害特别严重,对 2 个以上省份造成严重威胁,并有进一步扩散趋势的。

(2) 发生跨境(香港、澳门、台湾)、跨国重大食品安全事故,造成特别严重社会影响的。

(3) 国务院启动Ⅰ级重大食品安全事故应急预案涉及工商行政管理职能范围的。

(4) 超出事发地省级工商行政管理局(以下简称省局)处置能力的。

(5) 国务院授权国家工商行政管理总局(以下简称总局)负责处置的重大食品安全事故。

(二)Ⅱ级

符合下列情形之一的,为Ⅱ级重大食品安全事故:

(1) 事故危害严重,影响范围涉及省内 2 个以上市(地)级行政区域的。

(2) 造成伤害人数 100 人以上并出现死亡病例的。

(3) 造成 10 人以上死亡病例的。

(4) 省级人民政府认为应当由省局负责处置的重大食品安全事故。

(三)Ⅲ级

符合下列情形之一的,为Ⅲ级重大食品安全事故:

(1) 事故影响范围涉及市(地)级行政区域内 2 个以上县(区)级行政区域,

给人民群众饮食安全带来严重危害的。

（2）造成伤害人数 100 人以上，或者出现死亡病例的。

（3）市（地）级人民政府认为应当由市（地）级工商行政管理局（以下简称市局）负责处置的重大食品安全事故。

（四）Ⅳ级

符合下列情形之一的，为Ⅳ级重大食品安全事故：

（1）事故影响范围涉及县（区）级行政区域内 2 个以上乡镇（街道办事处），给人民群众饮食安全带来严重危害的。

（2）造成伤害人数 30～99 人，未出现死亡病例的。

（3）县（区）级人民政府认为应当由县（区）级工商行政管理机关（以下简称县局）负责处置的重大食品安全事故。

二、食品安全事故响应

根据《食品安全法》及《国家重大食品安全事故应急预案》的规定，发生食品安全事故后，根据食品安全事故的级别，有不同级别的应急处置机制：

（一）分级响应

核定为特别重大食品安全事故，报经国务院批准并宣布启动Ⅰ级响应后，指挥部立即成立运行，组织开展应急处置。启动食品安全事故Ⅰ级响应期间，指挥部成员单位在指挥部的统一指挥与调度下，按相应职责做好事故应急处置相关工作。事发地省级人民政府按照指挥部的统一部署，组织协调地市级、县级人民政府全力开展应急处置，并及时报告相关工作进展情况。事故发生单位按照相应的处置方案开展先期处置，并配合卫生行政部门及有关部门做好食品安全事故的应急处置。

食源性疾病中涉及传染病疫情的，按照《中华人民共和国传染病防治法》和《国家突发公共卫生事件应急预案》等相关规定开展疫情防控和应急处置。

Ⅱ级以下应急响应行动的组织实施由省级人民政府决定。各省（区、市）人民政府在国家应急指挥部的统一领导和指挥下，结合本地区的实际情况，组织协调市（地）、县（区）人民政府开展重大食品安全事故的应急处理工作。地方各级人民政府根据事故的严重程度启动相应的应急预案，超出本级应急救援处置能力时，及时报请上一级政府和有关部门启动相应的应急预案。

重大食品安全事故发生后，地方各级人民政府及有关部门应当根据事故发生情况,及时采取必要的应急措施,做好应急处理工作。

1. 特别重大食品安全事故的应急响应(Ⅰ级)

(1)特别重大食品安全事故发生后,国家应急指挥部办公室应当及时向国家应急指挥部报告基本情况、事态发展和救援进展等。

(2)向指挥部成员单位通报事故情况,组织有关成员单位立即进行调查确认,对事故进行评估,根据评估确认的结果,启动国家重大食品安全事故应急预案,组织应急救援。

(3)组织指挥部成员单位迅速到位,立即启动事故处理机构的工作;迅速开展应急救援和组织新闻发布工作,并部署省(区、市)相关部门开展应急救援工作。

(4)开通与事故发生地的省级应急救援指挥机构、现场应急救援指挥部、相关专业应急救援指挥机构的通信联系,随时掌握事故发展动态。

(5)根据有关部门和专家的建议,通知有关应急救援机构随时待命,为地方或专业应急救援指挥机构提供技术支持。

(6)派出有关人员和专家赶赴现场参加、指导现场应急救援,必要时协调专业应急力量救援。

(7)组织协调事故应急救援工作,必要时召集国家应急指挥部有关成员和专家一同协调指挥。

2. 重大食品安全事故的应急响应(Ⅱ级)

(1)省级人民政府应急响应

省级人民政府根据省级食品安全综合监管部门的建议和食品安全事故应急处理的需要,成立食品安全事故应急处理指挥部,负责行政区域内重大食品安全事故应急处理的统一领导和指挥;决定启动重大食品安全事故应急处置工作。

(2)省级食品安全综合监管部门应急响应

接到重大食品安全事故报告后,省级食品安全综合监管部门应当立即进行调查确认,对事故进行评估,根据评估确认的结果,按规定向上级报告事故情况;提出启动省级重大食品安全事故应急指挥部工作程序,提出应急处理工作建议;及时向其他有关部门、毗邻或可能涉及的省(区、市)相关部门通报情况;有关工作小组立即启动,组织、协调、落实各项应急措施;指导、部署市(地)相关部门开展应急救援工作。

（3）省级以下地方人民政府应急响应

重大食品安全事故发生地人民政府及有关部门在省级人民政府或者省级应急指挥部的统一指挥下，按照要求认真履行职责，落实有关工作。

（4）食品药品监管局应急响应

加强对省级食品安全综合监管部门的督导，根据需要会同国务院有关部门赴事发地指导督办应急处理工作。

3. 较大食品安全事故的应急响应（Ⅲ级）

（1）市（地）级人民政府应急响应

市（地）级人民政府负责组织发生在本行政区域内的较大食品安全事故的统一领导和指挥，根据食品安全综合监管部门的报告和建议，决定启动较大食品安全事故的应急处置工作。

（2）市（地）级食品安全综合监管部门应急响应

接到较大食品安全事故报告后，市（地）级食品安全综合监管部门应当立即进行调查确认，对事故进行评估，根据评估确认的结果，按规定向上级报告事故情况；提出启动市（地）级较大食品安全事故应急救援工作，提出应急处理工作建议，及时向其他有关部门、毗邻或可能涉及的市（地）相关部门通报有关情况；相应工作小组立即启动工作，组织、协调、落实各项应急措施；指导、部署相关部门开展应急救援工作。

（3）省级食品安全综合监管部门应急响应

加强对市（地）级食品安全综合监管部门应急救援工作的指导、监督，协助解决应急救援工作中的困难。

4. 一般食品安全事故的应急响应（Ⅳ级）

一般食品安全事故发生后，县级人民政府负责组织有关部门开展应急救援工作。县级食品安全综合监管部门接到事故报告后，应当立即组织调查、确认和评估，及时采取措施控制事态发展；按规定向同级人民政府报告，提出是否启动应急救援预案，有关事故情况应当立即向相关部门报告、通报。

市（地）级食品安全综合监管部门应当对事故应急处理工作给予指导、监督和有关方面的支持。

（二）响应的升级与降级

当重大食品安全事故随时间发展进一步加重，食品安全事故危害特别严重，并有蔓延扩大的趋势，情况复杂难以控制时，应当上报指挥部审定，及时提升预警和反应级别；对事故危害已迅速消除，并不会进一步扩散的，应当上报指挥部审定，相应降低反应级别或者撤销预警。

三、流通环节重大食品安全事故应急响应

国家工商总局依据《国家重大食品安全事故应急预案》的规定，按照其食品安全监管职责制定的《流通环节重大食品安全事故应急预案》规定了其应急处理分级响应行为。

（一）分级响应

Ⅰ级应急响应由总局应急指挥部组织实施，事发地省局按照相应的预案具体组织应急处理工作，并及时向总局应急办公室报告事态发展状况。

Ⅱ级及其以下应急响应行动由省局应急指挥部组织实施。各省局在省政府统一领导和指挥下，结合本地区的实际情况，组织协调市局、县局开展应急处理工作。超出本级应急处置能力的，及时上报上一级工商行政管理机关。

1. Ⅰ级食品安全事故应急响应

（1）Ⅰ级重大食品安全事故发生后，总局应急指挥部及时分析、评估事故性质、危害程度和波及范围，立即成立应急办公室。

（2）在 12 小时内召开成员单位参加的总局指挥部会议，迅速制定具体措施，下发至相关省局，指导其做好应急处理工作。

（3）畅通与事故发生地省局应急指挥部的通信联系，随时掌握事故发展动态。由省局及时监控涉案食品在市场的销售，按照有关规定依法监督涉案企业和相关人员。

（4）立即派出督查组，会同当地政府和工商行政管理机关积极开展事故调查，做好市场监管和社会稳定工作。

（5）在调查的基础上，根据事故原因制定专项检查方案，下发全系统，全面开展市场清查和检查。

（6）总局应急办公室将重大食品安全事故的发展、控制等情况实时报告应急指挥部，根据指挥部指令，迅速通报有关省局。

（7）在规定时间内上报国务院并报送食品药品监督管理局。

2. Ⅱ级食品安全事故应急响应

（1）省局应急响应

重大食品安全事故发生（现）后，省局立即向省政府报告，在省政府统一领

导和指挥下,启动相应的应急预案,落实应急措施,调度协调,实施应急保障。迅速部署执法行动,责令经营者在规定时间内将涉案的同批次食品下架,停止销售,并依法采取相应的控制措施。立即展开调查,查清来源、销售去向和事故原因,并在规定时间内向总局应急指挥部上报。制定专项检查方案,全面开展市场检查。加大对重点食品、重点对象、重点市场和重点区域的巡查。依法从重打击扰乱市场秩序的违法行为。在调查过程中,发现可能引发连锁反应,波及其他地区的,紧急通知相关省局并报告总局。采取有效措施,通知消费者停止食用。12315消费者申诉举报专用电话保证畅通,夜间有专人值守,及时解答咨询,受理和处理申诉、举报。

(2) 省级以下工商行政管理机关应急响应

省级以下工商行政管理机关在省局应急指挥部统一指挥下,按照要求履行职责,落实有关工作。

(3) 事故可能波及地区应急响应

事故可能波及地区的工商行政管理机关要做好各项准备工作,完善应急预案,密切关注事故发展动态,及时作出预警。全面清理检查市场,查找有无引发事故的该类食品,防止该类食品在市场上流通。

3. Ⅲ级食品安全事故应急响应

(1) 市局应急响应

重大食品安全事故发生(现)后,事故发生地市局立即向市(地)级人民政府和省局报告,在市政府统一领导和省局的指导下,启动相应的应急预案,按照要求落实防控措施,指挥调度,实施应急保障。向有关部门、毗邻或者可能涉及的市局通报情况。

(2) 省局应急响应

加强对市局应急处理工作的指导、监督和检查落实,协调解决应急处理工作中的困难。

(3) 事故可能波及地区应急响应

事故可能波及地区的工商行政管理机关要做好各项准备工作,完善应急预案,密切关注事故发展动态,及时作出预警。

4. Ⅳ级食品安全事故应急响应

事故发生地区的县局立即向县(市)级人民政府和市局报告,在县(市)政府的统一领导和市局的指导下,启动相应的应急预案,按照要求落实防控措施,指挥调度,实施应急保障。有关事故情况及时向上级工商行政管理机关和相关部门报告、通报。

市局对事故应急处理工作给予指导、协调、监督和检查落实以及给予有关方面的支持。

（二）先期处置

重大食品安全事故发生后，未启动应急预案前，事发地工商行政管理机关根据现场情况，进行先期妥善处置，控制事态。

（三）应急等级的转换

进入各级应急响应状态后，应急办公室应密切关注事态发展，汇总和分析有关情况，及时向应急指挥部报告。

总局和省局应急指挥部可根据实际需要，调整应急响应的等级。各地工商行政管理机关根据调整等级，实时调整应急措施。

第二节　食品安全事故的监测、预警与报告

食品安全工作必须坚持群防群控，加强日常监测，及时分析、评估和预警。对可能引发的重大食品安全事故，要做到早发现、早报告、早控制。

一、监测系统

国家建立统一的重大食品安全事故监测、报告网络体系，加强食品安全信息管理和综合利用，构建各部门间信息沟通平台，实现互联互通和资源共享。鼓励县级及其以上地方工商行政管理机关建立食品经营主体数据库、监督检查数据库、典型案例数据库，依托 12315 行政执法网络，运用先进技术手段加强食品监督检查工作，通过分析日常监测数据，对可能引发的重大食品安全事故要做到早发现、早报告、早控制。

国家工商总局及地方各级工商行政管理机关建立统一的重大食品安全事故监测、报告网络体系。在重大食品安全事故发生期间，通过以下途径，密切监测已经确认的有毒有害或者质量严重不合格的某种食品是否还在流通环节进行销售：

（1）市场巡查、市场清查、专项执法检查、流通环节食品质量监测等，以及对有问题食品下架、召回、退市、销毁等。

（2）12315 消费者申诉举报网络受理的消费者申诉举报。

(3) 有关新闻媒体。

(4) 相关部门通报。

二、预警系统

按《国家重大食品安全事故应急预案》的规定，卫生、工商、质检、农业、商务、海关、环保、教育等部门应当按照各自职责，加强对重点品种、重点环节、重点场所，尤其是高风险食品种植、养殖、生产、加工、包装、贮藏、经营、消费等环节的食品安全日常监管；建立健全重大食品安全信息数据库和信息报告系统，及时分析对公众健康的危害程度、可能的发展趋势，及时作出预警，并保障系统的有效运行。

各级工商行政管理机关在重大食品安全事故发生期间，对危害人民身体健康和生命安全的危险或者隐患、可能波及的范围、危害程度等情况作出分析预测，组织专家进行评估，按照有关规定发布预警信息。

三、建立通报制度

按《流通环节重大食品安全事故应急预案》规定，发生重大食品安全事故后，事发地工商行政管理机关要采取电话、传真、行文、网络等多种方式同时报告当地政府、上一级工商行政管理机关和总局，确保准确、及时，万无一失。并视情况向事故可能波及地区工商行政管理机关通报。

（一）报告单位和时限

（1）对本地区发生的重大食品安全事故，省局要严格按照本预案规定的时限，形成初次报告，及时上报总局。

Ⅰ级应急预案所针对的情形，事发地省局须在 6 小时内上报。事故发生地市县工商局逐级上报的同时，可直接上报总局。

Ⅱ级应急预案所针对的情形，事发地省局须在 12 小时内上报。

Ⅲ级应急预案所针对的情形，事发地省局须在 24 小时内上报。

Ⅳ级应急预案所针对的情形，事发地省局须在 48 小时内上报。

（2）事故发生地省局的应急处理情况，必须按照规定时限，形成阶段报告，上报总局。

Ⅰ级应急预案所针对的情形，其处理情况一日一报，有特殊紧急情况要随时上报。

Ⅱ级应急预案所针对的情形,其处理情况至少三日一报。

Ⅲ级应急预案所针对的情形,其处理情况至少一周一报。

Ⅳ级应急预案所针对的情形,其处理情况至少十日一报。

(3) 应急状态解除后,事故发生地省局必须按照规定时限,形成处理报告,上报总局。

Ⅰ级应急预案所针对的情形,应急状态解除后三日内上报。

Ⅱ级应急预案所针对的情形,应急状态解除后一周内上报。

Ⅲ级应急预案所针对的情形,应急状态解除后十日内上报。

Ⅳ级应急预案所针对的情形,应急状态解除后两周内上报。

(二) 报告内容

1. 初次报告

包括事故发生时间、地点、单位、危害程度、死亡人数、事故报告单位及报告时间、报告单位联系人员及联系方式、事故发生原因的初步判断、事故发生后采取的措施及事故控制情况等。

2. 阶段报告

对初次报告的情况进行补充,包括事故原因、发展与变化、处置进程、处置进程中发生的新情况、新问题以及处置建议等。

3. 处理报告

包括重大食品安全事故鉴定结论,对事故的处理工作进行总结,分析事故原因和影响因素。

第三节　食品安全事故应急处置

食品安全事故应急处置是一项时效性要求非常高的紧急事件的处置工作,国家、地方各级人民政府、各级食品安全监督管理部门在制定食品安全事故的应急预案的同时,还应加强相关软硬件的建设,在加强事故演练的同时,应依据演练时所发现的问题,细化应急预案的处置措施,真正做到事故发生时能够有条不紊、高效地按应急预案的要求开展相关工作。

此外,在食品安全日常监管工作中,特别是在省级及省级以下的工商行政管理部门,除可明确定级或已明确通知的重大食品安全事故之外,仍有诸多需要紧急处置的食品安全突发事件。此类突发事件主要指上级通知、相关部门通报、工商部门检查发现、消费者举报要求紧急组织实施的问题食品处置工作。

食品安全突发事件的特点:一是突然发生;二是短时间内无法判定是否属重大食品安全事故,但又必须进行紧急处置;三是其危害程度可能不及重大食品安全事故,但其波及范围又超出重大食品安全事故所规定的范围等。

食品安全应急处置包括重大食品安全事故的应急处置及食品安全突发事件的应急处置。本节依据《流通环节重大食品安全事故应急预案》及《关于印发〈江苏省工商系统流通环节食品安全事故应急预案〉的通知》(苏工商消〔2006〕377号)文件要求,在提出省级及省级以下工商行政管理部门的重大食品安全事故处置方案的同时,重点讨论食品安全突发事件的应急处置工作。

一、工作原则

(一) 以人为本,预防为主

把保障人民群众的身体健康和生命安全作为食品安全应急处置的首要任务,把积极构建食品安全隐患发现机制作为工作重点。坚持预防与应急相结合,防患于未然。

(二) 统一领导,分级负责

食品安全应急处置实行统一领导、统一指挥、分级处置。各单位主要领导是食品安全应急处置工作的第一责任人,各部门按职责分工,各司其职。在同级政府的领导下,实行分级负责,建立健全条块结合、属地管理为主的应急处置管理体制。

(三) 快速反应,有效应对

食品安全突发事件发生后,要快速反应,充分调动各方资源,及时、高效、科学、有序地处置,最大限度地减少事故或事件危害,保障公众身体健康与生命安全,维护正常的社会经济秩序。

二、组织机构

(一) 机构设置

各地要根据《江苏省工商系统流通环节食品安全事故应急预案》的要求,成立食品安全领导小组,全面负责食品安全应急处置工作。领导小组下设办公室,设在食品流通监督管理部门,其主要负责人任办公室主任。

领导小组办公室内部成立食品安全应急处置指挥机构,下设食品安全应急处置现场工作组。

基层工商分局(所)各监管责任区应至少确定一名食品安全网格巡查员监管。

(二)工作职责

1. 领导小组职责

食品安全领导小组是食品安全应急处置工作的领导机构,其主要职责是:

(1)根据上级和当地政府的指示,制定应急处置措施。

(2)研究确定食品安全应急处置工作的重大决策与指导意见。

(3)组织和协调本系统及时、稳妥地开展重大食品安全事故和其他食品安全突发事件的预防和处置工作。

(4)负责报送或者按规定发布重大食品安全应急处置的重要信息。

2. 领导小组办公室职责

食品安全领导小组办公室负责食品安全监督管理工作的综合协调工作,其主要职责是:

(1)全面负责食品安全应急处置的日常工作。接受、执行食品安全领导小组的指令,具体组织、协调、指导本系统做好食品安全应急准备、应急处置、善后处理等工作。

(2)督促下级对食品安全隐患进行排查,对引发重大食品安全事故及食品安全突发事件的原因进行分析、收集、汇总,上报重大食品安全应急处置工作信息。

(3)向食品安全领导小组提出启动、解除相应等级的应急响应建议。

(4)组织、协调、督促系统内各部门积极履行各自职责,完成应急处置任务。

(5)负责组织成立食品安全应急处置现场工作组,并指导现场工作组有序、有效地开展食品安全事故及突发事件的应急处置工作。

(6)完成食品安全领导小组交办的其他工作任务。

3. 应急处置指挥机构职责

食品安全应急处置指挥机构在食品安全领导小组和当地政府的领导下,组织和指挥本辖区食品安全应急处置工作,并指导食品安全应急处置现场工作组的具体工作。

4. 应急处置现场工作组职责

食品安全应急处置现场工作组负责实施应急处置现场工作,应配备现场负责人、应急指挥车专职司机、指挥车操作人员、现场联络员、拍摄工作人员、指挥中心操作人员各 1 人。其具体职责为:

(1) 负责食品安全应急指挥车在应急处置现场的运行。

(2) 在应急处置现场采集食品安全信息,及时反馈给食品安全领导小组及其办公室。

(3) 接受食品安全应急处置指挥机构指令,指导应急处置现场工作人员做好各项应急处置工作,及时有效地控制事态。

(4) 完成食品安全应急处置指挥机构交办的其他任务。

5. 基层工商部门网格巡查员工作职责

各基层工商分局(所)要根据辖区的监管工作实际,科学合理地划分网格,明确监管责任区域和食品安全网格巡查员。发生应急处置事项时,网格巡查员应履行以下职责:

(1) 在第一时间赶赴现场,配合相关工作人员进行应急处置事项初查。

(2) 提供食品安全应急处置现场相关单位和人员的基本信息和日常监管情况。

(3) 配合相关工作人员,做好各项应急处置工作,及时有效地控制事故。

(4) 根据职责分工,做好应急处置后续工作。

三、处置工作

(一) 食品安全重大事故处置

1. 食品安全重大事故分级

根据中毒人数和影响范围,按照《关于印发〈江苏省工商系统流通环节食品安全事故应急预案〉的通知》,食品安全事故分为Ⅰ、Ⅱ、Ⅲ、Ⅳ四级。

2. 事故处置

发生Ⅰ、Ⅱ、Ⅲ、Ⅳ级食品安全事故的,事故发生地工商机关应按《关于印发〈江苏省工商系统流通环节食品安全事故应急预案〉的通知》要求,迅速启动应急预案,在上一级食品安全领导小组的指导和当地政府的领导下,配合卫生行政等相关部门,及时作出反应,采取措施控制事态发展,并及时向上级食品安全领导小组报告。食品安全领导小组办公室应及时启动食品安全应急指挥机构和指挥车,做好现场调查、处置工作。

对辖区发生的不需启动应急预案的一般性食品安全事故,根据同级卫生行政部门的意见,对发生食品安全事故的经营者实施监督检查并进行处置:

(1) 封存可能导致食品安全事故的食品及其原料,立即进行检验。

(2) 对确认属于被污染的食品及其原料,责令食品经营者停止经营并销毁。

(3) 封存被污染的食品用工具及用具,责令进行清洗消毒。

(4) 发生食品安全事故的食品经营者对导致或者可能导致食品安全事故的食品及原料、工具、设备等,应当立即采取封存等控制措施。

(5) 自事故发生之时起2小时内向所在地县级以上人民政府卫生行政部门报告。

(二) 食品安全突发事件处置

1. 食品安全突发事件分级

(1) Ⅰ级

符合下列情形之一,为Ⅰ级:

① 突发事件严重,影响范围涉及省内2个以上地级市行政区域,并有进一步扩散的可能。

② 超出突发事件事发地省直属局处置能力的。

③ 省工商局认为突发事件紧急需直接启动部署的食品安全突发事件。

(2) Ⅱ级

符合下列情形之一,为Ⅱ级:

① 突发事件严重,影响范围涉及同一市2个以上县(区)行政区域。

② 超出突发事件事发地县(区)工商局处置能力的。

③ 省直属局认为突发事件紧急需直接启动部署的。

④ 省工商局认为需要按Ⅱ级处置的突发事件,指定省直属局直接处置的。

(3) Ⅲ级

符合下列情形之一,为Ⅲ级:

① 影响范围仅限县(区)行政区域。

② 县(区)工商局认为突发事件紧急需直接启动部署的。

③ 省工商局或省直属局指定县(区)工商局按Ⅲ级处置的突发事件。

涉密突发事件的处置按照相关保密要求执行。

2. 分级响应

(1) Ⅰ级处置响应,启动部署机关为省工商局。

由省工商局启动部署,指令同步下达到市、县(区)各级工商部门食品安全监管人员,省直属局、县(区)工商局在同级食品安全领导小组的领导下贯彻实施。

(2) Ⅱ级处置响应,启动部署机关为省直属局。

根据省工商局要求或省直属局认为有必要实施,由省直属局启动部署,指令同步下达到县(区)各级工商部门食品安全监管人员,县(区)工商局在同级食品安全领导小组的领导下贯彻实施。

(3) Ⅲ级处置响应,启动部署机关为县(区)工商局。

根据省工商局、省直属局要求或县(区)工商局认为有必要实施,由县(区)工商局启动部署。

3. 应急响应标准

(1) 应急处置响应启动标准

① 及时召开食品安全领导小组会议,迅速制定下发具体处置措施,监督、指导下级机构做好应急处置工作。

② 立即将工作部署向同级人民政府报告,在同级人民政府统一领导和指挥下,落实应急措施,调度协调,实施应急保障。

③ 食品安全领导小组可根据需要指派应急指挥车立即赶赴现场,并指导食品安全应急处置现场工作组开展工作。

④ 畅通与事件发生地工商机关应急处置指挥机构的通信联系,随时掌握事件发展动态;食品安全领导小组办公室向食品安全领导小组实时报告食品安全事件的发展、控制等情况,并根据指挥部指令,通报相关部门。

⑤ 迅速部署执法行动,组织开展事件原因调查,做好市场监管和社会稳定工作。在调查过程中,发现可能引发连锁反应、波及其他地区的,及时报告上级。

⑥ 确保12315消费者申(投)诉举报专用电话的畅通,及时解答咨询,受理和处置相关申(投)诉、举报。

⑦ 在规定时间内将应急处置情况上报上级部门、同级人民政府及同级食安委。

⑧ 采取有利于控制事态发展的其他措施。

（2）应急处置响应实施标准

① 按照上级部署和要求，迅速制定检查方案，部署执法行动。密件的传阅、复制等必须严格按照相关保密要求。

② 组织市场清查，对清查发现的问题食品，查清来源和流向，并责令经营者在规定时间内将涉案的同批次食品下架、停售和追回。

③ 按照上级要求，对可能导致食品安全事故的食品及其原料、工具等采取封存措施。

④ 按照上级要求，对问题食品及时送法定部门检验。

⑤ 在调查过程中发现问题食品来源于或者流向其他环节、其他地区的，应及时书面通报相关环节监管部门和所在地工商部门。

⑥ 依法对违法违章行为进行查处。

⑦ 采取有利于控制事态发展的其他措施。

⑧ 按要求及时将工作情况、清查和处置结果上报上级工商机关、同级人民政府和同级食安委。

（3）事件可能波及地区应急响应

事件可能波及地工商机关要做好各项准备工作，完善应急预案，密切关注事件发展动态，及时作出反应。全面清查市场，查找有无事件所涉问题食品，防止该类食品在本地市场流通。

4. 调查与先期处置

食品安全突发事件发生后，事件发生地直属局应急指挥领导机构或其办公室，可立即指派应急指挥车和应急处置队伍到达现场，根据现场情况，进行先期妥善处置，控制事态。包括：

（1）对可疑食品的调查

根据已了解的食品安全事件发生特点和对病因的初步判断，围绕可疑食品经营环节进行调查，包括：

① 可疑食品的进销情况：调查可疑肇事单位"两项制度"的执行情况，了解可疑食品的进销货情况。

② 食品销售的现场环境：检查可疑肇事单位是否按照食品的贮存条件储存和销售食品，检查该单位储存和销售食品的温度环境。

③ 从业人员健康状况：调查接触可疑食品从业人员的健康状况，逐一检查从业人员有无健康证和健康证是否有效。

（2）对可疑肇事单位的先期处置

在调查食品安全事件或者疑似食品安全事故的同时，对可疑肇事单位应及时采取临时控制措施。

① 封存造成食品安全事件或者可能导致食品安全事件的食品及其原料。

② 封存被污染的食品用工具及用具。

③ 封存被污染的与食物中毒事件相关的经营场所。

④ 责令食品经营者停止销售造成食物中毒的食品或者可能造成食物中毒的食品。

5. 信息报告

食品安全突发事件发生后，事发地工商行政管理机关要采取电话、传真、行文、网络等多种方式同时报告当地政府、上一级工商行政管理机关，确保准确、及时，万无一失。并视情况向事故可能波及地区工商行政管理机关通报。

对应上报至省局的突发事件处置情况，应在规定的上报截止时点前至少 4 小时内报毕；对出动应急指挥车至现场处置的，应随时上报情况。

上报报告应至少涵盖事件所涉单位、时间、地点、危害程度、发展与变化、处置进程、处置进程中发生的新情况、新问题以及处置结果、报告单位联系人员及联系方式等。

6. 应急处置信息管理和运用

（1）信息库的建立

各级建立食品安全参与者信息库。包括：食品经营者信息库、食品安全管理员信息库、食品安全联络员信息库、食品安全义务监督员信息库、网格巡查员信息库。

（2）短信平台的建立

各级建立应急处置短信平台，用于食品安全应急指挥。短信平台明确专人负责，分别建立各单位主要负责人、食品安全分管负责人、食品安全监管部门主要负责人、食品安全联络员、网格巡查员等组群，随时发送相关应急处置指令。上述人员工作手机须 24 小时保持畅通，收到应急处置指令 10 分钟内必须回复。

（3）信息库的使用

除按保密要求不能进行外，Ⅰ、Ⅱ级食品安全事故或Ⅰ、Ⅱ级食品安全突发事件发生后，要将相关清查和监管工作要求发至全省食品安全参与者信息库的所有人员；Ⅲ级食品安全事故或Ⅲ级食品安全突发事件发生后，要将相关要求发送至所属地市级以及事件可能波及地区食品安全参与者；IV级食品安全事故或IV级食品安全突发事件发生后，应将相关要求发送至所属县（区）级信息库相关人员。

对信息库人员每年发送至少不少于四条提示类信息。

7. 响应终结

食品安全事故（突发事件）相关危险因素或者隐患消除后，省局、直属局应急办进行分析论证，经现场监测评价确无危害和风险后，提出终止应急响应的建议，报告省局、直属局应急指挥部；经所在地人民政府批准，应急响应结束，转入常态管理。

省局、直属局要对食品安全事故（突发事件）发生单位的整改工作进行监督，及时跟踪处置情况，随时通报处置结果。

8. 后期处置

（1）责任追究

对在食品安全应急处置的预防、报告、调查、控制和处理过程中工作不力，推诿扯皮，玩忽职守，失职渎职，瞒报、迟报、漏报信息，影响恶劣、后果严重的，要追究相关领导和当事人的责任，依法、依纪给予行政处分，构成犯罪的，依法追究刑事责任。

（2）工作奖励

对在食品安全应急处置工作中措施得力、工作突出、作出贡献的先进个人和集体，要及时给予表彰和奖励。

（3）总结完善

各类应急处置工作结束后，事故（突发事件）发生地各级工商行政管理机关要认真总结经验教训，对应急处置基本情况、组织体系、运行机制、应急保障、监督管理等情况进行全面的分析和总结，形成善后总结报告，逐级上报。要认真分析和解剖本次事故（突发事件）发生的原因，查找工作漏洞和安全隐患，提出改进的意见和措施，进一步完善各种工作措施和应急处置预案，提高应对同类事件的能力。

四、处置保障

（一）人员保障

各级都要有1名熟悉食品安全事故处理程序的分管领导，负责全面指挥各项工作;至少要有 2 名精通食品安全事故调查处理的骨干人员,负责现场协调安排调查处置的各项具体工作;各直属局要有一支 30 人组成的、能够熟练开展现场调查处置的应急分队;县(区)级工商部门也要成立相应的应急处置小分队。应急预案启动期间要做好值班和备勤工作,各级要保证有专人值班,领导在岗带班。

（二）物资保障

应急处置期间,指挥中心、应急指挥车、执法车辆、通讯设备、检测设备在内的相关物资、设备要随时处于备用状态,做到随时应急、随时使用。

（三）经费保障

省局和各直属局应当在年度食品安全经费预算中安排食品安全事故的应急处置经费。遇有特别重大、重大的突发食品安全事故,或年度安排的应急处置经费不能满足需要时,由财务部门按照有关规定安排动用应急储备资金。

（四）演习演练

要按照"统一规划、分类实施、分级负责、突出重点、适应需求"的原则,采取定期和不定期相结合的形式,组织开展处置食品安全事故的应急演习演练。

（五）宣教培训

要加强对全系统食品安全监管干部食品安全法律、法规等的培训,提高应急管理和处置的能力;要对公众加强食品安全科学常识与相关法律、法规的宣传,提高公众的食品安全意识。

附件：

食品安全突发事件应急指挥设备设施管理制度

（1）食品安全突发事件应急处置指挥设备设施包括指挥室、指挥车、密拍包及其内部设备。

（2）应急指挥设备设施由各级工商部门食品安全领导小组办公室负责管理。

（3）应急指挥设备应由专人负责，定期做好维护工作，严禁随意开启和私自更改设置。

（4）接到应急处置指挥启动指令后，设备管理员要及时打开设备，确保建立正常连接。

（5）应急处置工作结束后，由省局指挥室宣布中断系统连接后，各直属局应急处置指挥设备方可关闭。

（6）应急指挥室、指挥车要保持卫生整洁，严禁用于与应急处置工作无关的活动。